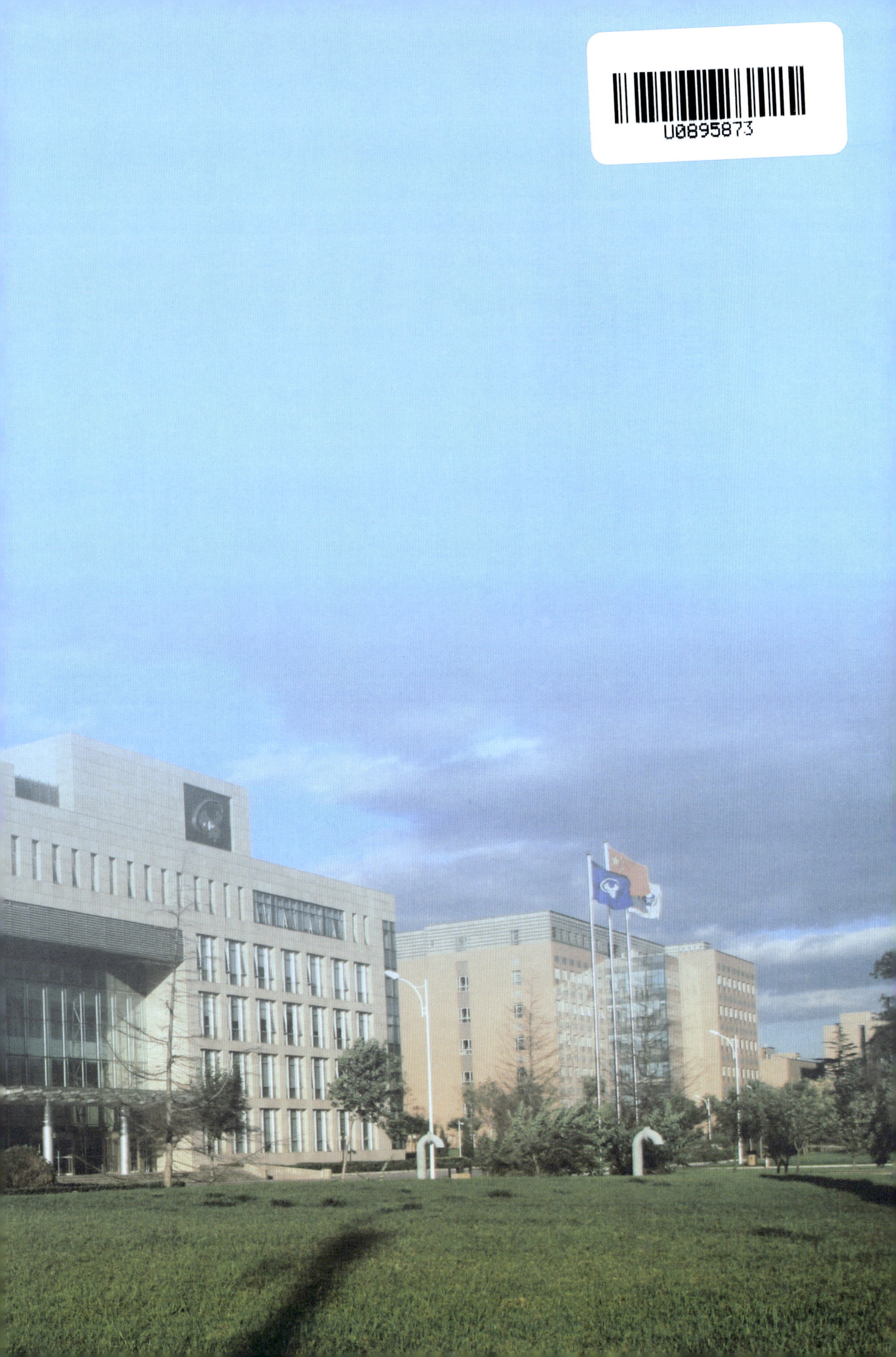

U0895873

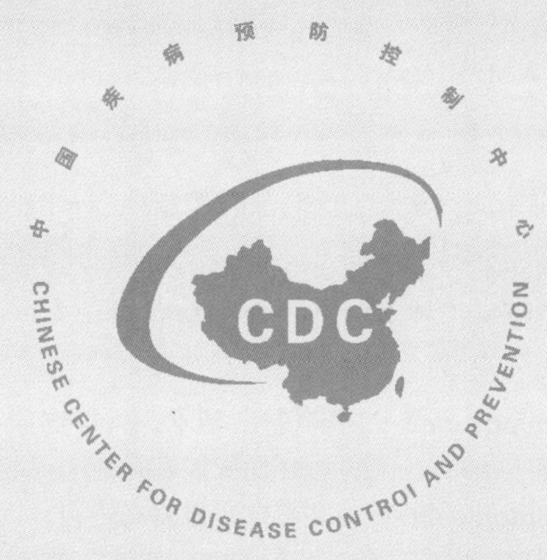

中国疾病预防控制中心年鉴

（2018年）

中国疾病预防控制中心　编著

人民卫生出版社

图书在版编目（CIP）数据

中国疾病预防控制中心年鉴. 2018 年 / 中国疾病预防控制中心编著. —北京：人民卫生出版社，2019
ISBN 978-7-117-28190-4

Ⅰ. ①中… Ⅱ. ①中… Ⅲ. ①疾病预防控制中心－中国－2018－年鉴 Ⅳ. ①R197.2-54

中国版本图书馆 CIP 数据核字（2019）第 037463 号

中国疾病预防控制中心年鉴
（2018 年）

编　　著：中国疾病预防控制中心
出版发行：人民卫生出版社（中继线 010-59780011）
地　　址：北京市朝阳区潘家园南里 19 号
邮　　编：100021
E - mail：pmph @ pmph.com
购书热线：010-59787592　010-59787584　010-65264830
印　　刷：人卫印务（北京）有限公司
经　　销：新华书店
开　　本：787 × 1092　1/16　　印张：14　　插页：8
字　　数：341 千字
版　　次：2019 年 6 月第 1 版　2019 年 6 月第 1 版第 1 次印刷
标准书号：ISBN 978-7-117-28190-4
定　　价：122.00 元
打击盗版举报电话：010-59787491　E-mail：WQ @ pmph.com
（凡属印装质量问题请与本社市场营销中心联系退换）

编写委员会

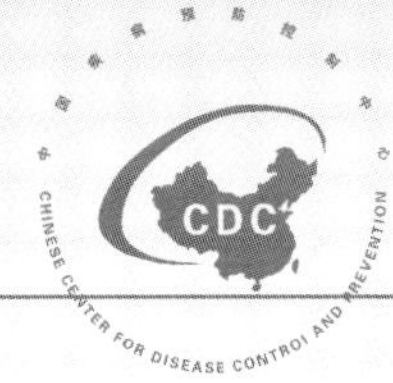

主　　编　王　宇　高　福

副 主 编　梁东明　李新华　刘剑君　梁晓峰　冯子健　王　健

执行编委　席晶晶　谭　枫　郭浩岩

编　　委　郭　岩　张　雁　王晓琪　何广学　赵赤鸿　王茂武
罗会明　蒋晋生　谭吉宾　袁灵华　陈　峰　路　凯
刘海龙　李新焕　田占平　雷苏文　董小平　傅　罡
马家奇　李　群　李中杰　刘东山　马吉祥　尹遵栋
王黎霞　么鸿雁　崔　颖　姜　垣　卢金星　武桂珍
周晓农　韩孟杰　吴　静　丁钢强　施小明　倪　方
曹进华　陶　勇　张　彤　罗成旺　苏晓婷　王汝波
刘玉芬　蒋　炜　孙　静　张　伟　聂　武　秦　斌
何悦岚　聂　妍

编辑人员　席晶晶　谭　枫　郭浩岩　刘　芳　李　浩　孙　川
金雅玲　张一平

学术秘书　刘　芳

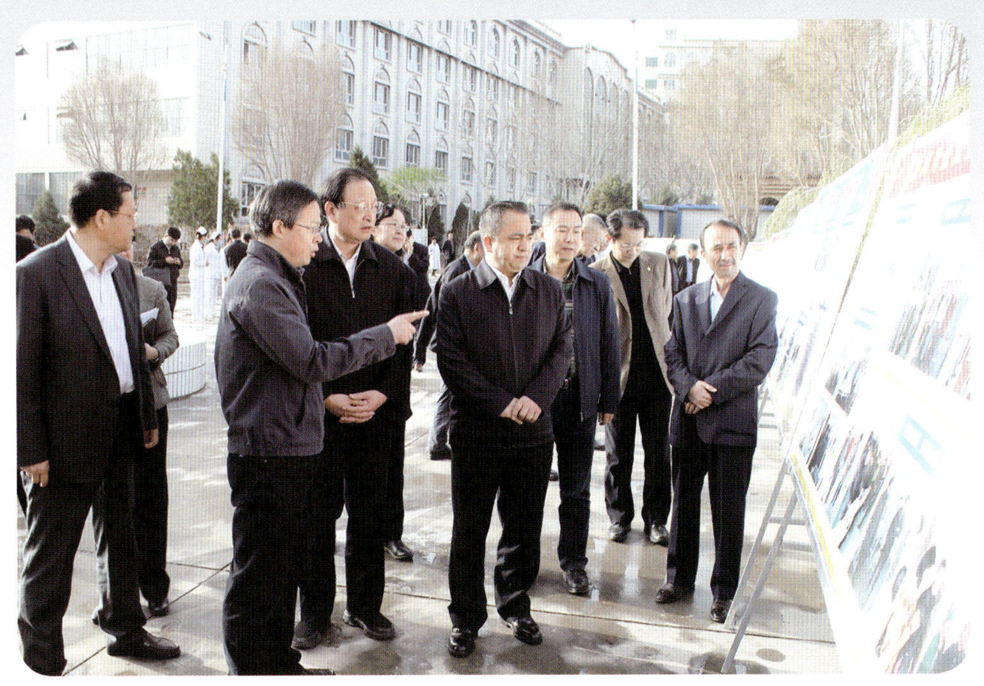

2017 年 3 月，国家卫生计生委王国强副主任调研中国疾控中心南疆工作站

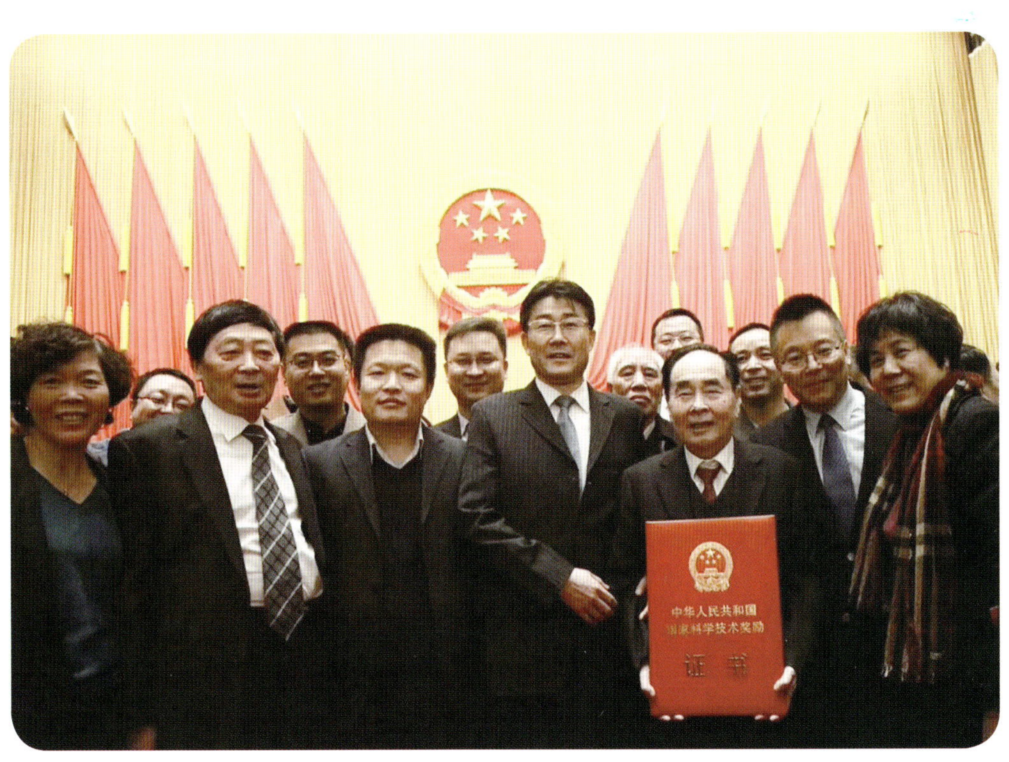

2018 年 1 月 8 日，侯云德院士获得 2017 年度国家最高科技技术奖

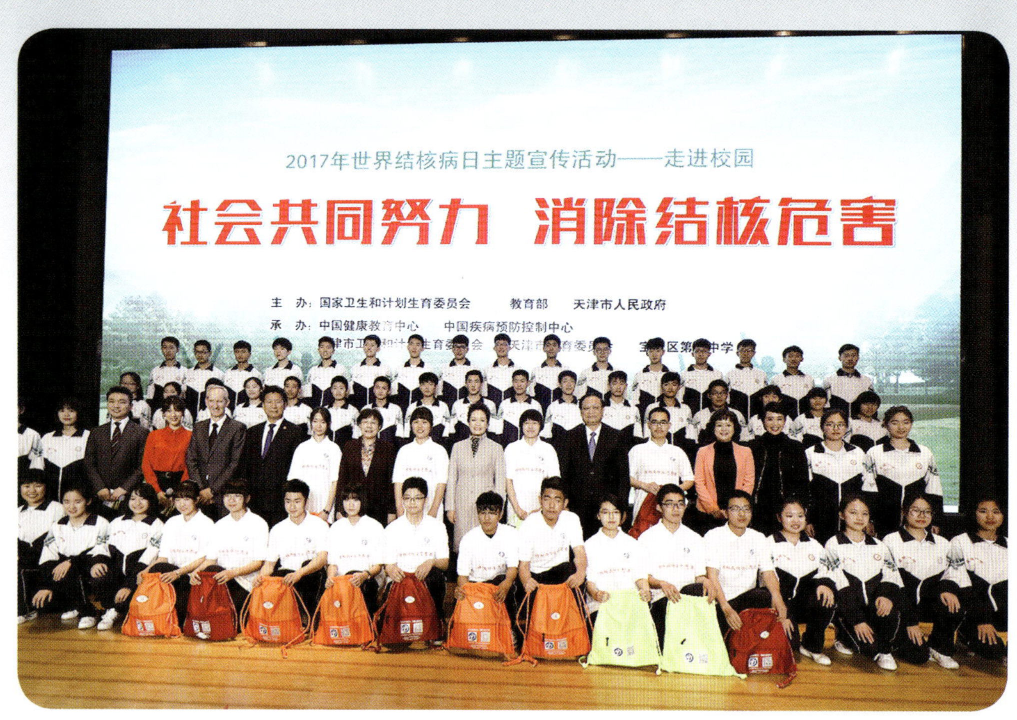

2017 年 3 月，世界结核病日主题宣传活动

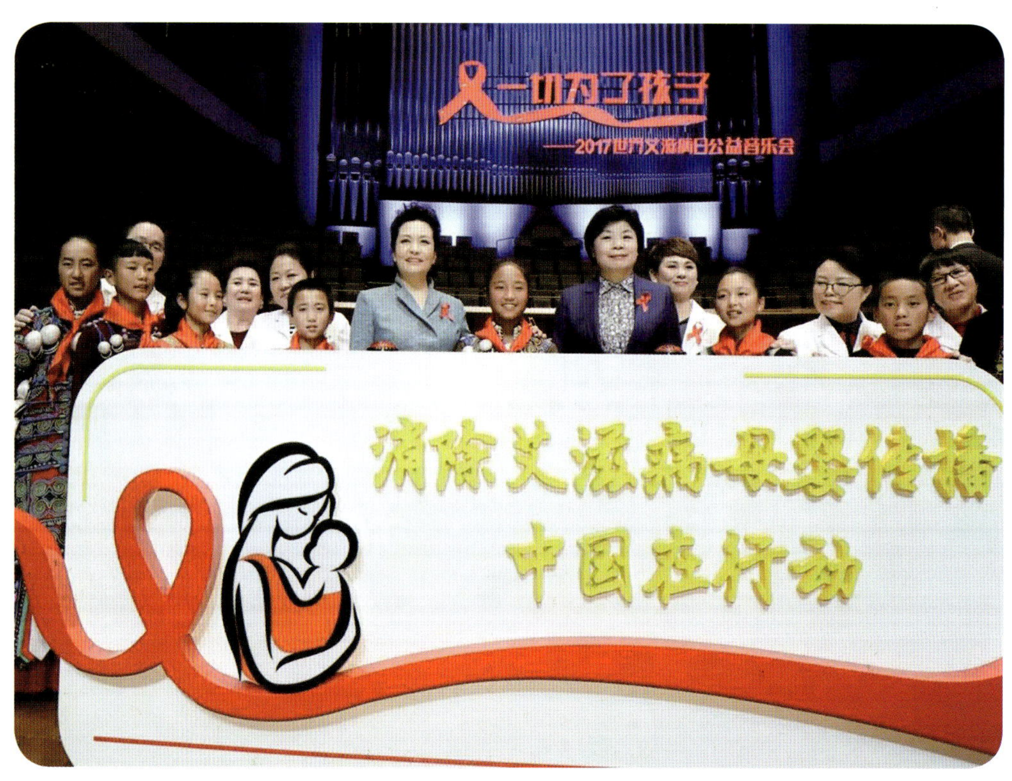

2017 年 11 月 27 日，启动“消除艾滋病母婴传播，中国在行动”的活动倡导

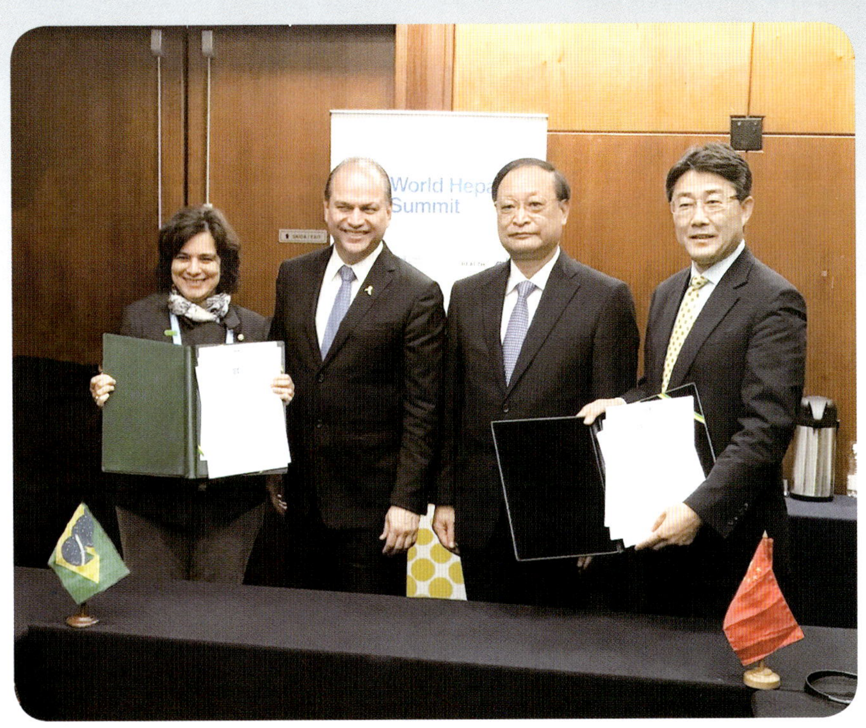

2017 年 11 月 1 日，中国疾控中心与巴西国家级公共卫生机构—
奥斯瓦尔多·克鲁兹基金会（Fiocruz）签署合作谅解备忘录

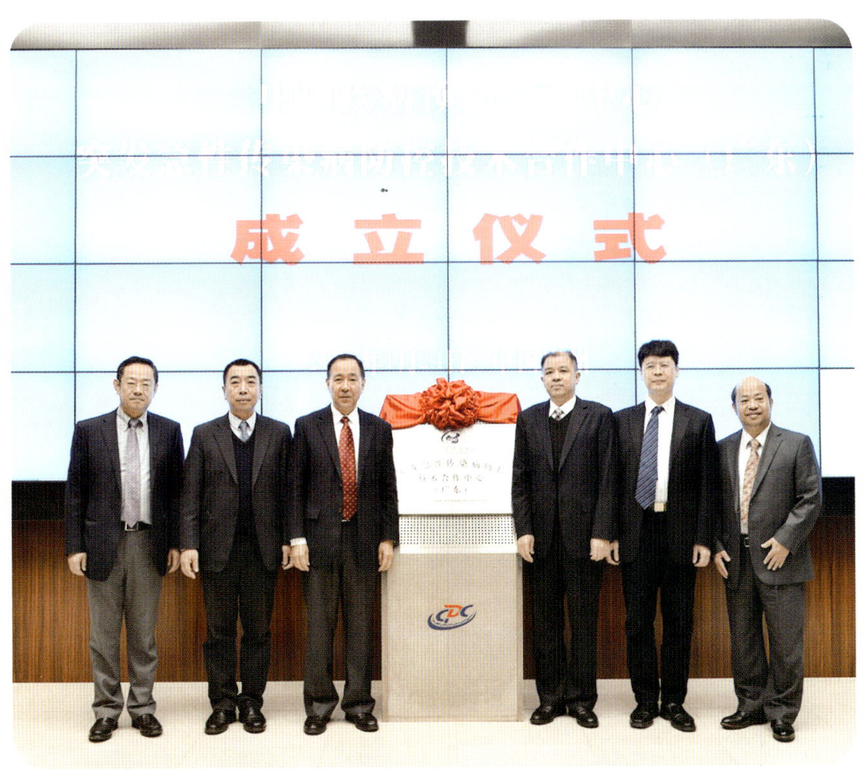

2017 年 1 月 24 日，中心在广东成立突发急性传染病防控技术合作中心

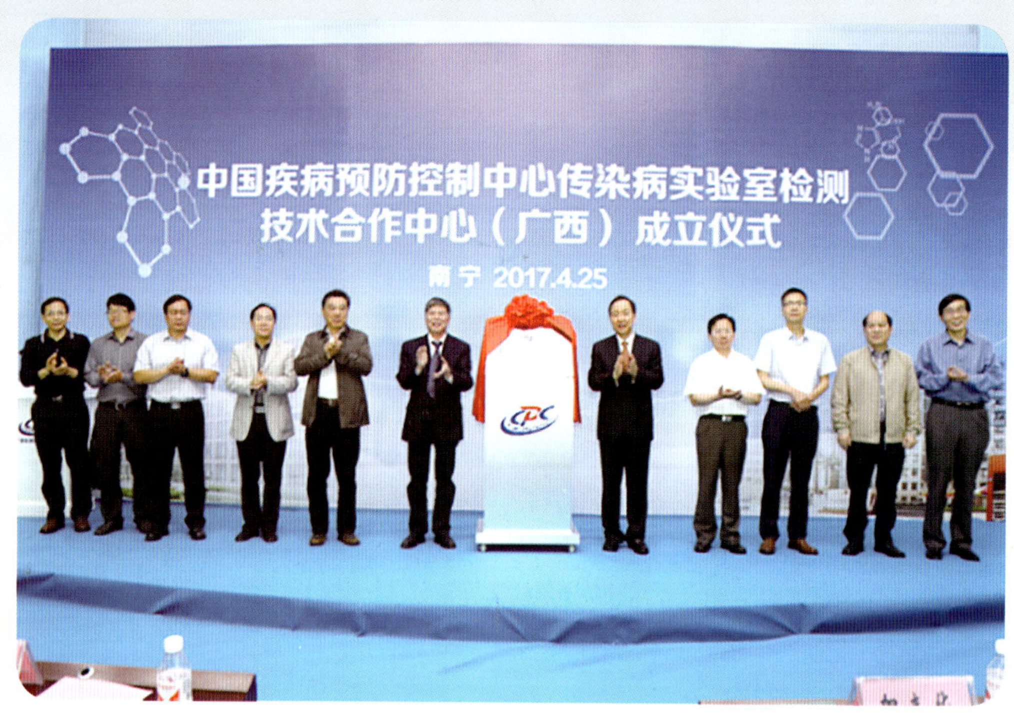

2017 年 4 月 25 日，中心在广西成立传染病实验室检测技术合作中心

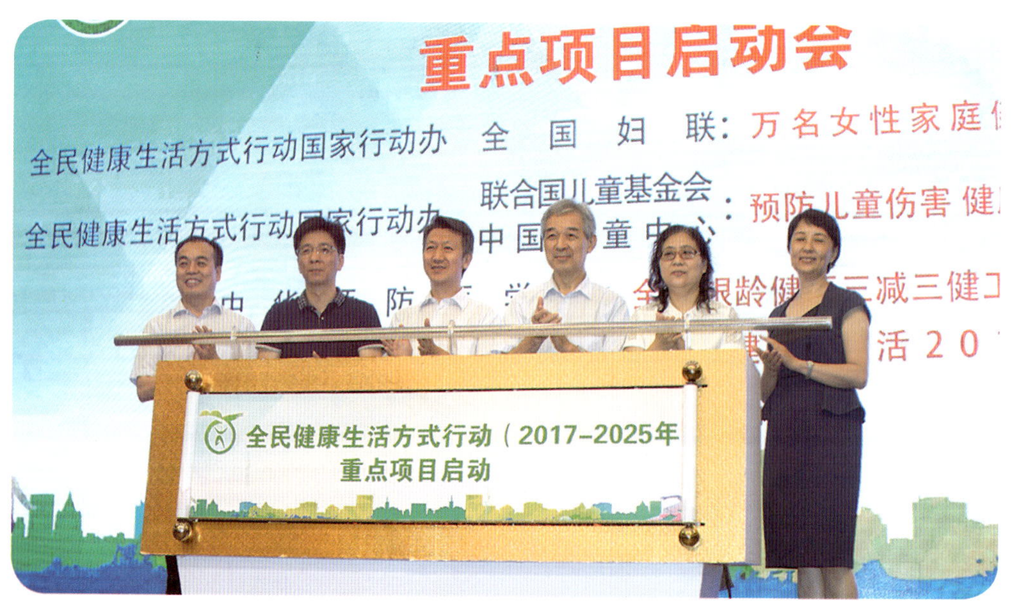

2017 年 8 月 17 日，第六届中国健康生活方式大会专项启动

CAPEID
China & Asia-Pacific Conference on Emerging Infectious Diseases
中国与亚太地区新发传染病研讨会
Beijing·China 中国·北京
2017.09.13 -- 2017.09.14
Sponsor: Chinese Center for Disease Control and Prevention
主办:中国疾病预防控制中心

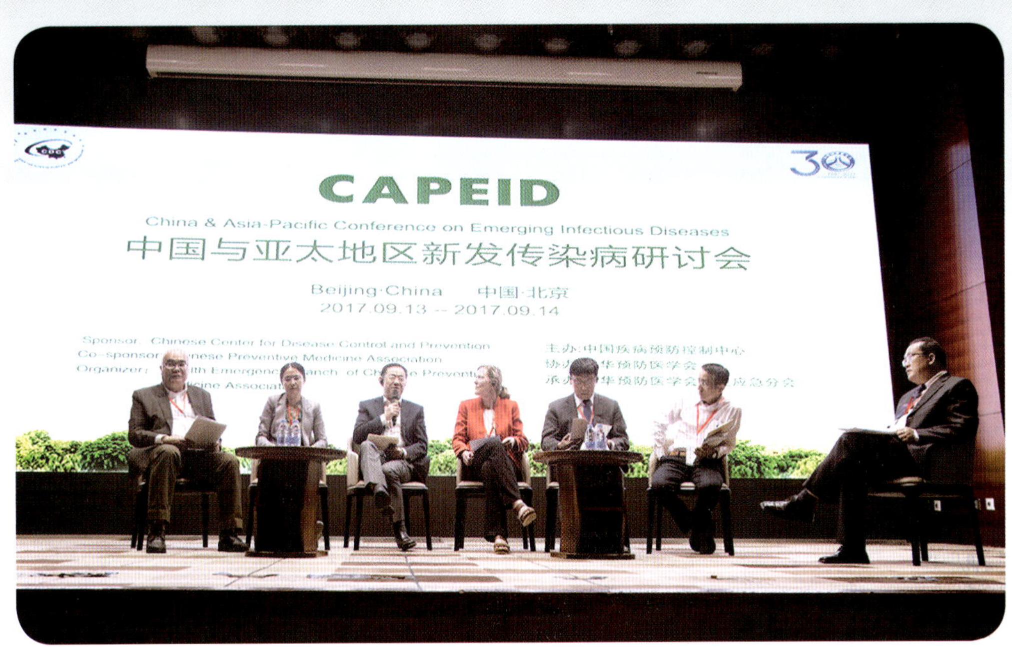

2017 年 9 月 13 日，中心举办中国亚太地区新发传染病研讨会

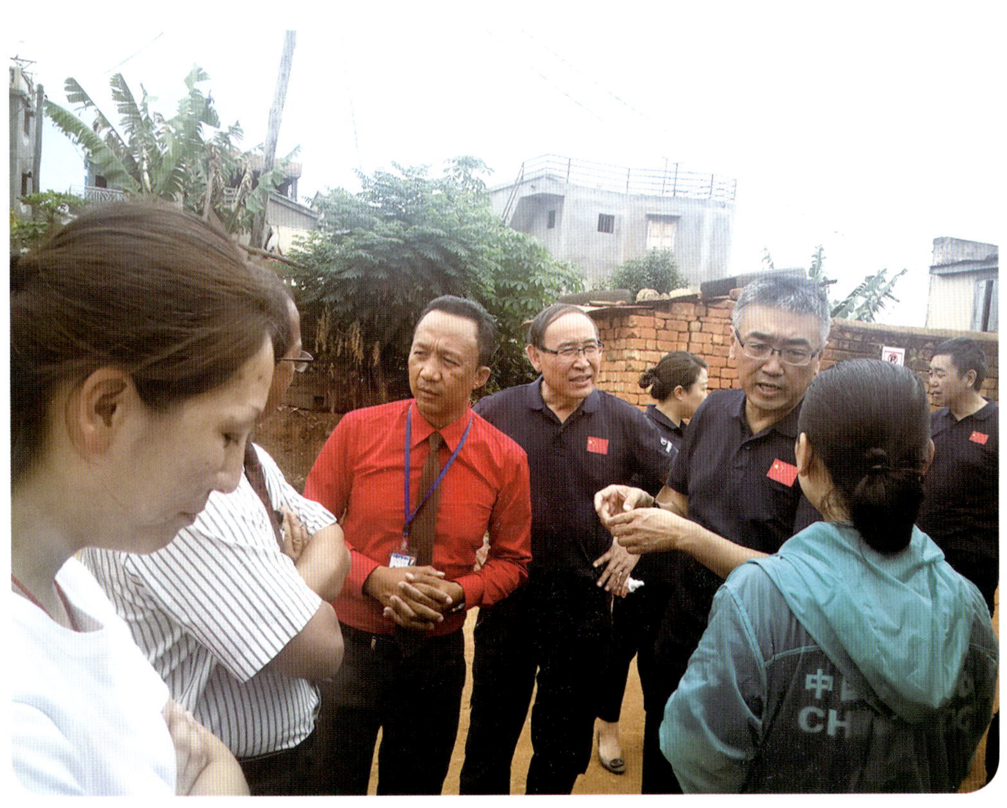

2017 年 11 月，中国援助马达加斯加鼠疫防控专家组进行现场调查

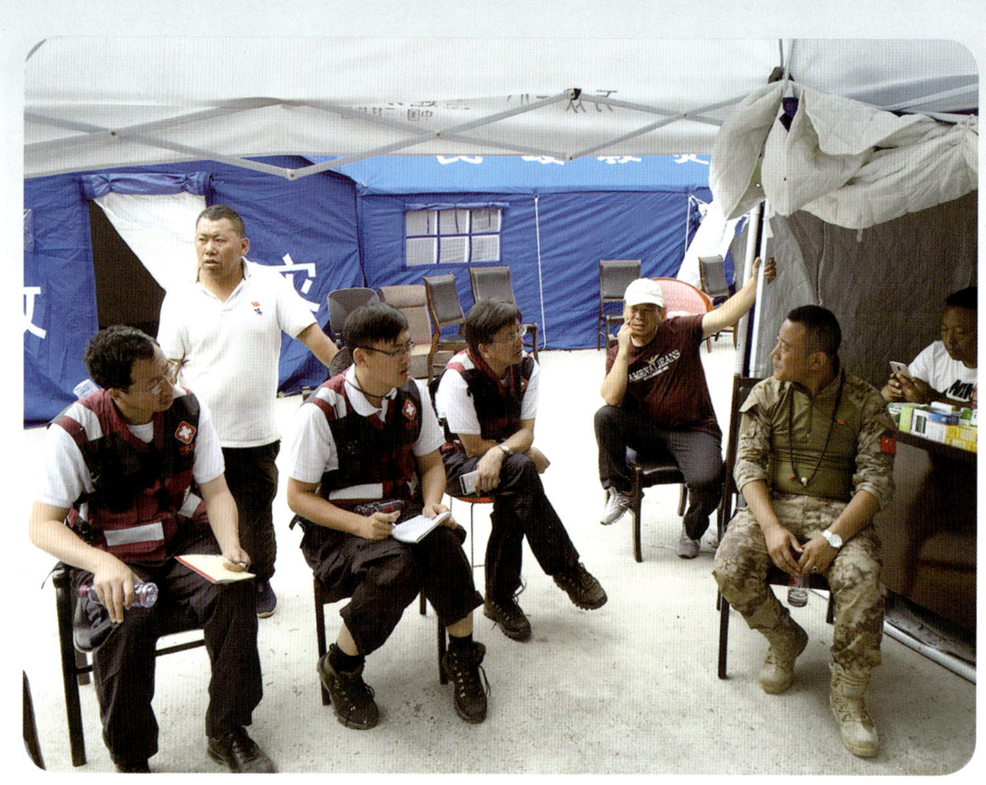

2017 年 8 月 11 日，九寨沟地震专家组在隆康卫生院安置点询问情况

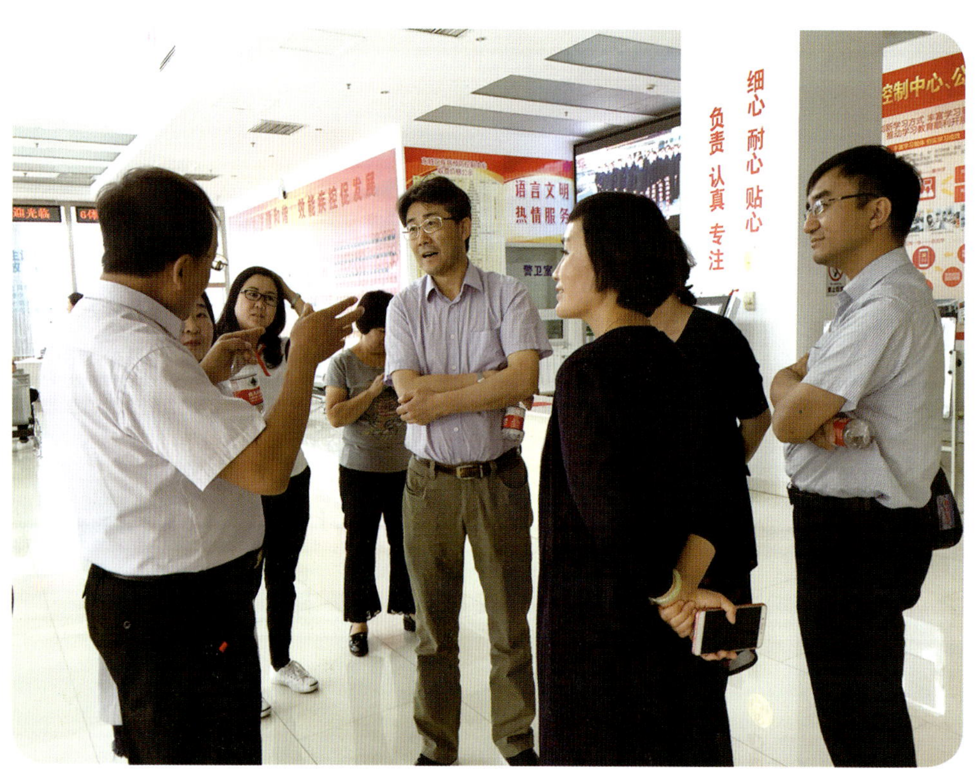

高主任赴鄂尔多斯参加流感调研工作

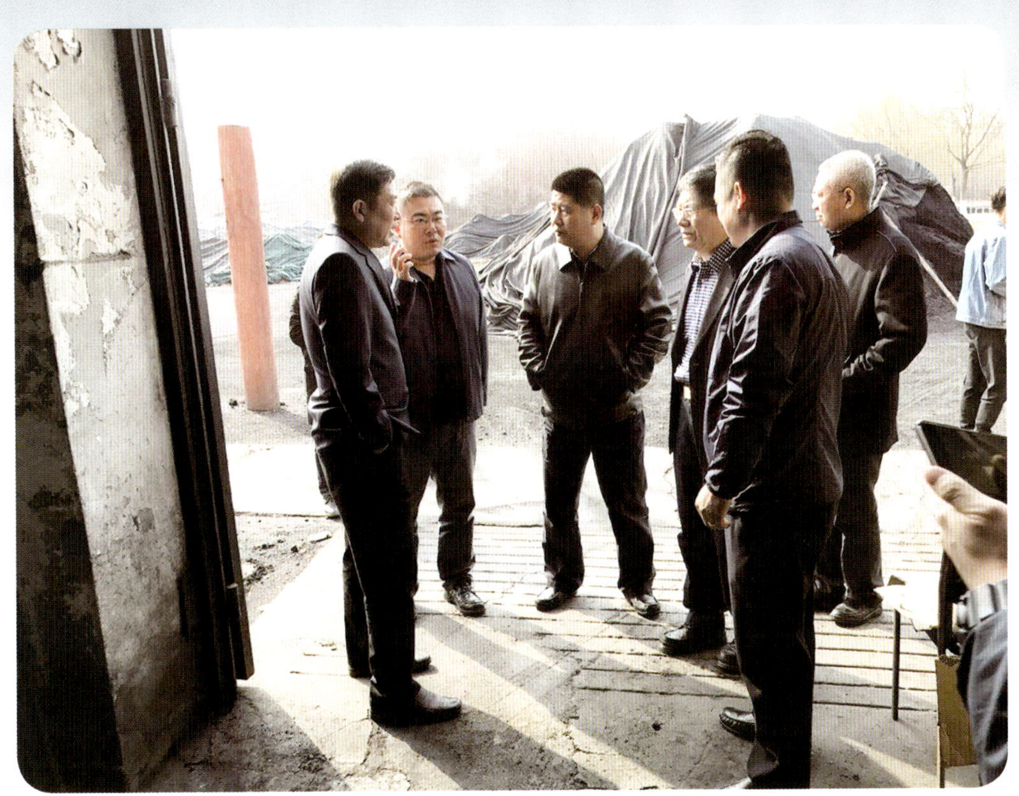

中心“清煤降氮”锅炉改造前期准备工作

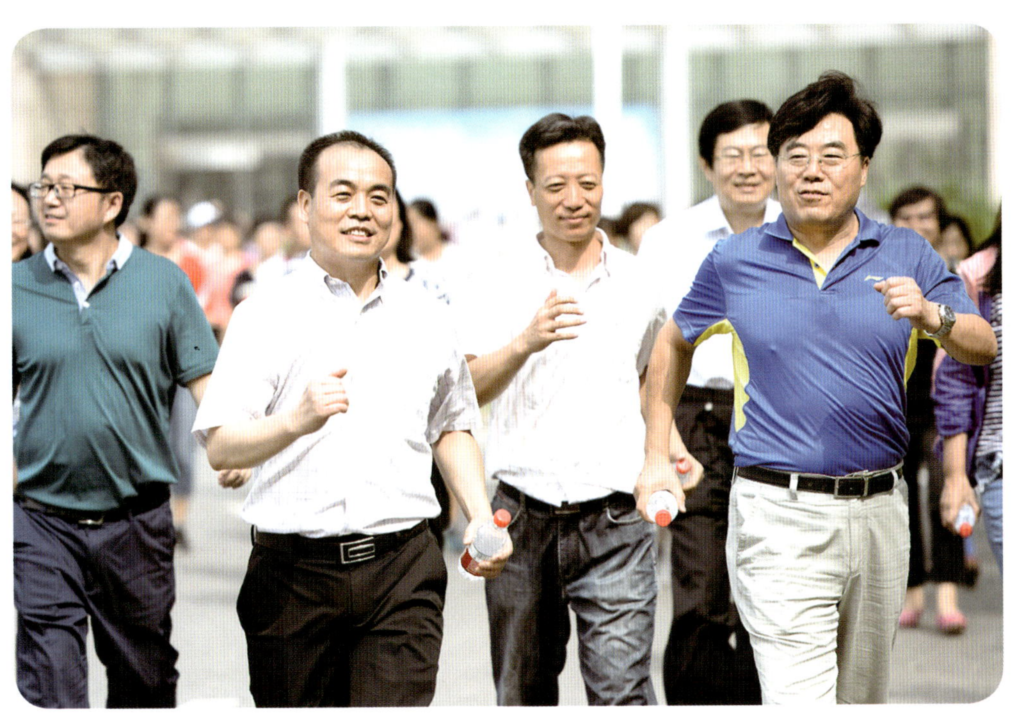

2017 年 9 月 1 日，健康生活方式宣传周中国疾控中心健走活动

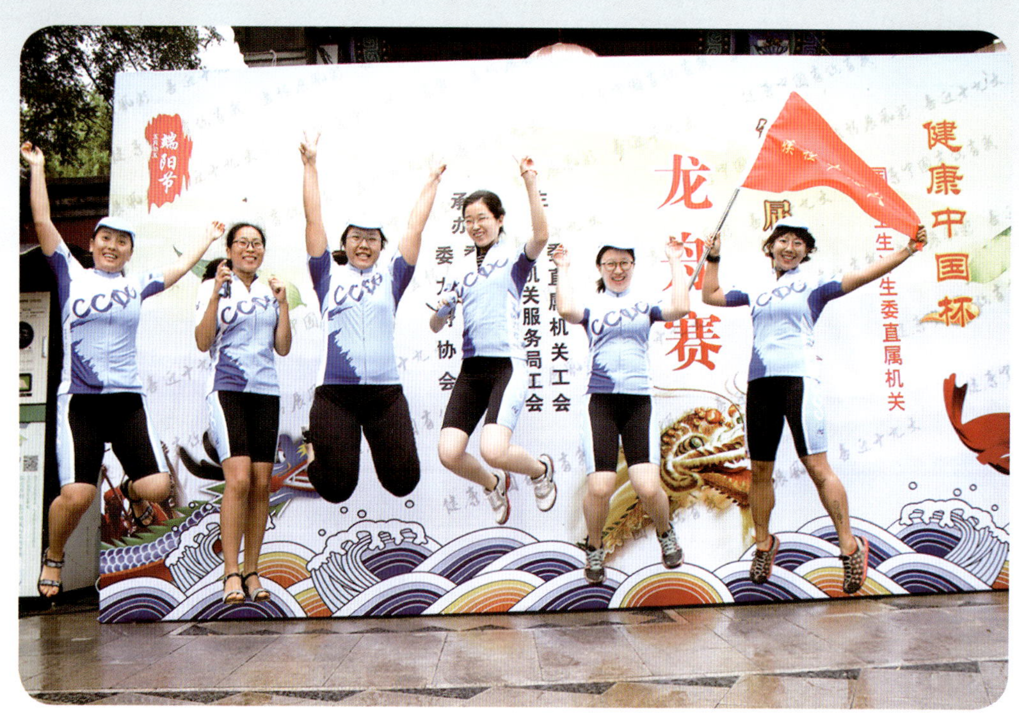

中心荣获国家卫生计生委龙舟赛第三名

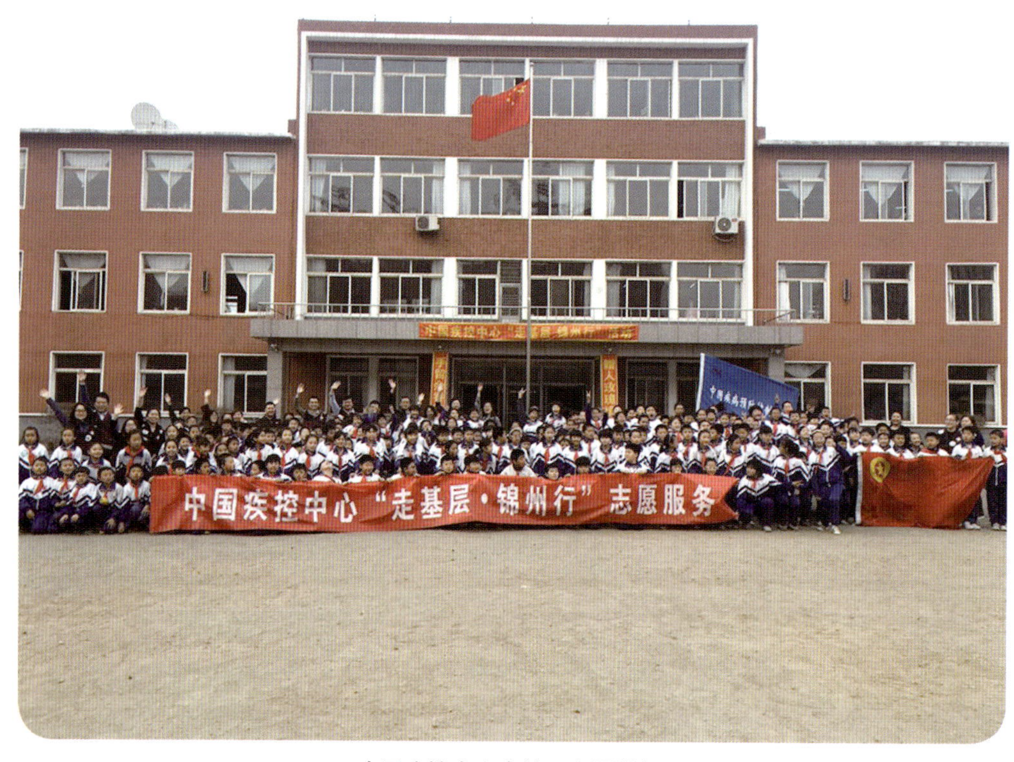

中国疾控中心走基层志愿服务

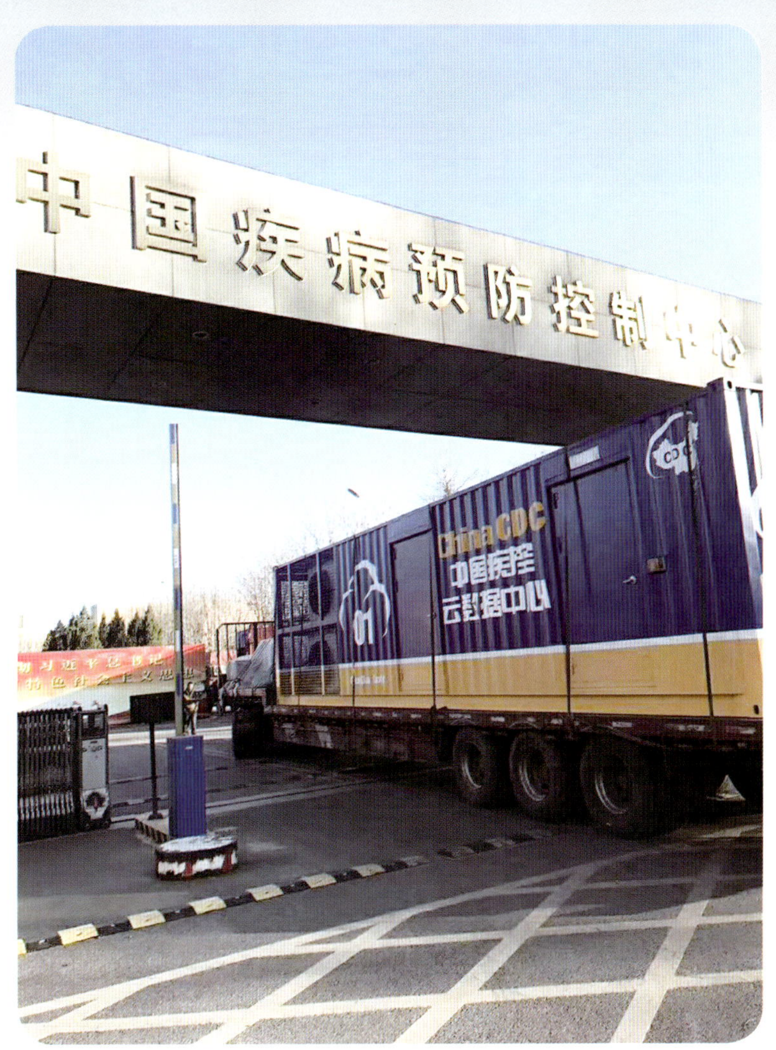

中心启动基于一体化集装箱机房的云数据中心建设

目　录

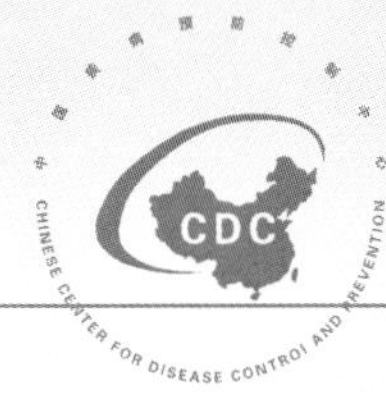

第一部分　重要会议及讲话

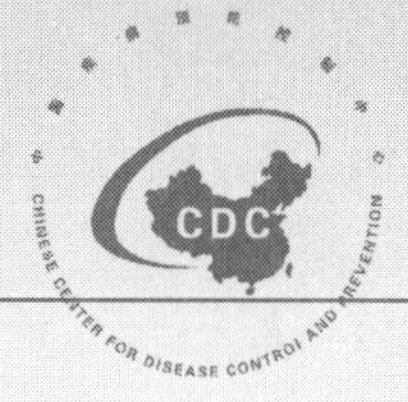

落实全面从严治党两个责任
为加快疾控事业协调发展提供政治保障
——在2017年中国疾控中心工作会议上的讲话

中国疾控中心党委书记　梁东明
（2017年2月27日）

同志们：

现在，我代表中心党委作工作报告。

第一部分：2016年工作回顾

成果丰硕的2016年，是决胜全面小康的起步之年，是“十三五”规划开局之年，也是卫生与健康事业发展不同寻常的崭新一年，对于中国疾控中心而言同样意义非凡。中心党委坚持把履职尽责放在首位，在中心应对国内外传染病疫情，开展重点传染病防控，加强卫生应急能力建设，拓展国际公共卫生领域合作等重大工作中，大力发挥政治核心和监督保障作用，团结带领中心各级党组织围绕中心、服务大局，落实全面从严治党主体责任，切实加强党的思想、组织、作风、反腐倡廉和制度建设，以党组织的战斗堡垒和党员先锋模范作用，为中心“四位一体”建设、疾控事业发展和推进健康中国建设提供坚强的政治保证。

一、着力强化理论武装，坚定党员理想信念

中心党委坚持用党的最新理论成果武装党员干部的思想，指导实践、提高能力、推动工作，在全中心营造起重视学习、崇尚学习、坚持学习的良好氛围。

（一）深入学习贯彻习近平总书记系列重要讲话

坚持把学习贯彻习近平总书记在庆祝中国共产党成立95周年大会、纪念红军长征胜利80周年大会和全国卫生与健康大会上的重要讲话作为重大政治任务，紧密联系学习贯彻党的十八届六中全会精神和全国“两会”精神，联系“两学一做”学习教育，坚持领导带头、全员参与，把握精神实质、丰富学习形式，促进全体党员牢固树立“四个意识”，坚定“四个自

信”，深化对涉及党和国家事业特别是卫生健康事业一系列重大理论和决策部署的认识，将中央和委党组的指示精神落到实处，有力地推动了中心各项工作。一是及时传达学习，突出一个“快”字。中心党委及时召开常委会议、中心组学习等，传达学习习近平总书记最新讲话精神，班子成员先学一步、学深一层，并对学习贯彻提出明确要求。及时部署中心全体党员，通过讲座、自学、研讨、答题等形式，学习贯彻讲话精神，提高理论素养，增强工作本领。辐射安全所党委在第一时间组织职工收听收看全会盛况，制作宣传展板，发送摘抄稿件，迅速营造出浓厚的学习氛围。二是认真消化领会，突出一个“深”字。在学习中突出强调精读深研、学深悟透，深入领会讲话精神实质，着力深化对重大理论和实践问题的理解和把握。中心各级党组织书记带头谈认识、写体会，更好的发挥了引领示范作用。通过对党的十八届六中全会精神的学习，中心党员干部深入领会全面从严治党的理论内涵和现实意义。三是坚决贯彻落实，突出一个“实”字。紧密联系工作实际，在学用结合上下功夫，特别是学习贯彻全国卫生与健康大会精神，深刻领会新时期中央关于卫生健康工作的新思想新观点新策略，结合贯彻落实《“健康中国2030”规划纲要》，学思践悟、指导实践，推动疾控工作。

（二）扎实开展“两学一做”学习教育

中心党委把“两学一做”学习教育，作为思想建党、组织建党、制度治党紧密结合的有力抓手，坚持用习近平总书记系列重要讲话精神武装全体党员，指导疾控工作。一是坚持领导带头。中心党委中心组把“两学一做”作为主要内容，党员领导干部带头听讲座、写心得、讲党课、谈体会，过好双重组织生活，做好“领头雁”。中心党委班子按照“两学一做”学习教育的要求开好2016年度民主生活会，重点对照《关于新形势下党内政治生活的若干准则》和《中国共产党党内监督条例》，联系实际、自我剖析、坦诚交流、直面批评，作出了表率。性艾中心党委结合班子中民主党派较多的实际情况，引导民主党派领导全员参与学习谈心、征求意见和批评与自我批评的民主生活会全过程，彰显了党组织的凝聚力。中心党员领导干部还以普通党员身份参加所在党支部组织生活，与支部党员一起谈体会、讲感受、查不足、明方向。二是坚持以支部为主体。注重发挥党支部主体作用，把“两学一做”纳入“三会一课”等基本制度，融入日常，抓在经常。中心各党支部按照要求做好规定动作，坚持每个季度1次党课学习和专题研讨，开展联学活动，组织“七一”主题党日活动等，并结合实际，自发开创了午间课堂、每月一讲、大家讲党课等形式新颖、内容丰富的好活动，激发党员自觉践行“四讲四有”的合格党员标准。职业卫生所党委激发基层党支部自主开展学习教育的内在动力，支部书记带头讲党课，支部党员集中交流心得，取得学习实效。三是坚持联学联动。中心党委开展“联学联讲、联走、联比、联做”等系列联学活动，深化“两学一做”学习教育效果。与保定疾控中心、保定监狱开展联学活动暨警示教育活动，听宣讲、看实例，强化党员干部“红线”意识和底线思维；与人卫社举行联学活动暨2016年主题党日活动，讲党课、赛党史，走基层、送健康，增强了党员理论素养和宗旨意识；与委机关服务局开展联学活动，倾听中心“两学一做”典型人物先进事迹，学习机关服务局党建工作好经验，搭建互学互助的新平台。改水中心党总支采取迎进来、走出去的方式，与兄弟单位和共建单位开展联学活动取得良好效果，营造了互学互促、齐学共进的学习氛围。四是坚持榜样引领。高度重视身边榜样的引领带动作用，凝练和宣传中心在“两学一做”学习教育中涌现出的18名党员的先进事迹，举办事迹演讲会，感染和激励中心干部职工，不忘初心、砥砺前行，为疾控事业改革发展贡献力量。五是坚持行业指导。发挥中国卫生计生政促会疾控分会的平台效应，按照地域相近、规模适宜的原则，将分会128个会员单位分为5个片区，分别开展“学讲党章党规，增强党性观念”学习教育主题活动，推动全国疾控系统“两学一做”学习教育走向深入。妇幼中心党委借助妇幼分会的平台，引领和指导全国妇幼机构，结合工作实际，深入开展“两学一做”学习教育，取得良好效果。

（三）广泛开展形式多样的学习活动

牢固确立党组织全员学习、党员终身学习的理念，建立健全管用有效的学习制度，打造优秀的学习品牌活动，使党员的学习能力不断提升、知识素养不断提高、先锋模范作用充分发挥。一是优选经典书目，推荐党员学习。为引导更多的党员干部多读书、读好书、强素质、作表率，中心党委先后推荐《党委会的工作方法》《胡锦涛文选》《习近平总书记系列重要讲话读本（2016年版）》等书目，供党员学习参阅。慢病中心党总支开展手抄党章活动，培养党员学习党章、遵守党章、贯彻党章、维护党章的思想意识。二是应用学习新载体，推广“支部工作”APP。推动中心党员通过“支部工作”APP，学习政治理论、撰写心得体会、答题检验成效、互动交流经验，开展使用APP竞赛活动，表彰了一批使用率高、答题成绩好的党员，发挥榜样力量。中心在职党员使用率在委直属机关中名列前茅。三是积极参与国家卫生计生委的学习活动。按照委直属机关党委的部署，安排党员领导干部按时参加“面对面大讲堂”的学习和委司处级干部进修班，提升党员领导干部的政治理论水平；组织参加“读讲一本书”活动，提高党员学思践悟的能力。

二、贯彻落实全面从严治党要求，夯实组织基础

中心党委贯彻落实全面从严治党要求，推动组织按时换届、严肃党内政治生活，强化党员服务和管理，加强基层党建工作。

（一）加强领导班子建设

中心党委高度重视中心两级领导班子建设，贯彻党委会和常委会议事规则，执行“三重一大”事项集体决策制度，落实党建联系点制度，选齐配强领导干部，着力提升班子整体素质和理论水平，统一思想、齐心协力，形成坚强的战斗集体。2016年，中心召开党委常委会8次、主任办公会10次，研究“三重一大”事项129项。全年组织两级领导班子成员，定期参加委党组中心组学习和“面对面大讲堂”等共计60人次。中心领导既负责分管单位业务工作，也指导联系单位党的建设，深入直属单位参加民主生活会，督查党风廉政建设，真正做到“一岗双责”。营养所党委班子坚持把功夫下在谋发展促工作上，提前谋划、及时总结，定期报告党委会纪要和党建工作进展，推动所党建工作规范化、制度化。寄生虫病所党委重视选拔任用优秀中青年骨干担当中层管理要职，组织干部赴党校开展集中学习培训，不断提升干部素质和管理能力。直属各单位党委（总支）班子高度重视干部的选拔任用和人才培养，严格贯彻《干部选拔任用条例》和委党组的有关要求，2017年初已全部上报了本单位《2016年度干部选拔任用工作报告》。

（二）推进基层党建工作

中心党委结合疾控重点工作，年初有计划、年中有检查，年底有考核，建立起上报必有回复，下达必有落实的工作模式，全面推动中心党建工作迈上新台阶。2016年，传染病所党委和机关一、二总支完成换届选举，中心各级党组织已全部完成届满换届工作。面对责

任重大、工作繁重的援非抗疫工作，中心党委坚持为每批检测队建立临时党支部，选好支部书记、做好党建培训，在西非检测工作一线发挥了战斗堡垒作用，确保业务工作推进到哪里，党组织就覆盖到哪里、党员作用就发挥到哪里。支持离退休党支部工作，定期开展走访慰问、参观学习等活动，关心老同志的身体生活和精神状态。关注学生党员的教育和培养，宣讲党的知识，宣扬党的历史、宣传党的理论，坚持用马克思主义思想塑造青年学生的世界观、人生观和价值观。年中对基层党支部工作进行了督导检查，年底组织党建述职评议考核和述职述廉，发现问题、改进工作。中心党委推荐的病毒病所党委获得2016年度“中央国家机关工委先进基层党组织”光荣称号。

（三）强化党员服务和管理。

落实全面从严治党要求，严肃党内政治生活，规范党员服务和管理，结合组织关系集中排查和党费专项检查工作，补齐基层党建“短板”。一是认真开展组织关系排查工作。逐一核对党员组织关系介绍信和回执，针对转出组织关系未收到回执的情况，立即查找联系当事党员，索取回执，避免出现“口袋党员”；对排查出的“失联”党员，各直属单位班子成员分片包干、责任到人，通过联络亲朋好友和查询人事档案，扩大查寻和联络的范围。目前，中心155名“失联”党员中，已取得联系的有116名。尚未找到的“失联”党员，将加大联系力度，继续查找联络，确保排查工作有始有终。二是做好党费专项检查工作。中心党委常委会两次讨论研究党费问题，指导基层党组织做好党费专项检查工作。针对各党支部现有党员，重新核算从2008年4月以来的党费缴纳情况，对于漏缴少缴的情况，做好补交工作。环境所党委针对党费核算中出现的问题和界定不清的地方，及时咨询中组部相关部门，为中心准确顺利完成党费核算，提供了重要依据。下一步，将在全体党员中推动党费补交工作，教育引导党员正确树立自觉、按时、足额缴纳党费的意识。2016年，中心党费收入192 856.69元（未包括补交党费），支出141 115.22元。截至2016年底，中心党费账面结存239 195.78元。三是重视青年党员的教育培养，注重在中青年专业骨干中发展党员。全年发展预备党员24名，转正党员34名。截至2016年底，中心共有基层党组织86个，党员2005人，其中在职党员1085人、学生党员178人、离退休党员593人（其他党员149人）。本科及以上学历党员1589人，35岁及以下青年党员609人，女党员1125人。

三、抓好各项整改工作，持续深化作风建设

中心党委认真做好不同阶段整改工作的接续转承，巩固整改成果，形成长效机制。一是切实做好“三严三实”专题教育整改工作。按照委党组统一部署安排，中心党委制定并印发《“三严三实”专题教育整改落实方案》，实行销号式管理，坚决落实整改任务，把整改工作作为检验“三严三实”专题教育工作成效、促进疾控事业发展的重要举措。二是高质量完成委党组巡视反馈意见的整改工作。中心党委针对委党组巡视反馈意见，抽调专门力量，研究提出具有很强针对性和可操作性的整改措施。中心党政主要负责人与分管领导、整改落实单位（部门）层层签订责任书，狠抓整改落实。并通过中心工作会、党的工作会和职代会向干部职工及时通报整改进展。到2016年9月，委党组巡视反馈的4方面13个问题，均已得到有效整改，向中心纪委移交的18个问题线索和信访件材料，全部得到核实及查改。三是全面落实委党组关于落实中央巡视组反馈意见整改工作方案的具体要求。中心党委及时传达委领导指示精神，对照涉及中心的整改任务，制定了中心《关于落实国家卫生计生委专

项巡视整改工作方案的实施意见》，组织相关单位和部门在规定的时限内完成了整改工作，并进一步完善相关制度，形成长效机制。

四、落实主体责任，推进党风廉政建设

中心党委贯彻落实全面从严治党要求，总体部署中心反腐倡廉工作，切实履行管党治党主体责任，支持纪委强化监督职能。一是落实主体责任，着力完善全面从严治党制度体系。制定印发《关于进一步贯彻落实全面从严治党要求的通知》《2016 年党风廉政建设和反腐败工作分工意见表》《党风廉政建设责任制实施方案和责任追究实施办法》等，用制度夯实一级抓一级、层层抓落实的责任体系。年底，全面开展惩防体系检查考核，推动"两个责任"落到实处。二是加强纪检监察机构建设，提升纪检监察干部队伍履职能力。落实委党组《关于加强国家卫生计生委直属单位纪检监察组织建设的意见》，选齐配强纪监干部，强化纪监机构建设，已有 2 个直属单位纪委配备了专职纪委书记，其余 6 个直属单位纪委配备了兼职纪委书记，4 个党总支和 73 个基层党支部全部设立了纪检委员。中心 8 个设党委的直属单位均成立了监审室，按规定比例，配备了纪检审计干部。全年组织 33 名纪监干部参加专题培训，提升中心纪监干部队伍整体素质和业务水平。三是支持中心纪委做好反腐倡廉各项工作。编印《中心党员和党员领导干部纪律手册》《全国疾病预防控制系统违反中央八项规定精神典型案例集》，推动"两学一做"学习教育与廉洁从业深度融合。坚持对存在廉政问题的拟提拔干部实行一票否决，杜绝"带病上岗，并对新任职干部进行廉政谈话，做到应谈尽谈。2016 年，纪监室向人事部门出具拟选拔干部廉政情况书面意见 8 份，新任职干部廉政谈话 7 人次。支持中心纪委独立开展违纪违法问题的查办，确保事事有回音，件件有着落。去年，共收到 39 件群众来信，办结 31 件，其他正在核查中。

五、充分发挥群团组织作用，营造凝心聚力的良好氛围

中心党委始坚持党建带群建，充分发挥统一战线团结聚力、群团组织桥梁纽带作用，形成党群共建、聚力创业的工作合力。一是切实加强统战工作。高度重视在疾控事业发展中发挥民主党派积极作用，召开专题座谈会，征求民主党派意见，并作为重要整改内容加以落实；派遣 4 名专家前往中央统战系统定点扶贫县，进行公共卫生专业培训，为当地疾控工作跨越式发展打下良好基础；举办《中共中央统战工作条例》培训班，组织统战干部学习中央新精神，掌握工作新要求，推动中心统战工作迈上新台阶。二是推进群团工作取得新进展。中心工会围绕家庭家教家风，开展家庭助廉行动，病毒病所职工李杰家庭被推荐评为全国"最美家庭"；举办中心纪念建党 95 周年暨长征胜利 80 周年文艺汇演，丰富职工文化生活，还组队参加委纪念建党 95 周年红歌会，获得最佳组织奖；坚持对困难职工的支援救助和走访慰问，做好人文关怀，展现组织温暖。中心团委以"植根基层、志愿服务"为主线开展全年工作，逐步在青年职工中树立起"到一线了解群众需求，下基层服务千家万户"的思想意识，全年组织 300 人次参加的主题教育活动 3 次，帮助中心青年职工学习团史知识、坚定信仰追求、树立远大理想。到乡村社区校园开展卫生知识讲座累计 32 课时，培训近 2000 人。中心团委被评中央国家机关"最具活力团支部"，病毒病所团总支被评为中央国家机关"五四红旗团委（支部）"。中心党委还充分发挥职代会职能，健全会议制度、培训职工代表、维护职工权益、营造和谐氛围。三是抓紧抓好精神文明建设。中心党委紧密结合疾控业务工作，

创新活动载体、拓宽活动渠道，广泛开展群众性精神文明创建活动，以精神动力促进疾控工作，以工作业绩激发职工的获得感和荣誉感。

第二部分：工作启示

近年来，中心党建工作取得了长足发展。一是党的组织更加完善，各级党组织按时完成换届改选，选拔和任用党性强作风正的党组织负责人，逐步配齐配强领导班子；二是党的管理更加严格，作风更加扎实，教育更加深入，制度更加健全，党群关系更加密切，为职工办实事解难事获得赞誉；三是党组织的战斗堡垒作用和党员先锋模范作用更加凸显，特别是在国内抗震救灾、援非抗疫等急难险重的工作中，党组织和党员发挥了不可替代的正能量作用。这些成绩都离不开中心各级党组织和全体党员的共同努力，我代表中心党委向大家表示衷心的感谢！

去年 8 月，党中央、国务院召开新世纪以来第一次全国卫生与健康大会，印发实施《"健康中国 2030"规划纲要》、《"十三五"卫生与健康规划》、《"十三五"深化医药卫生体制改革规划》，即"一纲要两规划"。这些都对当前和今后一个时期，做好疾控工作提出了新的要求。面对新形势新任务新要求，我们必须清醒地认识到，中心党建工作还存在一些不相适应的地方。一是个别基层党组织存在作用发挥不够好，党内政治生活不够规范、失之于宽的现象；二是直属单位党的工作机构和纪委专职人员配备，与党建工作新任务、"三转"新要求存在一定落差；三是对新形势下基层党建工作的新特点和党员的思想走向缺乏深入的分析及有效的引导等等。面对这些问题，我们要站在全面从严治党的高度，坚持问题导向，探索规律、破解难题，开创中心管党治党新局面。

第三部分：下一步工作

2017 年，中心党的工作总体要求是：全面贯彻落实党的十八大和十八届三中、四中、五中、六中全会精神，继续深入学习习近平总书记的系列重要讲话精神和治国理政新理念新思想新战略，贯彻落实全国卫生与健康大会精神，紧密围绕疾控事业的改革发展，以落实全面从严治党为主线，增强"四个意识"，以建设"五型"党组织为目标，不断加强中心党建各项工作，巩固拓展"两学一做"学习教育成果，以良好的精神面貌和优异的工作成绩迎接党的十九大的召开。

重点做好三方面工作，一是做好党的十九大各项相关工作，学习宣传贯彻党的十九大精神；二是抓好"五型"党组织建设，提升中心党建科学化水平；三是全面贯彻落实从严治党，激发党组织的生机活力与战斗力。

一、做好党的十九大相关工作，学习宣传贯彻十九大精神

党的十九大是我国全面建成小康社会决胜阶段召开的一次十分重要的大会，认真做好党的十九大代表候选人的推荐提名工作十分重要。一是按照国家卫生计生委党组的总体部署，做好候选人的推荐提名工作，配合做好候选人初步人选的考察工作，引导中心广大党员增强党性锻炼，严肃政治、组织和工作纪律。二是中心各级党组织要广泛宣传党的理论

和路线方针政策以及党的十八大以来取得的丰硕成果，并切实做好维稳工作，为迎接党的十九大的胜利召开营造良好氛围。三是要把学习宣传贯彻党的十九大精神作为党的十九大召开后中心党建工作的重要政治任务，各级党组织要制订详细学习计划，充分运用中心组学习、辅导讲座、支部活动等载体，开展多种形式的学习研讨，切实把中心广大党员的思想和行动统一到党的十九大精神上来。

二、抓好“五型”党组织建设，提升中心党建科学化水平

2017 年是国家卫生计生委党组确定的“工作落实年”，中心党建工作也要围绕“工作落实年”，结合疾控事业改革发展大局，把卫生与健康大会的相关精神切实落到实处。

一是要加强理想信念教育，推动学习型党组织建设。深入学习党的十八届六中全会和十八届中央纪委七次全会精神，以及习近平总书记系列重要讲话精神，准确把握对党员领导干部提出的新部署新要求。着力推动“两学一做”学习教育制度化常态化，坚持以党支部为单位，继续将学习教育贯穿到日常生活工作中，引导党员进一步增强“四个意识”，践行“四讲四有”，做合格党员。以打造一支政治坚定、品格优良、创新务实、服务群众的专兼职党务干部队伍为目标，完善中心组学习扩大会制度，加强专兼职党务工作者的学习培训，提高综合素质和工作能力。

二是要多措并举，促进服务型党组织建设。以组织有活动、党员起作用为目标，继续落实好《关于加强服务型党组织建设的意见》，认真履行党组织服务改革、服务发展、服务群众、服务党员的职责，以增强党支部活力为重点，进一步健全中心各级党组织服务网络。严格中心党员发展标准和程序，加强经常性的教育和谈话谈心。做好党员的日常管理服务，及时了解党员的思想动向，解疑释惑。认真做好节假日的走访慰问工作，关心爱护老党员、困难党员和援藏援疆援外党员。

三是要以提升能力为重点，加快创新型党组织建设。围绕基层党组织工作能力的提高，把创新型党组织建设有机融入到中心党建的各项工作中。继续发挥好支部工作 APP 和党支部工作手册的作用，探索创新中心党员干部学习教育的方式方法。着重运用好微信公众号、QQ 群等互联网新技术，提高党务工作的覆盖面和辐射力。继续做好中心网站党群工作专栏和党务公开等宣传窗口，及时总结工作经验，完善党建工作评议考核制度。

四是要抓好两个责任落实，强化廉洁型党组织建设。认真贯彻中心党委《关于落实党风廉政建设“两个责任”实施意见》，强化各级党组织“两个责任”意识。全面加强党的纪律建设，结合工作总结、党建述职评议考核、惩防体系检查等工作，检查“两个责任”落实情况，真正发挥党风廉政建设和反腐败工作领导小组的作用。加强中心党员干部的日常监督管理，有效运用监督执纪“四种形态”，强化党员干部拒腐防变的意识。

五是要形成共识与合力，探索聚力型基层党组织建设。坚持党建带群建，全面提高群团工作水平、增强组织活力。完善中心工会和职代会工作制度相关配套规则，筹备中心工会换届工作，召开中心第一届第四次职代会，提高职工民主参与、民主管理和民主监督的能力。举办丰富多彩的文体活动，丰富职工生活、凝聚人心。开展好中心青年品牌活动，加强妇女组织建设，充分发挥民主党派和无党派人士的积极作用。大力宣传和践行卫生计生职业精神，持续强化社会主义核心价值观，深化中心精神文明创建工作。继续发挥中国卫生计生政促会疾控分会的平台纽带作用，加强与基层疾控机构的沟通交流。

三、全面推进从严治党，强化管党治党责任落实

贯彻落实《国家卫生计生委贯彻落实从严治党要求实施意见》和《中共国家卫生计生委党组关于落实全面从严治党主体责任的意见》，切实提高党的建设科学化水平。一是中心各级党组织要担负起全面从严治党主体责任，党组织负责人要履行好第一责任人职责，把全面从严治党要求向基层延伸，营造中心风清气正的政治环境。二是要贯彻落实《党政领导干部选拔任用工作条例》和《事业单位领导人员管理暂行规定》，坚持德才兼备、以德为先，从严选拔政治强、敢担当的优秀干部，不断优化中心干部队伍结构。三是要深入学习贯彻《关于新形势下党内政治生活的若干准则》《中国共产党廉洁自律准则》《中国共产党纪律处分条例》，进一步严肃党内政治生活，加强对党员干部的日常管理监督，培育严、实、深、细的工作作风，为疾控各项工作任务的顺利完成提供政治保障。

同志们，新的形势，新的起点。健康中国的奋斗目标就摆在眼前，我们的使命神圣而伟大，任务光荣而艰巨。让我们紧密地团结在以习近平总书记为核心的党中央周围，认真贯彻全国卫生计生工作会议和委直属机关党的工作会议精神，解放思想、坚定信念、和衷共济、勠力同心，以更加昂扬的斗志，更加扎实的作风，大力加强党的建设，奋力实现疾控工作新的发展目标，以更加优异的工作成绩迎接党的十九大胜利召开。

把握形势　群策群力
推动全国疾控事业实现健康可持续发展
——在2017年全国疾控中心主任工作会议讲话

王　宇

同志们：

早上好！今天，我们召开2017年全国疾控中心主任工作会议。这次会议既是一次工作会议，将回顾总结前一阶段工作并交流商讨下一阶段任务，又是在全国深化体制改革进程的关键时刻，疾控体系建设和未来发展走向的一次研讨会，非常重要。会议的主要任务是：认真学习贯彻全国卫生与健康大会精神，落实国家卫生计生委有关工作要求，结合改革发展大局，认真分析疾控事业发展形势和面临挑战，统一认识，集思广益，推动疾控事业实现健康可持续发展，为健康中国建设做出应有贡献。

几年来，全国各级疾控机构按照党中央、国务院和国家卫生计生委的决策部署，奋力拼搏，攻坚克难，各项工作成绩突出。下面我讲3方面的意见，供大家讨论。

一、履职尽责，疾病防控整体实力实现新跨越

（一）应急处置能力和水平有质的提升

自去年年底以来，我国人感染H7N9禽流感疫情严重，呈现流行强度高、持续时间长、波及地区广的特点。截至6月22日，全国已有25个省份发现感染病例，共报告病例数628例，死亡221例，发病水平显著高于既往同期水平，总体病死率达35%左右。在国家卫生计生委的领导下，中国疾控中心及时启动应急响应，开展风险评估，加强疫情监测、分析和防控形势研判，重点对新发疫情省份开展技术指导和支持。各地疾控中心充分依靠各级地方政府卫生计生部门，加强现场调查处置，在做好病例发现、救治和现场调查的同时，切实落实以活禽市场管理和活禽跨地区调运管理为重点的应急措施。在各级各部门共同努力下，疫情控制有序有力，防控工作取得显著成效。

今年H7N9疫情防控工作，是全国疾控系统诸多卫生应急工作中的典型案例之一。近年来，疾控系统成功应对突发新发传染病疫情、自然灾害公共卫生应急、突发事件卫生应急处置、重大活动卫生保障等多项重大公共卫生应急工作。可以看到，我国各级疾控机构卫生应急体系在实践中不断成长，包括西藏在内全国各省份的工作条件、人员能力、技术水平明显提高，工作更加规范有序，应急准备与应对能力不断提升，我国卫生安全保障能力大大提高。习近平总书记在全国卫生与健康大会上给予了高度肯定，指出："公共卫生整体实力和疾病防控能力上了一个大台阶。"

针对各地不同重点和要求，中国疾控中心不断加强与省市疾控中心的技术合作，先后与广东省疾控中心成立了突发急性传染病防控技术合作中心、与广西壮族自治区疾控中心成立了传染病实验室检测技术合作中心，结合区域任务特点，不断提升全国的突发急性传染病和重点传染病的监测、预警和应对能力。

近三年来，我们积极参与国际突发公共卫生事件应对，得到了受援国和国际社会的广泛赞誉。2014年9月至2015年6月埃博拉疫情应急响应期间，在国家卫生计生委、商务部的领导与支持下，中国疾控中心与各省份、军队单位联合，先后派出了170人次的援非抗疫队伍，疾控系统首次大规模“整建制”派出专家队伍参与国际公共卫生援助，不但帮助疫区国家有效遏制了疫情蔓延，还传授了传染病防控的“中国经验”，实现了党中央、国务院“打胜仗，零感染”的目标，也为参与国际公共卫生援助积累了经验，奠定了基础，树立了品牌。

其实早在2011年，基于对全球卫生的认识，我们已经开始派出国家和浙江省疾控中心专家3人分赴尼日利亚、纳米比亚和埃塞俄比亚；2012年组团10人赴巴基斯坦，参加全球消灭脊髓灰质炎共同行动。在随后的尼泊尔地震、安哥拉黄热病疫情、圭那亚寨卡等热带病疫情事件中，中国疾控中心分别与云南、四川、湖南、江苏等省份组建专家队伍，赴现场开展灾后应急和疫情防控工作。中国疾控专家的身影频繁出现在国际公共卫生舞台上，有力地推动了我国疾控系统真正走向国际化的步伐，开启了中国卫生全球化发展的全新局面。

（二）重点传染病防控取得新进展

一是重点落实艾滋病、结核病、包虫病等重大传染病防控任务。经性传播和新型毒品的使用，使艾滋病的重点高风险人群发生变化。现在一方面重点要加强针对性传播的干预，还要积极推动艾滋病免费药品目录的调整工作。结核病防控方面，成立了“全国分级诊疗及综合防治模式试点”办公室，落实试点工作的监控和质量控制；在全国开展了结核病灾难性支出调查；对现行结核病管理信息系统进行了完善。近年来，党中央、国务院高度重视藏区包虫病防治工作，国家卫生计生委2016年8—10月组织协调17个省市对口援助西藏70个县（区）开展包虫病流调工作，10月又组织协调8个省区和新疆生产建设兵团的有关专家，援助西藏7个地区开展包虫病流调样本实验室检测工作。在此次大规模流调工作中，各省级疾控机构派出专家出色完成了任务，受到了国家卫生计生委通报表扬。中国疾控中心在拉萨设立了西藏包虫病工作站，进行技术协调和数据管理、分析，根据流调结果，研究撰写了西藏包虫病防治工作方案建议，协助国家卫生计生委疾控局开展了《2006—2015年全国重点寄生虫病防治规划》的终期评估。推进广西横县、宾阳县肝吸虫病重复感染项目，做好现场调研督导。

二是努力克服山东疫苗事件给全国疾控系统带来的巨大负面影响，积极调整恢复工作状态。按照新《条例》和《国务院办公厅关于进一步加强疫苗流通和预防接种管理工作的意见》的要求，协助国家卫生计生委组建新的国家免疫规划专家咨询委员会，修改完善疫苗储存和运输管理规范。着手开展疫苗全程追溯体系的信息化管理技术方案的规划设计。开展脊灰三价疫苗回收封存及转换证实。积极协调，与各省份共同应对脊灰疫苗策略转换后IPV供应短缺的问题，推动各省建设疫苗省级公共资源交易平台，制定疫苗储运、接种服务费标准。积极推动EV71型灭活疫苗进入应用。研讨麻疹、风疹消除行动计划，开展以实验室为基础的细菌性疫苗可预防疾病监测项目。

三是持续做好细菌性和病毒性传染病、寄生虫病等各项防控技术支撑。启动国家致病菌识别网建设，安排部署2017年识别网工作；推进全国细菌性传染病各病种的国家参比实验室建设。开展2016—2017年度流感监测工作质量自评估和第二批乙脑参比实验室现场评估，对8个省级乙脑实验室开展了乙脑标本复核检测。举办全国手足口病相关肠道病毒监测检测技术、病毒性脑炎实验室检测技术、狂犬病暴露预防处置以及流感监测等专病培训，积极完成霍乱、流感、诺如病毒感染性腹泻和布鲁氏菌病等重点传染病的常规监测、暴发应对及防控技术支持。

（三）慢性病防控不断深入

一是积极做好政策支撑。协助国家卫生计生委做好慢性病中长期规划的研制。今年2月，国务院办公厅正式印发《中国防治慢性病中长期规划（2017—2025年）》后，及时开展一系列政策解读和全国慢性病防控能力培训，帮助各地制定地方慢性病防治规划。推动营养立法和各地控烟立法工作。

二是有序开展常规监测。完成2015年中国成人慢性病与营养监测主体工作，组织开展中国0～17岁儿童乳母营养与健康监测，通过周密设计和实施，使监测数据兼具国家级、省级代表性，成为国家和地方重要决策依据。建立完善全国食物成分监测数据库，部署全国营养网络实验室建设。

三是以“慢性病综合防控示范区”和“全民健康生活方式行动”为抓手，深入推进慢性病防控工作。已经完成第一批共计39个国家级示范区的复审，同时开展第四批示范区建设工作。“全民健康生活方式行动”不断提标扩面。截至目前已覆盖超过82%的县区，各地健康指导员数量已达到36.7万人。2017年4月28日，全民健康生活方式行动第二阶段启动仪式在北京奥林匹克森林公园圆满举行，各地也相继启动，并纳入绩效考核。

四是加强重大慢性病防控研究和国际合作。国家卫生计生委与山东省共建开展的减盐控制高血压项目取得良好效果，阶段性总结报告在世界卫生组织和国家卫生计生委于上海举办的第九届全球健康促进大会作为典型经验发言。淮河流域重点地区癌症综合防控、营养与健康队列、控烟研究等常规项目取得阶段性进展。

五是烟草控制、伤害防控、老年人群慢性病管理和评估等工作在全国范围由点到面铺开，并不断提高工作效果。加强多部门合作，与体育总局开展医体融合试点，与全国总工会、教育部、妇联等部门开展试点专项。

（四）积极应对环境与健康问题

面对当前环境污染问题日益凸显的形势，以公共卫生领域主要健康问题为出发点，开展探索研究与技术贮备。

一是立足当前工作重点和各地实际，继续推进空气污染（雾霾）对人群健康影响监测工作，在31个省份设立监测点126个，建立了覆盖全国的监测网络；加强城乡居民饮用水监测、农村环境卫生监测、公共场所健康危害因素监测以及人体生物监测等各项工作。

二是加强实验室工作质量控制，完成474家机构生活饮用水中苯、汞、硼、COD（锰法）等检测项目验收工作，67种消毒产品抽检检测任务。强化全过程质量控制和数据分析研究，促进监测数据成果转化。

三是科学准确评价重大事故健康影响。在国家卫生计生委、天津市政府的领导下，中国疾控中心与天津市疾控中心密切合作，共同组织完成天津港“8•12”爆炸事故健康影响评估，提交的工作技术报告得到国务院领导的充分肯定。李斌主任，王国强、崔丽副主任也分别批示，对整体工作给予了高度评价。我们还参与了应对常州外国语学校环境污染、校园“毒”跑道、雾霾红色预警等突发事件，切实提升公共卫生业务和决策指导水平。

（五）不断推进信息化建设重点工作

认真落实国家卫生计生委相关司局工作部署，完成省级人口健康信息平台疾病预防控制信息系统建设与应用现状调研，为配合全民健康保障信息化一期工程实施做好技术准备。加快推进中国疾病预防控制信息系统用户数字证书认证工作，印发技术指导方案，开展用户培训，为 9 月底前实现医疗卫生机构用户数字证书认证做好技术支撑。积极参与国家卫生计生委 6 大信息系统互联互通演示，组织编写演示方案，做好网络联通和系统联调保障，充分展示疾控信息化工作亮点。印发中国疾病预防控制信息系统数据交换技术指导方案，响应医疗机构自动推送疾控数据、省级信息平台交换数据的需求。积极开展对全国各级疾控机构的信息安全技术指导，推进网络信息安全整改加固工作，妥善应对艾滋病感染者电信诈骗案。在此案件的侦查、处置过程中，我们经受住了考验，但同时也给信息安全管理敲响了警钟。

（六）以科技为依托推动疾控发展

近年来，我国疾控科研工作在重大传染病的防治和疾病预防控制的基础、前沿技术研究方面取得了突出成果，对疾病预防控制工作的深入开展起到了科技支撑和引领作用，应对新发突发传染病的能力不断增强。建立了“应对新发突发传染病防控技术网络体系”，传染病检测、诊断能力和未知病原筛查鉴别能力有极大提升，提高了传染病监测的敏感性，使传染病的早期预测预警成为可能。在这个领域所取得的成绩，成为了国家科技部重大项目管理的标志性成果。科技部党组书记王志刚同志到中国疾控中心视察和听取汇报，给予了充分肯定。我们还逐步加强慢性病和公共卫生领域研究；研发制订了一大批新技术、新规范，大大提升了疾控队伍公共卫生服务能力。疾控系统承担了越来越多的国家科技项目，全国疾控系统已经成为我国传染病、慢性非传染性疾病防控精准医学的有生力量。

（七）教育培训工作有新拓展

自 2001 年起，中国现场流行病学培训项目（CFETP）共计招收 16 期 331 名学员，已毕业 248 人；去年，中美专家合作，拓展实施西部地区 FETP 项目，两期共招收 81 名学员，已毕业 40 人。很多学员已成为国家和地方疾控机构的业务骨干，在应对各类突发公共卫生事件和开展疾病预防控制项目中发挥着重要作用。举办了第三期“东盟国家流行病学人才培训项目”；组织实施了公共卫生人才培养 - 继续教育战略研究，参与公共卫生医师规范化培训试点相关工作。

同志们，多年来，在党中央、国务院的重视和关怀下，在国家卫生计生委的正确领导下，中国疾控中心与各级疾控中心、挂靠单位、兄弟单位紧密联系，始终保持着“天下疾控是一家”的优良传统，团结协作、攻坚克难、开拓创新、不断成长，我们应对传染病疫情和突发公共卫生事件更加从容，全国疾控体系综合能力更加强大，疾病预防控制事业整体合力效应逐渐显现，开拓了全球公共卫生新领域，得到了国际社会的普遍认可，国际影响力有了大幅度提升。在这一过程中，我们逐渐确立了我国疾控体系的特征：一个全球卫生平台；公益性、专业技术性两个基本属性；国家卫生安全、全民健康水平、促进卫生公平三个增强；疾病控制、卫生应急、教育培训和科学研究“四位一体”的职能。我们自觉履行了政府公共卫生服务的职责，为国家卫生事业健康发展做出了巨大贡献，全国疾控战线的每一分子都参与其中、奉献其中。在此，我向奋战在疾控各个战线的全体干部职工表示崇高的敬意和衷心的感谢！

二、总结分析，认清疾控体系发展面临的机遇和挑战

任何事物发展的规律都是起伏、螺旋式的，都不会总在直线上升。非典疫情给我们带

来巨大损失的同时也给予了疾控体系改革发展的机会和条件。此后，以 H1N1、H7N9 的成功防控和汶川地震、玉树地震、芦山地震等灾后应急响应，三聚氰胺奶粉事件、尘肺诊断事件，控烟立法、慢性病防控以及援非抗疫等为代表的工作业绩，表明我们迎来了发展的持续上升期。2016 年，山东非法经营疫苗系列案件，给疾控系统发展带来了巨大的冲击，疾控队伍士气受挫，揭示出多年来没有根本解决的体制性、机制性的深层次矛盾和存在的隐患。为此，我们需要认真分析形势，认清机遇和挑战，研究对策。

（一）国内国际形势变化带来了前所未有的机遇和挑战

全国卫生与健康大会的召开，《“健康中国 2030”规划纲要》的制订，为以人民健康为中心的疾控事业展现了前所未有的发展机遇。习近平总书记深刻指出，“人民健康是社会文明进步的基础。拥有健康的人民意味着拥有更强大的综合国力和可持续发展能力。如果人民健康水平低下，如果疾病控制不力、传染病流行，不仅人民生活水平和质量会受到重大影响，而且社会会付出沉重的代价”。加强疾病预防控制工作，促进全民健康，是建设强大、富裕、幸福中国的基本任务和保障，是全民的基本需求，也必将是各级政府公共服务职责的一项核心任务。

在全球经济一体化大背景下，“一带一路”建设赋予了我们开展全球卫生新的内涵和任务。“一带一路”建设覆盖地域广阔，人口众多，沿线国家卫生状况及医疗条件差别较大又各有特点，情况复杂，新发和再发传染病不断。随着陆海通道的工程建设和启用，在人员流动、贸易往来大量增加的同时，疾病扩大传播的风险也会大大增加。原来限于局部流行的传染病一旦播散，不仅会对疫情国造成严重健康危害，还可能对其他国家经济社会发展带来负面影响。因此，卫生安全与合作既是“一带一路”建设的保障条件，也是建设内容的重要组成部分，是客观的要求。要构建跨国公共卫生安全体系，必然既要加强国内重点地区公共卫生综合能力建设，也要筹划“一带一路”沿线国家传染病联合防控。

我国在 2015 年已将“加强非洲疾控中心建设”列入中非公共卫生合作计划的重点内容。这不仅是援助非洲，也是将我国的防控关口前移，为我国推进“一带一路”建设和经济社会发展保驾护航，为提升公共卫生安全事件应对能力积累经验。走向世界，就要承担国际责任。随着全球公共卫生安全意识的树立和需要采取各项措施，政府必将高度重视我国疾控体系的进一步建设与发展。

（二）公益机构改革进程中政策配套滞后

政府的公共服务意志表达和职责的落实，需要行政单位管理，事业单位暨专业技术机构实施。抗击“非典”以来汲取的教训和不断的反思，使我们确立了中国的疾病预防控制事业要始终自觉坚持公益性和专业性的基本属性不动摇，要将技术与资源全部投入到面向人民健康的公益性服务之中。疾控机构划分为公益一类事业单位后，与之配套的综合保障措施，应该由各级政府承担。由于涉及财政、发展改革、人力资源和社会保障、编办、卫生计生等多个部门，缺乏顶层设计和协调统一，迄今还没有一套完善的、与服务型政府要求相适应的保障制度和实施体系。出现了基层疾控机构缺乏全额保障，无法正常生存发展，开展业务；而国家、省市疾控机构保障水平大大低于教育系统和医疗机构，使得技术骨干大量流失。各方面的问题层出不穷，是深层次的矛盾的集中凸显，严重制约了体系的建设发展。主要体现在以下 4 个方面：

一是国家政策落实难，配套措施不完善。一方面，疾控利好政策真正落地困难重重。

比如中央编办等 3 部门《关于疾病预防控制中心编制标准指导意见》出台后，全国仅有 8 省份印发了当地疾控中心编制文件，个别省份明显增加了编制。有些政策出台实施缺乏缓冲期，各级政府对国家的要求不能尽快落实到位。

二是疾控机构财政保障不足。疾控机构长期依赖创收维持运转。据测算，2010—2014 年疾控机构财政补助收入仅占 62.4%，有约三分之一的收入依靠事业收入和经营收入，使得各级疾控机构用“创收”解决人员和运行经费短缺，其结果不仅使防控疾病的能力大打折扣，也弱化了政府的公共服务职能，增加了经济不规范风险。

三是低水平绩效工资实施难以真正起效。大部分省份虽然实施了绩效工资，但保障水平较低且各地差距较大；疾控中心绩效工资水平低于同级医疗机构，且收入差距日益扩大。据 2015 年调查结果，全国 26 个实施绩效工资的省级疾控中心中，2014 年核定的绩效工资总额平均仅 4.1 万元，由于总体水平太低，无法真正拉开奖励性绩效工资的差距，起不到激励职工作用，出现“大锅饭”现象。

四是技术骨干人员流失形势严峻。各级疾控中心普遍缺乏吸引高级专业技术人才的利好政策，人才流失现象严重。根据卫生与计生统计年鉴，在全国卫生人员年均增长近 6% 的背景下，2011—2015 年，全国疾病预防控制中心人员总量却以年均约 0.4% 的比例逐年减少，业务骨干流失现象非常严重。

三、深刻剖析，加深对新时期疾控体系建设内涵的认识

以上几个问题，看似是分别独立却又紧密关联，互成因果。在总结经验和发现问题的同时，我们必须结合现有的政策环境和机制体制，分析认识我国疾控体系固有的体制性、机制性问题，不断加深对体系建设内涵的认识，看到我国经济社会发展对疾病预防控制的巨大需求。

首先，我们需要再次梳理几个概念。

一是建设健康中国的目的是什么。全民健康是健康中国建设的根本目的，立足全人群和全生命周期两个着力点，提供公平可及、系统连续的健康服务，减少全人群疾病的发生，实现更高水平的全民健康。

二是何为把健康融入所有政策。指重视健康的社会决定因素，将维护和促进健康的理念融入各部门公共政策制定实施的全过程，从而形成多方合力，提高全人群健康水平。要从健康影响因素的广泛性、社会性、整体性出发，更加强调政府统筹协调的责任。公共卫生的建设过程本身就是这样一项需要多部门共同参与社会系统工程。

三是何为真正的以健康为中心。健康中国战略应该努力实现居民不得病、少得病、晚得病，把维护健康放在首要位置，把重心放在健康人群的疾病预防上，而不应以查找病人，以“治病”为中心。要避免把患者管理与真正的健康管理混为一谈。

新时期我国卫生与健康工作方针，更加凸显了预防为主的重要性。习近平总书记指出：“要坚定不移贯彻预防为主方针，坚持防治结合、联防联控、群防群控，努力为人民群众提供全生命周期的卫生与健康服务”，要求卫生与健康事业发展要从“以治病为中心”转到“以健康为中心”。这种转变不单单是观念的转变，它首先是要求各级政府对人群健康高度重视，从管理体制、机制进行改变。新时期卫生与健康工作方针提出要“以基层为重点”，基层疾控中心的职能如何定位，如何与基层医疗卫生服务机构有效衔接，才能完成“关口前移，重

心下沉”的工作要求需要我们重新审视。

在健康中国建设和深化医改中，各级疾控机构的作用都应该进一步加强，政府应该进一步转变观念，把更多的精力投入健康人群病因管理的一级预防，而不是以患者管理为起点的二级预防甚至三级预防。县级疾控中心的主要职责应主要集中在规划、监测、评估、干预、考核等环节，剥离掉涉及医疗的功能，集中力量到疾病预防控制的主业上，致力于提高居民健康素养。

从纯公益属性上来看，疾控机构自身不具备自我生存和自我发展能力，只有政府高度重视和切实需要，疾控体系才能实现健康可持续发展。今天我们专门邀请了国情政策研究和事业单位分类体制改革方面的专家来做专题讲座，有针对性地答疑解惑。下午的座谈会，还邀请国家卫生计生委疾控局等 9 个司局的负责同志出席，听取我们建设发展的问题和意见建议。希望通过今天的会议，大家对疾控体系的发展战略与规划整体设计能够有更深入的认识和想法，提出更切实可行的建议，用来指导解决现实问题。

同志们，近期人感染 H7N9 禽流感疫情防控形势仍然严峻，寨卡、登革热等输入性疫情也到了高发季节，全国各地汛期来临，要做好防涝抗汛的各项应急准备，工作不能有丝毫松懈。让我们以此次会议为契机，认真分析形势，充分交流意见，振奋精神，群策群力，共同推动疾控事业健康可持续发展，为党的十九大胜利召开保驾护航，为健康中国建设和健康 2030 总体目标的实现做出应有的贡献。

谢谢大家！

稳中求进　狠抓落实
推动中国疾控中心事业蓬勃发展

——在2017年中国疾控中心工作会议上的讲话

中国疾控中心主任　王　宇

（2017年2月27日）

同志们：

今天会议的主要任务是：认真学习贯彻党的十八届六中全会和全国卫生与健康大会精神，以全球健康促进大会精神、“健康中国2030”规划纲要为指引，总结回顾2016年各项工作，面对复杂变化的形势，理清挑战，明确任务，探索创新，务实担当，着眼长远，创造有利条件，落实好2017年各项工作。下面我讲三个方面的内容，供大家讨论。

一、2016年工作开展情况

2016年，在国家卫生计生委的领导下，中心全面落实年度各项工作部署，在全体职工的共同努力和各挂靠单位的大力支持下，圆满完成了各项工作。

（一）履职尽责，扎实开展疾控应急各项业务工作

一是卫生应急和能力建设任务成效显著。积极做好寨卡病毒病、黄热病、裂谷热等输入疫情应对和本地疫情防控准备。加强重大自然灾害应对应急值守，紧急派出专家赴洪涝受灾省份开展灾后卫生防疫。协助做好G20峰会卫生保障；参与应对常州外国语学校环境污染事件、北京市雾霾红色预警等突发事件，参与小龙虾相关横纹肌溶解综合征事件流行病学调查。编制《人感染新亚型流感病毒预防控制技术指南》，编写食品安全事故流行病学调查培训教材和食源性疾病诊断、报告技术指南。印发《中国疾控中心突发事件卫生应急作业管理办法》，启动中心应急作业管理信息系统建设，积极筹备国际公共卫生应急队伍申报工作。

二是重点传染病防控有序开展。继续实施艾滋病扩大检测、扩大干预、扩大治疗策略；及时建议调整国家艾滋病防控策略，将工作重点聚焦在性传播预防干预，特别是男男同性恋、学生等重点人群和地区。开展全国结核病分级诊疗及综合防治服务模式试点，扩大耐多药结核病防治覆盖面；开展全国结核病防治重点工作交叉互查，加强全国结核病实验室网络建设。

面对1949年以来波及医疗卫生管理和专业人员最多、影响最广的山东济南非法经营疫苗系列案件，认真参与案件调查和技术评估，最大限度减少免疫规划工作的损失，想方设法克服对我中心干部专家带来的巨大负面影响。起草脊灰疫苗转换技术指导意见，制定新上市的肠道病毒71型灭活疫苗使用技术指南。加强传染病疫情常规监测、病原监测和风险预警；积极做好登革热、炭疽、广西狂犬病以及霍乱等疫情应对，启动国家致病菌识别网建设。圆满完成西藏70个县包虫病现场流调，分别向国家卫生计生委、西藏自治区提交了技术报告和防治建议方案。研制包虫病病原基因检测试剂，改变落后的技术状况。

三是慢性病防控深入推进。各项慢性病及危险因素监测工作系统开展，中国居民营养状况变迁队列研究不断深入，食物成分数据库建设不断完善，学生常见病及健康危险因素监测试点工作首次纳入中央财政转移支付地方重大公共卫生项目。启动全民健康生活方式行动第二阶段（2016—2025）活动，制定“三减三健”专项方案。协助出台慢性病示范区管理新办法，开展示范区动态监测评价。组织实施山东减盐防控高血压项目终末调查评估，其阶段性总结在第九届全球健康促进大会上进行报告交流。继续推动国家控烟立法，推进城市控烟立法和执法。完成并出版营养与健康、慢性病、主要疾病死因监测评价、成人烟草调查等报告；制（修）订 4 项食品安全国家标准和寄宿制学生餐营养标准。

四是以雾霾为重点的健康危害因素监测与干预不断扩大。推进空气污染（雾霾）对人群健康影响监测项目，全国共设立监测点 125 个，完成阶段性技术报告；积极应对严重雾霾过程，做好科普宣教。生活饮用水卫生监测项目扩大到了 330 个地级市和 2766 个区县；完成 474 家机构生活饮用水中苯、汞、硼、COD 等检测项目验收和 67 种消毒产品抽检检测。医用辐射防护等 4 项全国性辐射危害健康影响监测项目首次实现了包括西藏在内的全覆盖。组织开展全国职业卫生检测实验室、职业病诊断和职业健康监护检测实验室比对工作；参与《职业病防治法》及配套规章修订。开展典型行业噪声危害、电力行业高温危害等 5 项新型职业暴露专项调查。组织开展天津港“8•12”爆炸事故健康影响评估；积极主动应对朝核事件；开展乌头等重点毒物中毒现况调查。承接监督中心职能转移，组织“三新”产品评审。

五是不断强化科教管理和实验室安全。健全科研管理，加强科研诚信与伦理审查，积极研究在新形势下科研成果转化和横向课题管理办法。2016 年新获课题 125 项，获中华医学奖等奖励 10 项，发表 SCI 论文 501 篇，多项科学研究成果发表在《自然》等国际著名学术期刊。不断提高办学质量，2016 年共招收各类研究生 196 人，授予学位 161 人。顺利完成第一期西部地区现场流行病学培训项目；积极推进公共卫生医师规范化培训试点。首次完成中心主办期刊的学术水平和影响力全面评估，完成中心科技影响力综合评估。扎实开展实验室安全管理，全力推进中心病原微生物菌（毒）种保藏中心申报，编制生物安全四级实验室建设项目建议书，顺利完成检验检测机构资质认定交接工作。

六是探索切实加强信息安全管理新模式。协助委规划司开展全民健康保障信息化工程疾控部分的设计；积极加强中国疾病预防信息系统的三级等保，继完成 14.6 万用户实现双因子登录后，大力推动网络直报系统虚拟专网全覆盖，2016 年 11 月 1 日零时全部 6.8 万个报告单位均实现通过虚拟专网登录，结束了传染病信息通过公网报告的历史，提高了系统网络信息安全水平；积极认真应对艾滋病病毒感染者遭电话诈骗事件，建立应急响应机制，全面开展信息系统安全自查。完成 2030 年我国主要健康问题与疾病负担预测，助力《“健康中国 2030”规划纲要》编制。持续在全国推进开展居民健康状况报告，重点开展了不同地区和数据来源的健康期望寿命计算方法试点。

七是积极利用新媒体开展健康传播。组织媒体采访 98 次，撰写舆情专报 22 期，带领媒体深入西藏和新疆基层开展调研。举办首期疾控机构媒体素养培训班，完成 2015 年中心及省级疾控中心媒体沟通能力评估报告。开展健康教育技能培训，组织全国疾控系统科普大赛。以“两微”排名推动全国疾控系统科普宣传工作，“中国疾控动态”公众号新增科普内容，推送文章 370 篇，在全国形成一定影响力。

（二）内外兼修，形成国内国际“一体两翼”业务框架

一是加强国内业务指导与交流，与各地形成密切合作关系。结合疾控需求和国家战略实施，巩固完善新疆南疆工作站、云南德宏等工作站工作机制，积极推动四川甘孜包虫病防治工作站业务开展，建立西藏包虫病流调办公室。推动西藏完成 BSL-3 实验室认证审批并投入使用，与新疆疾控中心签署“十三五”对口援助协议。在委相关司局的支持下，开拓与地方共建合作的新模式，与广东省疾控中心成立突发急性传染病防控技术合作中心，推动与广西成立面向东盟的传染病实验室技术合作中心，不断增加与省市级重点合作领域。我们的这些合作，意义不仅限于疾控业务层面，而是在国家发展战略背景下开展的必要工作。

二是稳步推进全球卫生合作。按照委领导和有关司局的部署安排，积极落实习近平总书记卫生援非指示精神，支持塞拉利昂公共卫生能力建设。制定中塞友好固定实验室技术合作二期项目实施方案；通过我国援建的固定生物安全三级实验室的长期使用，为西非热带病研究与防治中心建设和运行做好技术和人才储备；提出探索新生儿乙肝疫苗首针及时接种项目；申请并在塞拉利昂实施中英全球卫生支持项目和美国盖茨基金会项目。

支持非洲疾控中心建设。参与制定非洲疾控中心未来 5 年的战略规划；提出《中国支持非洲疾控中心建设方案》的建议，向我驻非盟使团和非盟总部派出专家，参与非洲疾控中心及 5 个区域合作中心建设。继续保持与美欧日韩等国国家公共卫生机构的合作，积极探索与其他非洲国家、“一带一路”沿线国家和拉美国家开展公共卫生合作。

（三）持之以恒，把抓好内部管理作为促发展的前提

一是不断加强干部人才队伍建设。落实巡视整改意见，探索干部能上能下管理机制，针对中心专业技术干部特点，将首席专家等技术骨干管理机制与干部任期相结合。为满足中心对优秀干部人才的需求，起草后备干部人才管理办法，推荐建立了中心后备干部人才储备库。及时补充干部队伍，全年组织推荐干部人选 19 批次。根据中心专业任务变化和职能转移等实际需要，修订中心工作职责，增设标准处、全球公卫中心、网安办 3 个内设机构。

二是优化预算管理和招标采购。加强预算管理，按财政部要求，形成“按照职责，谁执行谁申报”的申报方式。严格执行“三公”预算，全面启用银行账户网银支付，保证资金正确、便捷支付。规范采购行为，完成中心资产清查，试运行行政事业单位资产管理信息系统，实现信息化和动态化管理。2016 年度中心预算执行率 85%，存量资金执行率 98%，开展了中心直属各单位财政性资金使用的审计，接受国家卫生计生委等各类专项审计检查 23 项（次），完成内审 33 亿元，完成采购项目金额总计 8170 万元。

三是提高内部管理和保障水平。以制度为工作守则，出台涉及内部事务信息公开、行政总值班、公开招聘、公务用车、外宾接待、科研管理、网站和微信公众号管理等方面十余个规章制度和相应实施细则。中心 17.14 万平方米、投资 14.25 亿元的二期工程建设项目获国务院批准立项，建成后将与美国疾控中心同建筑规模，成为世界最大的两个疾控中心之一。提高保密管理能力，组织完成涉密岗位、涉密人员备案，组织相关人员参加了保密培训和考试；中心成立以来的 6 万余件历史档案实现电子化。不断优化办公环境，完成南纬路办公区装修改造后办公室回迁安置、室外管线更新改造和停车场规划管理工作，完成潘家园办公区实验楼外立面修缮和节能改造工程，升级昌平园区出入安全管理系统并出台配套规定。按照国管局和上级的要求，结合中心特点，认真开展公车改革，目前中心机关已开始实施，直属各单位正在落实中。昌平园区通勤班车安全运行，2016 年总计出车 11 200 次，安全行

驶 83.6 万公里。提升餐厅服务水平，南纬路职工食堂完成升级改造，昌平园区餐厅不断丰富供餐内容，提高员工就餐体验。

四是推动疾控文化建设。开展全国疾控系统文化建设调查。组织开展文体活动 12 次，举办中心职工图片征集评选。积极开展防癌抗癌宣传系列活动，包括健康菜谱征集、现场厨艺大赛、健康书籍赠送、加强职工体检等措施，中心的工作场所防癌抗癌项目顺利通过 CEO Roundtable 国际黄金标准认证。搭建工会信息交流平台，畅通职工利益诉求渠道。开展共青团主题教育活动和志愿者服务。通过摸底调查、走访慰问等形式帮助解决老干部的实际困难；认真落实离退休干部政治生活待遇，在离退休干部中开展“展示阳光心态、体验美好生活、畅谈发展变化”系列活动，充分凝聚和释放正能量。

（四）夯实基础，落实全面从严治党两个责任

一是组织学习党章和习近平总书记系列重要讲话，强化党员身份并体现到行动上。开展“联学联讲”等系列活动，通过主题党日活动、读讲一本书、“两学一做”先进典型报告会等多样化形式，宣传驻塞临时党支部凝聚队伍的事迹，讲述援疆援藏、应急等疾控工作中发挥党员先锋模范作用的故事，将“基础在学，关键在做”落细落小。二是全面贯彻《关于新形势下党内政治生活的若干准则》《党内监督条例》等党内法规，切实抓好巡视整改的各项任务，完成中央巡视组反馈的全部整改内容和委党组巡视反馈的 13 个具体问题的整改，立足长远和规范化建设，完善内部管理制度和党内组织生活。三是坚持集体领导和个人分工负责相结合，认真执行“三重一大”集体决策制度，全年召开党委常委会 8 次、主任办公会 10 次，研究“三重一大”事项 129 项。

2017 年，是中国疾控中心成立的第 15 个年头。在党中央、国务院的重视和关怀下，在国家卫生计生委的正确领导下，在全国同行的支持下，我们攻坚克难、奋力拼搏、开拓创新、不断成长，取得了骄人的成绩。在多年来追求学习型机构的不懈努力下，中心的总体框架部局已经形成。一是确定了公益性、专业性两个基本属性的发展理念和疾控、应急、科研、教育“四位一体”的职能定位，确立了政府公共卫生服务主力军地位。二是全国疾控体系更加强大，疾病预防控制事业整体合力效应逐渐显现，我们应对传染病疫情和突发公共卫生事件更加从容，有力、有序、有效，国家公共卫生更加安全。三是中心在健康传播中的专业权威地位进一步巩固，人民群众的健康意识大幅提高，健康生活方式不断改善。四是带领全国组织实施艾滋病、结核病、血吸虫病和病毒性肝炎等重大传染病防治策略，传染病疫情得到有效控制。五是在中心的积极参与和助力下，全球公共卫生成为国家发展战略和国际合作的核心内容，中心的国际影响力明显提升。

我们这些年的成绩来之不易。这是国家卫生计生委正确领导和高度信赖的结果，是中心全体干部职工凝心聚力、科学务实、努力拼搏的结果。我们的历程证明，中国的疾控事业没有走弯路，我们自觉履行了政府公共卫生服务的职责，为国家卫生事业健康发展做出了巨大贡献。我们每个人都参与其中、奉献其中。在此，我代表中心领导班子，向全体干部职工表示崇高的敬意和衷心的感谢！

二、机遇与挑战

习近平总书记在全国卫生与健康大会上特别强调指出，“预防是最经济最有效的健康策略。古人说：‘上工治未病，不治已病。良医者，常治无病之病，故无病’。要坚定不移贯彻

预防为主方针，坚持防治结合、联防联控、群防群控，努力为人民群众提供全生命周期的卫生与健康服务”。预防为主是1949年以来历次卫生工作方针中唯一没有改变的内容，是对这一长期以来实践证明行之有效做法的继承和坚持。习总书记的讲话充分体现了我们党和政府对疾病预防控制工作的高度重视。同时，“一纲要两规划”的编制完成，也标志着健康中国建设的顶层设计基本形成。疾病预防控制事业今后五至十五年的发展思路和路径需要结合新的形势进一步明确。我们要把握机遇，深刻剖析、直面问题、改革创新，进一步推进中国疾控中心全面发展。

（一）人力资源发展遇到瓶颈

编制严重不足和骨干外流双重压力，使中心人力资源困境倍加突出。非典后，中心迎来了全方位的大发展，工作任务和经费大幅增加，科研和业务能力快速提升，唯独编制不升反降；同时编制使用不均衡，长期存在着中心总编制与二级单位编制管理使用的矛盾；加之目前国家编制政策刚性控制，不增机构、不增编制，不仅增编难度很大，还面临各种减编调整的风险。

由于目前条件限制，中心留住和引进人才面临巨大挑战。有以下几个因素：在待遇上，虽然实施绩效工资后，职工收入有所增加和保障，但与高校和一些科研机构同期发展相比，总体收入水平偏低且差距加大。在个人发展上，中心作为高度知识密集型单位，高级专业人才汇聚，晋升晋级机会相对狭小，在岗位竞聘、干部选任上尤为明显。在工作条件上，昌平办公区远离市区和住所，长期远途通勤，职工无暇顾及家庭，倍感疲惫。近期高校、科研院所对公共卫生骨干人才需求猛增，在全国高薪、高职、高待遇招聘学科带头人，在中心锻炼成长多年的专业型干部、技术骨干成为重点延揽目标。种种因素的叠加效应加剧了人才的外流。

（二）信息技术革命对疾病预防控制提出创新发展要求

大数据、互联网、云技术、基因组信息和人工智能等高新科学技术发展风起云涌、日新月异，已经浸入到各行各业，目前在医疗卫生服务领域更是初露头角。大规模基因测序技术成本日益减低，健康大数据、可穿戴生物传感器、人工智能和远程医疗等新型技术，预期在健康评价和健康管理两大领域有巨大发展空间甚至革命性发展，对传统公共卫生领域的理论和实践形成冲击。

面对这些，我们不能视而不见、故步自封，仍旧陶醉于掌握着现有的数据库和基于职能所具有的专业优势，否则就会落后甚至被淘汰。我们要形成对新型科技发展的敏感性，不断学习和思考交流，主动与高新技术接轨，跟上科技革命浪潮。各个专业领域都要积极探索新的疾控理论与实践，寻找与信息技术的结合。特别是在二期工程建设中，要重点建设卫生信息中心，整合资源，服务于疾控工作的各个专业。

为此，我们在今年的工作会议上，专门邀请了两位专家，介绍健康大数据和“互联网医疗”。不是单纯从理论或宏观上讲概念，而是从实际操作及发展思路上介绍经验和做法。希望大家能从中得到启发，认真思考疾病预防控制的未来。

（三）信息和数据安全管理存在薄弱环节

在互联网技术飞速发展的同时，网络信息安全形势日益严峻，目前已发生了多起不法分子利用疾控信息实施诈骗和疾控内部工作人员倒卖数据的犯罪行为。特别是艾滋病感染者遭到电话诈骗的案件，重重地敲响了信息安全的警钟。谷歌拒绝向美国FBI提供数据之争，也提示我们在推动传染病疫情等涉及国家安全的数据使用立法方面，应该早做准备。

目前中心的信息化系统还存在诸多初期建设时的技术和管理缺陷亟待解决，包括：网络信息安全管理体系建设滞后，顶层规划缺陷；网络信息安全关键设施建设投入不足；信息资源共享服务机制不健全，个人隐私数据缺乏有效的管理和保护体系；信息安全专业管理人力资源紧缺，服务能力不足。为此，中心专门成立了网络和信息安全办公室，负责全中心的信息安全监督检查，梳理明确需要管理的信息和使用点，做好认证上网、日志记录等监管主体工作。

（四）公共卫生援外工作机制体制亟待建立

公共卫生援外已成为国家援外战略重要内容。可以预见，无论规模还是深度，都会有空前的发展。由于我国公共卫生援外新形式刚刚起步，援外管理、派遣人员和经费保障等基本机制尚未建立。中心“三定规定”中没有明确的公共卫生援外职能，国家层面也未建立组织管理机构来统筹协调公共卫生援外工作。目前我中心的派出援外人员都是临时抽调的关键岗位骨干人员，新成立的全球公卫中心人员编制也待逐步落实；迄今开展的援外工作经费来源是商务部援外项目，实施时间短且不支持长期运行机制。中心已向委里提出建议，成立中国公共卫生援外工作协调管理机构，由我中心全球公卫中心承担具体工作。

对于以上提出中心遇到的瓶颈和挑战，下午会议专门安排了分组讨论环节，请大家集思广益，畅所欲言，为中心未来的发展献计献策。

三、切实做好2017年工作

2017年是委党组确定的“工作落实年”，各项任务要做好年度计划，把控好工作节奏，保障工作质量，避免工作失误，把抓落实作为工作主旋律，把握稳中求进的工作总基调，将推进健康中国建设贯穿到工作全过程、各环节，每项工作都要责任到人，确保各项决策部署的落实。

（一）着力推进队伍建设，创新科技转化激励机制

中心的性质决定了我们所能动员各方资源的力度非常有限，目前的状况下，难于一劳永逸地全面扭转困境，需要探索综合措施，多方位创新发展。一是建机制。探索建立干部任期制和干部能上能下管理机制，加大对后备干部人才的培、用、留，推动干部轮岗、跨岗交流，将绩效考评与对干部的使用与优化配置相结合。二是挖潜力。中心特有的二级管理模式客观上加大了编制使用率。目前，各单位管理部门工作人员已占人员总数的28%，要积极探索减少专职管理人员的可行办法。三是重实施。充分调配利用资源，集中优势力量，以实施人才工程建设项目为契机，加大优秀人才培养和人才队伍建设力度。四是创条件。进一步完善岗位设置和聘任工作，积极争取提高专业技术岗位比例，探索岗位聘任新机制，试行建立优秀人才岗位晋级绿色通道。挖掘利用南纬路办公区，尽可能设置公用办公室，使家住城区人员能调节工作节奏，缓解通勤不便和疲劳，适当照顾家庭。五是提待遇。积极寻求提高绩效工资水平，按照推进卫生与健康科技创新的有关文件精神，探讨科研经费和科技成果转化的激励、奖励机制，体现科技人员劳动价值，激发积极性。

特别要提出的，我们各级干部要养成坚持系统、认真学习专业知识的习惯，注意钻研学术业务，广泛了解前沿科技知识，成为业务内行，按“全科管理人员”的要求上岗。在业务上有短板，感觉吃力的要抓紧学习补上。

（二）拓展深化全球卫生合作

在国家卫生计生委的统筹安排下，稳步推进全球卫生合作，积极争取资源发展，根据已落实的资源按需量力而行，在西非塞拉利昂和非洲疾控中心两个点重点开展工作。按照国家“一带一路”战略部署，与沿线国家开展公共卫生合作，继续加强与东盟、拉美国家的交流合作。

（三）加强推进疾控应急各项业务工作

一是做好卫生应急工作。加强突发公共卫生事件监测和风险评估，完成突发公共卫生事件应急处置任务，做好人感染禽流感、寨卡、鼠疫等突发急性传染病的疫情防范和应对；加强应急队伍建设，完成应急作业管理信息系统建设，推进突发事件卫生应急作业管理办法实施；要与有关管理部门、疫苗企业和医院合作，研究起草《应急疫苗技术储备实施办法》《突发急性传染病定点医院院感控制操作规范》等文件。

二是做好传染病防控工作。应用“互联网+”创新开展经性途径传播艾滋病干预，提出抗病毒治疗薄弱环节分类指导建议。继续开展结核病分级诊疗及综合防治服务模式试点，强化耐多药结核病防治指导。持续加强传染病疫情常规监测预警和重点传染病防控；做好传染性疾病，特别是国内尚未发现但存在输入风险疾病的检测技术和物资储备。开展疫苗免疫策略研究，推进全国预防接种规范化管理。继续承担国家致病菌识别网建设。为西部三省藏区包虫病的联防联控，以及血吸虫病、疟疾等寄生虫病的防控做好技术支撑。

三是做好慢病防控工作。加强各项监测工作质量与营养检测实验室建设，强化控烟工作。完善慢性病与营养的综合干预，促进全民健康生活方式行动方案实施，完成2017年示范区申报评审及复评工作。推广伤害的综合防控，探索健康老龄化工作，完成营养队列相关工作，强化碘、益生菌对健康影响等基础性研究。发挥流行病学优势，与临床专家密切合作，开展高危人群重点癌种早期筛查路径研究。这已经成为全球疾病预防控制的一个焦点，也是我们在应对人群日益增高的癌症疾病负担中拓展业务发挥作用的关键环节和时机，切不能错过，要作为今年的一项重点工作开展。

四是做好健康危害因素监测和监督管理工作。以公共卫生领域主要健康问题为出发点，依托现有专业优势，创新工作内涵，引导对公共卫生热点问题的探索研究与技术贮备，及时回应社会与公众关切；切实推进卫生各专业监测工作，强化全过程质量控制和数据分析研究，促进监测数据成果转化，推动学科发展；将慢病防控、健康危害因素监测等工作与居民健康长寿密切关联，做好技术定位，调动中央、省与基层一线的积极性，注重宣传引导，加强健康防护教育与科普宣传，提升公共卫生业务和决策指导水平。

（四）优化业务支撑平台建设

加强疾控机构体系建设相关政策研究。健全科研管理体制，制定科技发展规划，加强各类研究项目的申报、实施和结题验收等环节管理；促进科技成果转移转化与推广应用，落实科技成果转化有关规定，激励科技人员创新。继续实施公共卫生人才培养项目，做好研究生培养、全国公共卫生医师规范化培训和现场流行病学培训等工作。做好全民健康信息化工程疾控信息系统建设，确保中国疾病预防控制信息系统的应用安全。“一带一路”建设赋予了南疆工作站新的工作内容和使命，要持续做好南疆工作站等专家驻点工作；工作站建设要实质化，重点做好喀什地区基本公共卫生情况评估，将西藏包虫病流调办公室转为工作站；推动与广西成立面向东盟的传染病实验室技术合作中心，协助贵州做好公共卫生发展规划。

（五）规范细化中心内部管理

要继续花大力气完善中心内部制度建设。加强预算管理，强化科学编制预算，督促预算执行；完善财务制度，严格报销审核的监督作用；严格进行“三公”经费管理，加强会议费等支出预算的管理。继续完善中心内审制度，做好经济责任、专项经费、合同签订及执行等审计与检查工作。进一步规范采购行为，完善流程、提高效率、做好服务；提高资产信息化管理水平；探索开放大型实验室设备共享机制，提升资产使用效能；继续开展中心所属企业清查整改工作。

按委要求，成立委领导和有关司局参与的二期工程管理领导体系，大力推进二期工程的可研审批手续，加快建设进程；考虑信息技术发展的新要求，在二期建设中加强现代化信息中心的建设，逐步实现基因测序等功能，建成数据交流、互动和共享机制。完善中心生物安全工作机制，推动生物安全四级实验室建设，加速病原微生物菌（毒）种保藏中心的申报和启用，推动生物样品库建设。

（六）丰富深化疾控文化建设

思想文化建设和取向，是中心各项管理部署落实的基础。中心要坚决执行中央八项规定精神，驰而不息反对“四风”。加强廉政风险防控预警机制建设。关注职工健康，着力营造健康有序的工作环境，继续大力推进中心防癌抗癌工作场所建设和开展职工健走活动，举办丰富多彩的文体活动，打造健康园区，并向全国疾控系统推广防癌抗癌工作场所建设项目经验。发挥群团组织桥梁纽带作用，继续开展主题团日活动和青年专家走基层活动，成立志愿者协会。发挥疾控文化对职工的价值导向、内心凝聚、正面激励和自我规范作用。关注职工思想动态，畅通职工利益诉求渠道；认真落实老干部的两项待遇，帮助离退休老同志解决实际困难。

同志们，当前国际形势风云变幻，国内业务工作只争朝夕，中心运行发展和建设任务繁重，各种风险点控制要求不断提高。让我们按照委党组的要求和部署，克服困难，直面挑战，同心戮力，开拓创新，强化工作执行力，提高服务意识和业务水平，全力完成 2017 年各项任务，为党的“十九大”提供卫生安全保障，推动中国疾控中心事业蓬勃发展。

第二部分　工作进展

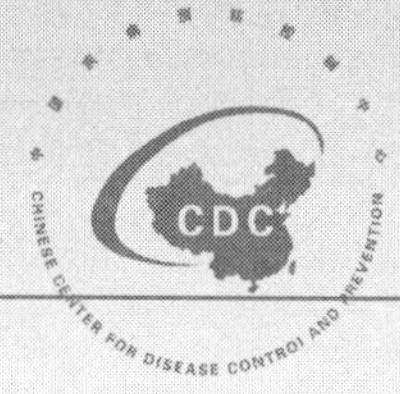

传染病控制

【持续开展全国传染病疫情监测和重点传染病和病媒生物监测工作】 本年度将基于39种法定传染病疫情监测年度数据分析的《中国法定传染病发病与死亡报告》和基于全国1700余个监测点开展主动监测的年度数据分析报告，编写完成《2016年中国传染病监测报告》，于2017年7月完成并发放至各省。

【2017—2018年度冬春季流感疫情应对】 2017年12月中下旬以来，我国流感疫情进入2017—2018年冬春季流行高峰期，流行水平高于近年同期。在国家卫生健康委员会的领导下，中国疾控中心从人民健康角度出发，密切关注全球及我国流感疫情态势，及时开展监测、疫情分析研判与风险评估，科学指导重点场所和高危人群防控，准确发布防控知识，正确引导舆情，落实各项防控策略措施，为有效控制全国流感疫情、维护人群群众健康发挥了重要作用。此项工作也受到了国家卫生健康委员会的肯定和表扬。（呼吸道传染病室提供）

【长春长生狂犬病事件应对】 7月中旬，舆情监测显示长春长生狂犬病疫苗发生质量造假事件，并召回疫苗，意识到可能造成接种群众恐慌，及时与卫生行政部门会商对策。与药监局共同召见厂家代表了解情况，初步评估了疫苗的有效性和安全性，对未完成疫苗接种程序的长春长生疫苗接种者给出了替代接种的建议，及时回应了社会关切。随后启动一级应急响应，为事件处理提供技术支持，撰写提供我国狂犬病防控及疫情资料，参与风险评估报告的撰写，提出疫苗补种补偿技术方案和对基层医务人员、群众的宣传材料；收集狂犬病病例个案信息，分析免疫失败原因；收集并分析各地长春长生疫苗使用情况；参与制定问题疫苗免疫效果检测方案等。科学、有序、平稳的应对了此次事件。

【炭疽疫情应对】 面对今年炭疽暴发疫情较多的形式，4月开始即派专家赴宁夏指导聚集性炭疽疫情的调查处理。8月召开全国炭疽防控视频工作会，评估风险、交流经验、不熟工作。派专家参加卫健委在内蒙古通辽市科尔沁区炭疽暴发疫情调研。在炭疽疫情最严重的四川省组织召开培训班，为当地培训炭疽防控专业人员。

【登革热疫情应对】 从5月份流行高峰来临前即开始对登革热进行月度风险评估，提示高风险地区关注并做好应对准备。7月召开了全国登革热防控工作视频会，分析了疫情形势，交流工作经验，部署了工作。派出专家带队赴广东省湛江市指导处置登革热三级应急响应疫情。各地按照登革热防控技术方案的指导，及时应对，实现了很好的消峰效果。

【狂犬病疫苗需求与供应评估】 受国家卫健委疾控局委托，针对长春长生疫苗事件可能带来的狂犬病疫苗短缺风险，我中心11月组织狂犬病疫苗企业代表座谈，了解近年狂犬病疫苗生产、销售情况和明年狂犬病疫苗供应计划等相关情况，收集和分析狂犬病疫苗相关数据，对狂犬病疫苗短缺风险的可能性进行初步评估。

【全国布鲁氏菌病监测方案】 2月，国家卫生计生委下发我中心提供技术支持编写的全国布鲁氏菌病监测工作方案(2018年)。

【中国消除狂犬病研讨会】 9月28日，在北京组织召开中国消除狂犬病研讨会，中国疾控中心主任高福院士、中国工程院俞永新院士，国家卫生健康委疾病预防控制局、公安部、世界卫生组织驻华代表处、联合国粮农组织驻华代表处、世界动物保护组织、美国疾控中心驻华办公室、解放军军事科学院、国家食品药品检定研究院、北京大学人民医院、北京市动物疫病防控中心和北京市疾控中心的有关负责同志和专家参加了本次会议，就中国消除犬传播的狂犬病达成了专家共识。

(任翔、王丽萍、彭质斌、冯录召)

卫生应急

【监测预警与风险评估】 按时、保质完成重点传染病疫情及突发公共卫生事件系统及媒体的常规监测分析。2017 年共完成突发公共卫生事件监测日报 365 期、周报 52 期、月报 12 期、季报 4 期，完成媒体监测日报 365 期，完成 2017 年春节、五一及国庆假期旅行卫生提示，开展风险评估日会商 260 次、月度风险评估 12 次。及时组织开展了禽流感、MERS、九寨沟和精河地震、寨卡病毒、一带一路峰会、全国两会、金砖国家领导人第九次会晤、马达加斯加鼠疫等专题风险评估近 20 次，编写应急快报 24 期。

【人感染 H7N9 禽流感防控】 2016—2017 流行季我国人感染 H7N9 禽流感疫情是自 2013 以来流行强度最高、持续时间最长、波及地区最广的一波疫情。截至 8 月 31 日，全国共报告病例 757 例。中国疾控中心于 1 月 12 日启动了人感染 H7N9 禽流感应对三级响应；动态开展风险评估，加强应值守、疫情监测和防控形势研判；分赴四川、广西、西藏和云南现场调研，同时指导各地加强现场调查处置，尤其重视和加强对新发疫情省份的技术指导和支持；要求各地标本兼治，在做好病例发现、救治和现场调查的同时，切实落实以活禽市场管理和活禽跨地区调运管理为重点的应急措施，疫情防控工作取得显著成效。卫生应急中心和病毒病所获得原国家卫生计生委授予的 2016—2017 流行季 H7N9 防控工作先进单位，8 人获得先进个人。

【四川九寨沟和新疆精河地震救灾防病工作】 8 月 8 日，四川省阿坝州九寨沟县发生 7.0 级地震；8 月 9 日，新疆博尔塔拉蒙古自治州精河县发生 6.6 级地震，中国疾控中心迅速启动九寨沟和精河地震灾害二级响应。8 月 9 日，派出由 5 名专家组成的专家组赶赴九寨沟县地震灾区，协助指导当地开展灾后卫生防病工作。在应急响应期间，积极做好各项应急准备和技术支持，共发布新闻稿 12 篇，短讯 600 条，评估报告 3 份。

【组织 2017 年全国卫生应急技能竞赛】 2017 年初，原国家卫生计生委与中华全国总工会联合启动全国卫生应急技能竞赛活动。中国疾控中心承担竞赛组工作，应急中心具体负责协调传染病防控、医疗救援和突发中毒三个单元复赛的筹备与组织工作，同时承担决赛的命题工作。11 月 15—16 日，全国卫生应急技能竞赛复赛和决赛在北京会议中心举行，来自全国各省（区、市）及新疆生产建设兵团的 32 支参赛队近 300 人参加比赛。中国疾控中心获得国家卫生计生委和中华全国总工会授予的集体特殊贡献奖，27 人获得个人特殊贡献奖。

【召开中国与亚太地区新发传染病研讨会】 2017 年 9 月 13—14 日，中国疾控中心在北京召开中国与亚太地区新发传染病研讨会，来自日本、蒙古、泰国等亚太地区国家和世界卫生组织、国际粮农组织、美国疾控中心等国际组织和机构，以及国内相关科研院所和高校的专家共计 120 余人参加会议。会议介绍了新发传染病的应对策略和准备、人感染 H7N9 禽流感和寨卡病毒病等相关领域的最新研究进展。

【新发和再发传染病防控】

1. 寨卡病毒病防控。2017 年，我国内地共报告寨卡病毒病输入病例 2 例，均为江苏省报告，1 例来自厄瓜多尔，1 例来自缅甸。所有病例均得到及时调查处置，无续发疫情发生。

全年共完成寨卡病毒病疫情形势及月度风险评估12次。8月30日，与贵州省疾病预防控制中心和中心病毒病预防控制所签定委托协议，开展寨卡病毒病相关检测和血清流行病学调查工作。

2. 鼠疫防控。2017年5月4日，卫生应急中心在昆明市召开2017年全国鼠疫监测工作会议，总结2016年全国鼠疫监测工作，分析全国鼠疫疫情形势，通报2016年度鼠疫监测工作考核结果，部署2017年鼠疫监测工作。2017年全国共报告人间鼠疫1起，发生在甘肃省肃北县；内蒙古、青海、西藏、甘肃、新疆、四川、云南、河北等8省（区）43个县（市、旗）和新疆生产建设兵团1个团场发生动物鼠疫疫情，发生疫情的县数比2016年增加6个。

3. 中东呼吸综合征（MERS）防控。实时追踪国际疫情进展，收集相关病例信息，对重要技术内容进行翻译，更新风险评估报告，开展每月风险评估，并针对关于2016年我国赴沙特朝觐活动开展了专题风险评估。此外，参加了由国家卫计委牵头、国家质检总局等联合组织的中东呼吸综合征防控工作督导，配合国家质检总局、宗教局等部门进行技术方案及文件修订等。

4. 西尼罗病毒病监测。2016年7—10月，中国疾病预防控制中心继续在新疆喀什地区开展西尼罗病毒病监测工作。2017年共收集西尼罗热疑似病例标本819份，西尼罗脑炎/脑膜炎病例血清标本731份，脑脊液标本88份。8月15日在喀什召开西尼罗病毒病监测工作总结会，总结并研讨今后监测防控工作。

【其他重要突发事件公共卫生应对】

1. 金砖国家领导人厦门会晤卫生保障。2017年7月，中国疾病预防控制中心派专家参加厦门会晤突发事件公共卫生风险评估会商会议，并对福建和厦门当地疾控中心的专业人员进行技术培训；8月启动了该中心与福建及周边省份（浙江、江西、广东）和厦门市的每周视频会商，随时沟通信息，并做好大会期间的技术支持和指导工作。

2. 横纹肌溶解综合征现场调查。2017年，在安徽省芜湖、马鞍山和铜陵市三市继续开展小龙虾致横纹肌溶解综合征监测工作，进一步探索小龙虾引起的横纹肌溶解综合征病例的致病因素，论证病因假设的合理性。

3. 派出专家参与境外突发急性传染病疫情防控。5月，中国疾控中心派出专家组赴圭亚那支持当地寨卡等热带病疫情防控工作；10月28日和12月3日派出两批共15名专家赴马达加斯加协助当地开展鼠疫防控工作，并于11月24日启动援马达加斯加鼠疫防控二级响应。

【应急准备与应急能力建设】

1. 继续推进应急作业中心（EOC）建设，完成中国疾控中心应急作业管理信息系统基础功能构建；开展我国参与全球卫生安全议程和国际卫生条例联合外部评估技术准备；与青海省疾控中心和安徽省疾控中心举办两次国家卫生应急队伍联合演练；承担国家卫生计生委委托的疾控机构卫生应急平台体系建设顶层设计工作；启动“一带一路”相关省份突发急性传染病防治能力调查。

2. 为G20国家卫生部长应急演练提供技术支持。按照国家卫计委要求，中国疾控中心负责为2017年在德国柏林召开的G20国家卫生部长应急演练提供技术支持。5月2日，协助国家卫生计生委完成了由外交、商务、质检和军队等18个联防联控工作机制成员单位、委内相关司局和直属单位约80人参加的演练预演活动。

3. 扎实开展食品安全相关工作。做好食物中毒类突发公共卫生事件的监测分析，共向国家卫生计生委报送季报4期、年报1期和专题分析报告1期。2017年9月6—9日，卫生应急中心在贵阳举办全国食品安全事故现场流行病学调查培训班，共培训全国省级疾控机构和甘肃各地市、县级疾控机构业务骨干70余人。派专家参加四川成都新生儿血便事件和宁夏牛奶中超范围使用食品添加剂引起的食源性疾病暴发事件的调查处置工作，对福建、湖北、新疆等地的食品安全事故流行病学现场调查工作提供技术支持。受国家卫生计生委委托，起草国家卫计委食品安全事故应急预案和食品安全事故流行病学调查工作规范，已报国家卫生计生委应急办。

4. 做好突发环境因素事件应急准备。6月26—30日，卫生应急中心在广西北海举办全国疾控机构突发水污染事件卫生应急技术培训班，共培训全国30省（市、区）相关领域技术骨干40余人；对吉林扶余和重庆饮用水污染等突发公共卫生事件提供技术指导和技术支持。分析了近5年高温中暑的预防、诊断和报告及各省的监测工作模式，开展高温中暑事件风险评估和预警。分析2012—2016年全国非职业性一氧化碳中毒事件，编写《公众非职业性一氧化碳中毒预防及紧急处理指南》，已在中心网站发布。

5. 开展卫生应急演练。8月25日—9月3日，中国疾控中心和青海省疾控中心在青海省刚察县开展了卫生应急联合演练。演练以西部某省份高原地区发生地震灾害为情景，模拟紧急派遣国家疾控中心应急队员赴现场与当地疾控中心共同开展救灾防病工作。此次演练检验了中心国家卫生应急队伍在发生重大自然灾害时的突前部署、远程投放与调遣、通讯保障、营地建设与自我保障以及救灾防病能力，提高了与地方疾控机构的联动和协同应对水平。

6. 举办健康中国国际科技发展战略高端论坛暨中华预防医学会第五届学术年会卫生应急分会场，邀请十余位专家就加强卫生应急准备，提升全球紧急公共卫生行动能力做大会报告。

【规范性技术文件的制定】 制定《全国疾控机构卫生应急工作规范考核评估标准》，编写《洪涝灾害环境健康防护指南》《急性中毒事件卫生应急处置技术规范（总则）》和《突发中毒事件卫生应急处置人员防护导则》《核事故伤员分类及救治指南》《食品和饮用水放射监测评估办法》等技术方案，修订《疾控机构突发水污染事件卫生应急处置技术指南》和《自然灾害公共卫生风险评估技术指南》。

【推动与地方在卫生应急领域的合作】 中国疾控中心先后于1月与广东省疾控中心成立了突发急性传染病防控技术合作中心、4月与广西壮族自治区疾控中心成立了传染病实验室检测技术合作中心，将在突发急性传染病监测、实验室检测技术和防控能力建设等方面加强技术合作。

【科研与国际交流】

1. 完成科技重大专项《H7N9等新型流感危害评估研究》和《高分疾病预防控制遥感监测与评估（一期）》的结题和验收。

2. 开展联合国儿童基金会合作项目《中国中西部地区减轻灾害风险示范区建设项目》。根据2017年项目计划，陆续完成示范区灾害风险基线调查报告终稿，项目县防灾减灾宣教工具包开发，项目县防灾减灾培训工具包开发等活动。

3. 承担了世界卫生组织全球暴发预警与响应网络（GOARN）的卫生应急队伍标准制定

和质量保证技术工作组的工作。

4. 参加世界卫生组织西太区组织的对韩国和澳大利亚开展国际卫生条例联合外部评估。

5. 参与 WHO PHEOC 建设手册（包括计划与程序、培训与演练，软硬件建设）的编写。

（李群、倪大新、张彦平、王琦）

结核病预防控制

【《全国结核病防治工作规划》指标顺利完成】 2017年度全国共接诊初诊患者2 900 719例，初诊患者拍片率为95.44%，较2016年同期的94.67%略有上升；查痰率为87.38%，较2016年同期的84.26%有提高。

2017年度共登记结核病患者778 390例。其中活动性肺结核患者773 148例（占登记结核病患者的99.33%，结核性胸膜炎31 283例，占活动性肺结核患者的4.05%），其他肺外结核患者5242例（占0.67%）。与2016年同期相比，活动性肺结核患者减少了5324例，下降了0.68%。2017年度登记的773 148例活动性肺结核患者中，涂阳患者占29.07%，涂阴患者占65.87%，未查痰患者占1.01%，结核性胸膜炎患者占4.05%。细菌学阳性患者占肺结核（不包括结核性胸膜炎）患者的比例为32.50%。与2016年同期相比，涂阳患者减少了402例，涂阴患者减少了8881例，未查痰患者增加了2670例，结核性胸膜炎患者增加了1284例。

2017年度全国登记的224 782例涂阳肺结核患者中，初治涂阳和复治涂阳分别占87.60%和12.40%。与2016年同期相比，涂阳患者中初治患者所占比例降低了0.77%。复治涂阳比例最高的前5个省份分别为：辽宁（24.87%）、新疆（24.86%）、天津（22.42%）、黑龙江（18.37%）、江苏（15.74%）。

【发挥专业优势，提供技术支持】 协助卫计委起草制定、并由国务院办公厅2017年2月1日印发《“十三五”全国结核病防治工作规划》，宣贯全国“十三五”结核病防治规划。完成“十二五”结核病防治规划终期评估报告。

完成《结核病分类标准》（WS 196—2017）和《肺结核诊断标准》（WS 288—2017）两项强制性卫生行业标准的修订，并由卫计委于2017年11月9号正式发布。完成《中国结核病防治规划实施工作指南（2008年版）》《全国结核病防治工作规范》《学校结核病防控工作规范（2017版）》《结核菌 / 艾滋病病毒（TB/HIV）双重感染防治工作技术指导手册》《耐多药结核病防治培训教材》的编写修订。编写出版《中国儿童结核病防治手册》《结核病实验室质量保证手册》。

发挥专业优势，做好技术支持，为政府决策献言献策。组织召开全国性专题会议，落实规划，部署工作。向国家卫计委、国务院提交《耐药结核病防治工作的问题和建议的报告》《中国疾病预防控制中心关于加强利福平耐药肺结核患者信息报告的请示》《中国疾病预防控制中心关于增加免费抗结核药品采购经费的请示》《提高基本药物保障水平政策抗结核药品研究报告》《世界卫生组织2016年全球结核病报告》《2016年国家艾滋病防治进展报告》中涉及我国TB/HIV双重感染防治相关数据收集及报告。

【推进结核病分级诊疗及综合防治服务模式试点工作】 借助中盖结核病项目三期结核病预防控制综合模式取得的试点经验，在全国开展结核病分级诊疗及综合防治服务模式试点工作，开展全国结核病分级诊疗和综合防治服务模式试点督导工作，顺利推进该项工作在全国的实施。

【开展全国结核病漏登漏报调查及发病率估算工作】 开展结核病信息系统升级改造和全国结核病漏报漏登调查及发病率估算工作。开展定点医院结核病诊疗工作的专项调查，对全国耐药定点医疗机构进行梳理，开展利福平耐药患者信息的补录工作。年底前完成2013年全国结核病耐药监测报告。

【加强重点人群、重点地区结核病防治工作】 2017年跟踪处置学校结核病突发公共卫生事件16起。耐药结核病防治、TB/HIV防治、儿童结核病防治、密切接触者筛查、老年人结核病主动发现试点、监狱结核病防治等方面工作进展顺利。

【2017年世界防治结核病日主题宣传活动在天津举行】 2017年3月23日，由国家卫生计生委、教育部、天津市人民政府共同主办的世界防治结核病日主题宣传活动在天津市宝坻区第一中学举行。世界卫生组织结核病/艾滋病防治亲善大使彭丽媛、国家卫生计生委副主任王国强、天津市副市长曹小红出席活动。2017年3月24日是第22个世界防治结核病日，今年的宣传主题是“社会共同努力，消除结核危害”。

【2017年全国省级结核病防治所长会顺利召开】 2017年4月13日全国结核病防治工作会议在京顺利召开。来自国家卫生计生委、中国疾控中心、中国防痨协会、中国疾控中心结核病临床中心领导和相关人员，以及来自各省（自治区、直辖市）和新疆生产建设兵团疾病预防控制中心（结防所）主任（所长）/分管主任（副所长）和结防科长、各省（自治区、直辖市）和新疆生产建设兵团结核病定点医院院长/主管院长以及卫生计生委疾控处领导，共计150余人参加了会议。

【强化专业培训，提升人员业务能力】 组织举办全国省级结核病防治骨干（新所长）培训、新员工培训、全国新诊断技术使用流程培训、“十三五”规划培训等各类培训班30余期次，累计培训人员3000余名，推进结核病防治专业队伍建设。

【多种形式开展健康促进活动】 全力配合、顺利完成国家卫生计生委2017年“3•24”世界防治结核病日大型主题宣传活动，成功启动“十三五”百千万志愿者结核病防治知识传播活动。积极探索利用微信、微博等新媒体形式开展健康教育相关活动。

【科学研究】 牵头或承担“十三五”重大专项、国家自然科学基金、国家重点基础发展规划项目等多项课题，承担并申请中美项目、世卫组织等多项研究课题。2017年度发表科研论文中文9篇、英文11篇，SCI影响因子3.25。王黎霞主任牵头的“中国结核病信息融合分析技术与流行规律的研究”喜获2017年年度华夏医学科技奖二等奖。

【加强国际合作项目和交流】 各国际合作项目顺利实施。中盖结核病项目、梅里埃项目、礼来项目、中美结核病预防控制合作项目、世界卫生组织双年度合作项目依照工作计划有序开展。

出访及外宾来访。2017年办理因公出国、境外交流18批次、49人次，实际出行18批次、46人次。2017年办理接待邀请和顺访外宾、港澳台地区专家来访13批次、42人次，实际来访13批次、32人次。

【加强队伍建设，提升中心凝聚力】 通过完善规章制度，定期组织召开结控中心主任办公会、部门主任例会和全体会，加强团队建设和内部管理。

完成结控中心公文处理，文字审核、内容把关，保证公文高质量，信息传递高效率。2017年完成协同办公平台审核公文2672件，处理及时、准确和高效，无一遗漏和延误。

严格遵守财务制度，督促中央财政经费预算执行进度。

【援疆援藏工作】 2017年开展喀什远程视频培训8期次，派专家10余人次多次赴新疆、喀什指导当地结防工作。协助卫计委撰写完成《新疆南疆地区结核病综合防治试点方案》，结控中心陈伟同志作为南疆工作站副站长继续在喀什工作 1 年。为西藏举办规划培训，提供西藏综合试点师资，并赴现场进行技术指导。

（王黎霞、陈明亭、赵雁林、张慧）

免疫规划

【全国顺利开展Ⅱ型脊髓灰质炎疫苗相关病毒登记清册工作】 作为2017年工作重点，根据《国家卫生计生委办公厅关于开展脊髓灰质炎相关病毒封存销毁工作的通知》（国卫办疾控发〔2016〕50号）的要求，中国疾控中心制定印发《Ⅱ型脊髓灰质炎疫苗相关病毒登记清册工作方案》（中疾控免疫发〔2017〕43号）。2017年6月，中国疾控中心协助国家卫生计生委疾控局组织举办全国Ⅱ型脊髓灰质炎疫苗相关病毒登记清册工作培训班，进行解读答疑并组织各省交流病毒登记清册工作经验。此后，全国开展并于2017年完成对全国生物、医学实验室的调查，对其保存的Ⅱ型脊髓灰质炎（脊灰）疫苗相关病毒及其潜在感染性材料的登记清册。

【中国疾控中心开展西藏自治区儿童乙肝疫苗接种工作调研】 西藏自治区病毒性肝炎血清流行病学调查结果显示1～4岁人群乙肝表面抗原阳性率为6.86%，明显高于全国平均水平（0.32%）。为此免疫中心于2017年9月开展了西藏自治区儿童乙肝疫苗接种工作专项调研。调研发现西藏自治区在新生儿首针乙肝疫苗及时接种、乙肝表面抗原阳性母亲所生新生儿乙肝免疫球蛋白接种及免疫规划常规免疫等工作存在薄弱环节。针对存在问题，向西藏自治区疾控中心提出工作建议，并将对西藏自治区开展免疫规划援助专项工作，规范新生儿首针乙肝疫苗接种和后续剂次乙肝疫苗接种工作流程和管理要求。

【发布《2016年预防接种异常反应监测信息概况》】 受国家卫生健康委员会（原国家卫生计生委）委托，中国疾控中心于2017年12月22日与国家药品不良反应监测中心联合在中国疾控中心网站上发布了《2016年全国预防接种异常反应监测信息概况》；同时，中国疾控中心配发了《2016年全国预防接种异常反应监测信息概况解读》，按要求开展预防接种异常反应监测信息向社会公布。

【中国疾控中心开展疑似预防接种异常反应监测处置相关情况调查】 中国疾控中心免疫中心于2017年11月开展了疑似预防接种异常反应（AEFI）监测处置相关情况调查，主要内容包括2016年严重AEFI个案调查诊断及因果关联评估情况，以及全国各级疾控机构开展AEFI监测处置的工作现状及其面临的困难等，以便为进一步优化AEFI监测方案、完善调查诊断工作程序提供依据。

【常规免疫接种率保持较高水平】 2017年1—12月，全国常规免疫接种率以县（市、区，下同）、以乡（镇、街道，下同）为单位报告完整率分别为99.85%、99.91%。全国常规免疫各疫苗剂次累计报告接种率均＞98%，乙肝首针及时接种率96.85%。全国累计报告常规免疫接种409 155 443剂。全国第二类疫苗接种情况以县为单位报告完整率97.86%，以乡为单位报告完整率为98.16%，全国报告接种37种第二类疫苗114 409 057剂。

【中国疾控中心协助开展效价指标不合格的百白破疫苗的处置】 11月3日，国家食品药品监督管理总局公布，国家药品专项抽验首次发现两批次效价指标不合格的百白破疫苗。河北、山东和重庆等3省市立即封存相关疫苗，查明疫苗流向和使用情况。中国疾病预防控制中心积极开展百白破疫苗补种专家论证，收集不合格疫苗流向、封存召回和接种情况，在网站公布相关知识问答。组织印发《百白破疫苗补种技术方案》，开展百白破疫苗接种者血清抗体水平专题调查，组织各省起草疫苗补种知情同意书、媒体宣传资料。

【中国疾控中心成立国家免疫规划技术工作组】 根据《国家卫生计生委关于成立免疫规划专家咨询委员会的通知》（国卫疾控函〔2017〕406 号）要求，中国疾控中心于 2017 年 12 月 8 日成立了国家免疫规划技术工作组，首次组建的技术工作组包括三个常设工作组，即国家免疫规划疫苗程序协调工作组、通用技术规范工作组、循证决策方法工作组，以及 13 个针对不同疫苗（疾病）的专题工作组，由来自 48 个单位的 168 名专家组成。主要任务是收集、整理、分析和评估疫苗可预防疾病的疾病负担和疫苗安全性、有效性，以及预防接种服务等方面的科学证据，为制定和修订预防接种技术规范、疫苗免疫程序和疫苗使用指南等提供技术支持，为国家免疫规划专家咨询委员会审议议题进行技术准备。

（肖奇友、尹遵栋）

公共卫生政策研究与健康传播

【开展疾控中心财政保障研究】 为探索适宜的财政保障机制和各级财政事权，与国家卫生计生委卫生发展研究中心合作开展疾控中心财政保障研究，目前已经完成专家研讨及部分现场调查。

【举办 2017 中国健康科普大赛】 与中国健康教育中心、中华预防医学会、清华大学国际传播研究中心联合主办 2017 中国健康科普大赛。共征集作品 1047 个，其中视频 290 个，图文 661 个，演讲 96 个。完成作品的征集、整理、评审及总结工作。

【举办全国省级疾控机构健康科普训练营】 在全国疾控系统内，举办健康教育人员培训。聘请健康教育领域知名专家，针对健康教育人员目前的需求，开展包括健康教育技能以及健康传播技能现场培训 2 次，参与 140 人次。

【中国疾控中心官方微信公众号运维工作】 2017 年 @ 中国疾控动态用户增加至 7 万余人，全年发布文章 450 篇，阅读量 430.7 万次、293 万人，其中流感和结核的两篇科普文章阅读量达到 10 万以上，流感科普文章的阅读量达 35 万。组织全国疾控机构微信排名，促进了全国疾控机构新媒体健康传播发展。

【全国疾控系统媒体沟通能力建设】 举办“2017 年全国疾控系统健康传播与媒体素养培训班”，并完成 2018 年国家级继续教育项目《全国疾控系统健康传播与媒体素养培训班》申报工作。

【拓展健康传播平台】 与医学科普网站“医学微视”合作录制狂犬病、营养系列微视频、与“腾讯较真”平台合作推出“关于狂犬病的误区和真相”访谈节目，播放次数约 6 万次；中心专家做客网易健康直播谈流感、病毒，各大平台转载量目前已近十余万人次。

（王园、夏宏伟、周莹）

公共卫生监测信息服务与网络安全

【推进中国疾病预防控制信息系统用户数字证书身份认证】 编制并印发《中国疾病预防控制信息系统基于电子认证服务机构的数字证书身份认证技术指导方案（2017 年试行版）》《省级自建应用门户与中国疾病预防控制信息系统应用集成方案（2017 年试行版）》，截至 2017 年 12 月 31 日，全国 30 个省（市）、新疆生产建设兵团已完成数字认证全覆盖，监测到共 14.3 万用户使用证书访问系统。

【区域信息平台和医疗机构与传染病报告信息管理系统的直接交换纳入常规动态监测】 截至 2017 年 12 月 31 日，北京、江苏、浙江、湖南、广东等省份共 425 家医疗卫生机构通过省统筹区域全民健康信息平台或电子病历系统直接交换了传染病个案信息。数据交换服务平台共收到 104 735 条交换请求，交换成功 103 921 条，交换成功率 98.22%，累计报告病例 103 917 例，及时报告率 99.99%。

【省级人口健康信息平台疾病预防控制信息系统建设情况调查】 配合国家卫生计生委疾控局，开展全国调查问卷设计、数据收集核查与汇总、10 个试点省份现场调研，形成省级平台疾控信息系统建设调查报告报疾控局。

【启动中国疾控中心云数据中心建设】 11 月 18 日，首批两个集装箱机房在中国疾控中心昌平园区吊装完成，正式启动基于一体化集装箱机房的云数据中心建设。

【全面启用内部即时通讯系统（E-link）】 11 月 1 日，全面启用内部即时通讯系统（E-link），面向全部 32 个机关处室组织 E-link 使用培训 17 次，近百人次参加，用户数已达 2120 个。

【数据共享与情报服务】 公共卫生科学数据中心注册用户达 11.62 万人，2017 年新增数据资源 2GB，近 1682 万条，提供数据共享服务 60 次。“公共卫生学术热点追踪”微信号发布 81 期，324 篇内容，关注用户达 12 789 个。

【业务信息系统及数据中心运行维护】 维护 34 个信息系统正常运行，重要业务系统可用率达 99.99%。管理和维护数据中心约 2000 台 / 套设备、32 条虚拟专网隧道、34 条 SDH 专线、3 条互联网接入线路稳定运行。

【流行病学动态数据采集平台（EDDC）推广应用】 利用流行病学动态数据采集平台（EDDC）建立丙型肝炎报告、高级别生物安全实验室安全装备使用情况等 6 个调查系统，定制 22 张数据采集表单，采集数据 17 万余条。

【赴塞拉利昂考察公共卫生现状和需求】 派员赴塞拉利昂考察公共卫生现状和需求，期间会见塞拉利昂卫生官员 7 人，会见驻赛国国际组织 6 个，参加会议 4 次，组织会议 1 次，参观塞拉利昂弗里敦市内医院 3 家，与中—塞生物安全实验室和中国援塞医疗队座谈各 1 次。

【教学工作】 全年完成卫生信息技术、医学信息检索与利用两门研究生课程共 120 学时的教学任务。2 名硕士研究生通过答辩毕业。

【开展中心自建自管信息系统安全检查】 在 2017 年 10 月 10—13 日组织开展了网络信息安全专项检查工作，该工作由王健书记带队，网安办、中心办、党办、信息中心等多部门联合行动，对 11 个直属单位自建自管信息系统进行了安全检查，极大提高了网络信息安全防范意识和自我安全管理能力。

【中心重要信息系统等级测评】 邀请具备国家级信息安全等级保护测评资质的机构对中国疾病预防控制中心3个三级信息系统（中国疾病预防控制信息系统、免疫规划信息系统、门户网站协同办公系统）进行等级保护测评工作。开展信息安全等级保护工作对于增强信息系统的安全防护能力，维护国家安全、社会稳定和公共利益，保障和促进信息化建设，具有重要的意义。通过测评，为今后的整改提供可靠的依据和可行的方案，同时要测评的过程作为学习提高的过程、完善制度强化管理的过程，使等保信息专业人员的技术水平得到提高，使信息系统的安全管理工作迈上新台阶。

【贯彻落实网络安全法，积极开展宣传教育活动】 2017年6月1日是《中华人民共和国网络安全法》开始实施。为深入学习宣传贯彻习近平网络强国战略思想，牢固树立“没有网络安全就没有国家安全”的理念，中国疾控中心网安办联合多部门和单位在疾控中心内部以及整个疾控领域开展了学习贯彻《网络安全法》大型系列宣传活动，累计开展宣讲活动7次，覆盖人次超过500人。通过活动提高广大疾控工作者的网络安全意识和防护技能，并树立正确的网络安全观。

【做好网络安全预警，及时做好现场处置和卫生应急】 在参与《国家卫生计生委网络与信息安全事件应急预案（征求意见稿）》制定的同时，在中国疾病预防控制中心制定《中国疾病预防控制中心网络与信息安全事件应急预案（征求意见稿）》。开展病毒及软件漏洞预警通报，提高了中心病毒和软件漏洞防范和应急处置能力。分别对各类安全事件进行了及时的现场调查和卫生应急处置等相关工作。

（马家奇、苏雪梅、戚晓鹏、傅罡、张英杰）

公共卫生管理

【组织召开特定人群健康事件工作会】 中国疾控中心组织完成的《关于天津港“8•12”瑞海公司危险品仓库特别重大火灾爆炸事故环境健康影响评估工作情况的报告》得到了国务院及国家卫生计生委领导的高度肯定。根据委领导批示，2017 年 5 月中国疾控中心在京组织召开了“特定人群健康事件工作会”，总结了天津港“8•12”瑞海公司危险品仓库特别重大火灾爆炸事故环境健康影响评估工作，并研究讨论了今后类似灾难（事故）健康影响及健康风险评估工作的技术策略、实施方案等。

【举办青海省职业病防治业务骨干培训班】 为提高西部地区健康危害因素监测工作能力，根据工作计划，中国疾控中心于 7 月 24—27 日在青海省西宁市举办了青海省职业病防治业务骨干培训班。来自青海省、市级疾控中心负责职业病防治业务的骨干和职业健康体检机构的技术人员共 51 人参加了本次培训。培训对国家职业病防治工作现状及政策进行了解读；对健康企业工作要点，重点职业病监测方案进行了介绍；对肺功能等职业健康检查项目的检查技术及指标，科研文章写作技巧，重点职业病监测数据处理工具包的使用，以及放射基础及项目涉及的辐射种类项目方案进行了全面的讲解。

【组织召开“全国重点地区环境与健康调查健康报告撰写培训会】 截至 2017 年 11 月 20 日，由国家卫生计生委会同环境保护部联合开展的全国重点地区环境与健康专项调查（以下简称“专项调查”）16 个项目省份各项现场调查工作已基本完成。中国疾控中心作为专项调查健康影响技术牵头单位，为指导各项目省做好健康调查的分析总结工作，于 2017 年 11 月 22—24 日在甘肃召开了专项调查健康报告撰写培训会。会议安排中国疾控中心环境所、职业卫生所的国家级卫生技术指导负责人分别就各有机复合和无机污染物健康调查开展的总体情况作出汇报，并由国家级卫生系统技术指导专家分组对各省健康调查报告作出审核，现场指导提出完善意见。

（孙维哲、刘东山）

慢性病防治与社区卫生

【政策监测与评估】 开展《中国防治慢性病中长期规划（2017—2025年）》宣贯工作，为部分省（市、区）制定省级慢性病规划提供技术指导。并开展多国减少含糖饮料摄入相关政策、文献、数据收集与研究，完成《关于减少含糖饮料摄入政策建议的报告》。梳理金砖国家和亚洲国家慢性病防控体系现状和发展历程，我国慢性病防控体系建设相关政策文件，并报送国家卫生计生委。

【全民健康生活方式】 全民健康生活方式行动，截至2017年12月31日，全国启动全民健康生活方式行动的县（区）数达到2547个，占全国县（区）总数的83.90%。全国完成各类健康支持性环境建设（健康社区、健康单位、健康食堂、健康餐厅/酒店、健康学校、健康步道、健康加油站/健康小屋、健康一条街、健康主题公园等）累计49 562个。行动第一阶段期间，全国利用全民健康生活方式行动日、高血压日、糖尿病日开展系列宣传活动和健康讲座次数共计131 894次，媒体报道40 260次。全民健康生活方式行动不断深入学校和社区，全国有2447所学校开展了快乐10分钟活动，全国培训健康生活方式指导员共39.9万名。

2017年4月28日上午，“三减三健　迈向健康”全民健康生活方式行动第二阶段启动仪式在北京举行。国家卫生计生委主任李斌，国家卫生计生委副主任、国家中医药局局长王国强，全国总工会党组副书记邓凯，中华预防医学会会长王陇德，中央保健委员会副主任、北京协和医院院长赵玉沛，北京市人民政府副秘书长王晓明，世界卫生组织驻华代表处代表施贺德，国家体育总局，共青团中央，全国妇联相关同志出席活动。

撰写完成《全民健康生活方式行动（2017—2025年）方案》，并由国家卫生计生委、国家体育总局、中华全国总工会、共青团中央、全国妇联等五部门联合发布，标志着全民健康生活方式行动在“日行一万步，吃动两平衡，健康一辈子”的健康一二一基础上，开启“三减三健”、适量运动、控烟限酒和心理健康等四项专项行动，凸显健康生活方式四大基石的重要作用。

2017年8月17日，由中国疾病预防控制中心主办，国家卫生计生委疾控局、宣传司和中华预防医学会支持的第六届中国健康生活方式大会在北京召开。大会的主题是“新方案　新征程”。来自全国总工会、共青团中央、全国妇联、国家体育总局的有关领导，世界卫生组织、联合国儿基会代表，国家癌症中心、国家心血管病中心、中国健康促进基金会等单位的专家，和中国疾控中心和全国32个省市、自治区、直辖市、新疆生产建设兵团疾控中心同仁齐聚一堂，共同交流探讨如何发动社会各界参与，有效开展健康促进活动，深入推进全民健康生活方式第二阶段行动。

【减盐行动】 与英国玛丽女王大学、乔治全球健康研究院等单位联合申请英国国立卫生研究院“中英减盐行动”项目，获批立项并于2017年10月在北京召开启动仪式。时任国家卫计委宣传司毛群安司长、中国疾控中心李新华书记等领导出席启动仪式。

开展“基本公共卫生服务覆盖慢性病高风险人群可行性研究”，组织文献检索、专家访谈、现场调研等，并撰写研究报告，于2017年7月被原国家卫计委采纳。

【2017年全国疾控系统慢性病防控与营养工作年会圆满召开】 2017年7月27—28日

全国疾控系统慢性病防控与营养工作年会在新疆乌鲁木齐市召开，来自国家卫生计生委疾控局、中国疾控中心相关机构、各省、市、自治区的从事慢性病防控与营养工作的150名代表参加本次会议。

国家卫计委疾控局王莉莉副处长代表常继乐监测专员讲话，希望大家能借势、借力、借智，利用好近期国家的政策红利，搭建好信息、科普、技术推广、组织建设4个平台，发挥好疾控体系优势，做好医防结合工作。中国疾控中心王宇主任鼓励大家在新形势下，紧跟科学发展和技术进步的浪潮，充分利用新技术来推进疾控系统慢性病防控与营养工作。中华预防医学会孔灵芝副会长强调，要利用好当前里程碑的政策所带来的机遇，从大健康大公共卫生的角度出发，主动作为，切实做好各项防治工作。会议特邀世界高血压联盟主席张新华研究员、美国疾病预防控制中心蔡颖项目高级协调员等专家分别介绍高血压防控技术——WHO HEARTS、美国疾病预防控制中心慢病国际合作。

来自中国疾控中心慢病中心、营养与健康所、控烟办公室、流行病学办公室等介绍了全国死因监测及危险因素监测与慢性病防控、营养工作、国内外控烟工作及健康白皮书撰写等业务工作与进展；湖北省宜昌市疾控中心、辽宁省疾控中心、四川省疾控中心、新疆维吾尔疾控中心做了典型发言。

【淮河流域癌症综合防治项目】 2017年稳步推进死因监测、出生及出生缺陷监测、农村居民饮用水水质卫生监测三大常规监测工作，在重点县区开展妊娠结局监测等工作。在省、市、县区三级疾控和妇幼机构开展肿瘤防治能力调查，组织开展高危人群干预、癌症专刊编写等综合干预工作。在江苏省南京市开展肿瘤患者随访管理工作，在重点县区开展地理环境与水库等水体形态信息遥感研究分析工作，同时开展乳腺癌、卵巢癌和肺癌等防治大气环境监测数据综合分析工作。年底组织召开2017年淮河流域癌症综合防治工作年会。

（司向、王静雷、张晓畅、石文惠、朱晓磊）

流行病学应用与实践

【工作概况】

1. 健康测量与评价。开展人群健康测量与评价系列工作，完成“居民健康状况评价指标与方法”专项培训；进一步推动各省居民健康状况报告编写和发布工作；探索健康状况评价指标体系标准化研究；完成基于不同数据来源和现状的健康期望寿命估算模式梳理；

2. 流行病学能力建设。完成研究生流行病学和卫生统计学相关11门课程共676学时教学管理和授课；进一步推进流行病学教学体系改革；完成第十一期流行病学应用与实践系列培训；启动环境与职业流行病学高级研修班专项。

3. 流行病学学术交流和传播。组织完成《中国大百科全书.现代医学.流行病学》编写，完成《甲状腺癌专刊》撰写和发布，组织完成《新农村健康知识读本系列丛书》编撰出版。

4. 流行病学应用研究。完成三亚市冬季气候流动人口健康状况和敏感疾病及其影响因素的调查；完成全国土壤硒含量背景值与消化道肿瘤发病、死亡情况的生态学分析；完成健康大数据应用调研。

5. 流行病学技术支持。为中心及直属单位各个专业领域的多项重点项目提供咨询、培训等技术支持，为“淮河流域癌症综合防治项目”提供信息支持工作，参加项目方案设计和实施、数据分析和效果评估。

【人群健康测量与评价】 推进居民健康状况报告编撰和发布工作，分别前往温州、宜昌、宁波、西宁进行居民健康状况分析现况专项督导，了解当地相关工作的实施现况和遇到的主要问题，促进疾控系统数据的综合分析和利用。探索修订分别适用于省、市、县三级的中国居民健康状况报告指标体系和对应的技术规范，对基于区域卫生信息平台的居民健康状况报告规范和以健康期望寿命为代表的健康状况综合评价提前进行技术探索。

【流行病学教学体系改革】 以提高学生的自主学习和思考能力为重点，引入参与式教学模式，分层次优化教学内容，进一步推进流行病学教学体系改革。截至目前，中心流行病学已形成以应用流行病学思维和方法分析、解决实际问题为目标，涵盖基本理论和方法、疾控工作实践和公共卫生宏观思维，以三门核心课程为主、课下讨论、专题报告为辅的立体化教学体系，并于2017年由中心推荐参评北京市教学成果奖。

【流行病学应用与实践系列培训】 顺利完成第十一期流行病学应用与实践系列培训。培训以省级技术骨干为主，采用专题讲座、案例分析及小组讨论结合的参与式培训，帮助学员了解相关理论和分析方法，开阔流行病学视野，提高流行病学专业素养和能力。

【环境与职业流行病学高级研修班】 项目以两年为周期，旨在引入学术前沿技术，是面向中心有关单位开展的专业技术骨干和精英梯队的人才培养计划。来自美国华盛顿大学、澳大利亚莫纳什大学等国内外4位专家组成的导师指导小组，环境所、职业卫生所、辐射所、改水中心和公卫处5家单位（处室）的10名学员加入首期培训目。2017年，项目完成2轮集中培训，并进入研究设计和应用实践阶段。

【农村健康知识读本系列丛书】 全面聚焦农村居民当前健康实际需求，以农村常见农业伤害、疾病预防及健康保护知识为主要内容，组织编写一套共九本《农村健康知识读本系列丛书》，全方位、多层次地展现农村健康知识，以经典的农村文化产品服务健康中国建设。

【淮河流域癌症综合防治技术支持】 为“淮河流域癌症综合防治项目”提供文献信息支持工作，参加项目方案设计和实施、数据分析和培训、效果评估，多次为项目省市县提供流行病学技术咨询。完成《甲状腺癌癌》，并发送到全国及中心各有关处室，为疾控系统提供肿瘤防治知识和技能。

【健康大数据应用调研】 分别前往宜昌、宁波、贵州、浙江等地开展健康大数据应用调研，了解当地卫生信息化建设现况和公共卫生领域在数据共享和数据分析方面的经验、问题和需求，积极推进健康大数据应用的方法学探索和研究。

（王琦琦、么鸿雁）

控 烟 工 作

【推进国家控烟立法】 通过研讨调研、对《公共场所控烟条例》草稿提出修改意见和建议、总结城市经验、借鉴国外经验等手段，推动国家控烟立法。

组织专家对部分国家卫生基本法、健康促进法等进行了研究，出版发行了《部分国家卫生基本法研究》报告，撰写了《基本医疗卫生与健康促进法（专家建议稿）》提交全国人大教科文卫委员会，为该立法提供了技术支持。

【推进城市控烟立法】 与部分有控烟立法的地方沟通，提供技术支持，推进地方控烟立法工作。主要工作为地方介绍控烟立法成功经验、培训立法关键人物、撰写法律文本等手段推进城市控烟立法工作。组织了两次"控烟立法能力建设培训班"，使西安、海口、广州、西宁、青岛、兰州等城市树立了控烟立法和修法信心，加强了控烟立法能力。部分城市立法和修法已列入2018年立法计划。

【推进城市控烟执法】 主要开展了城市控烟执法督导检查、执法效果评估及执法经验交流和培训，为城市编写执法指南。开展了禁烟场所尼古丁检测工作。

为配合新修订的《上海市公共场所控制吸烟条例》于3月1日正式实施，举办了"上海市控烟执法培训"。为上海市编写了《上海市部分场所全面无烟实施指南》，与立法城市沟通，为城市执法工作提供新进展和建议。

举办了"中国城市控烟执法研讨会"，搭建了中国控烟执法工作交流平台，推动了控烟执法工作。

【开展省级代表性烟草流行调查工作】 为获得省级代表性的烟草流行数据，结合中央补助地方烟草控制项目，中国疾控中心控烟办公室于2016—2017年组织开展了省级代表性烟草流行调查。该调查在全国31个省（区、市）的678个监测县（市、区）中开展，控烟办制定了调查方案和问卷，发展了数据管理平台，采购掌上电脑进行数据采集。本次调查由控烟办向各省提供一级培训，截至2017年底30个省市开始了此项工作，共完成问卷近19万份。2018年，控烟办将清理、分析调查数据，撰写调查报告。

【中央补助地方全国戒烟门诊项目组织与实施】 作为中央补助地方健康素养促进项目的一部分，全国戒烟门诊项目于2014年开始实施。中国疾控中心控烟办作为该项目的主要组织实施部门，2017年共支持了全国110家项目医院开设戒门诊，为各省戒烟门诊项目管理人员、各项目医院戒烟门诊负责人和医务人员共举办4次戒烟干预技能培训，规范了戒烟门诊诊疗程序，提高了各医院戒烟服务能力。组织了两次戒烟门诊数据回收，项目医院首诊共干预8669人，随访干预7130人。此外，为了解各项目医院戒烟门诊建设情况，组织了医院自评和省级评估，对戒烟门诊的机构设置、环境设置、业务开展过程、业务开展结果、发展指标5方面具体指标进行了评估。

【支持省级无烟政府机关创建】 2017年控烟办公室支持重庆、云南2个省（市）开展省级无烟政府机关创建工作。控烟办为无烟政府机关的创建提供技术支持，设立无烟政府机关创建的标准，帮助各省建立工作方案，包括领导小组、工作成员、奖惩机制、督导检查和评估等。截至目前，已经有7个省（区、市）在控烟办公室的帮助下开展了省级无烟政府机关创建活动。

【开发“无烟家庭”等系列宣传工具包，并在全国推广】 为支持地方控烟宣传工作，2017年控烟办完成开发“无烟家庭”工具包，并更新了《吸烟的危害》宣传册。“无烟家庭”工具包包括面向公众的无烟家庭海报、折页、宣传册、视频等宣传材料和冰箱贴、钥匙扣等宣传物品，及面向各活动组织者的《无烟家庭工具包使用指南》(以下简称《指南》)。《指南》介绍了工具包的使用方法和注意事项，并提供参考案例，指导各地创建无烟家庭活动。《吸烟的危害》是在原有宣传册的基础上，参考全球最新的吸烟、二手烟危害研究结果，更新了相关的内容。所有宣传材料下发至各地帮助开展控烟活动。

【与新媒体合作宣传控烟知识】 随着新媒体的发展，越来越多的公众通过手机、互联网等途径获得健康相关信息和资料。为更好地开展控烟宣教，控烟办于2017年与媒体合作宣传控烟知识。通过与今日头条合作，开立了“中国疾控中心控烟办”官方头条号，在“悟空问答”解答网友提出的控烟相关问题。2017年共回答涉及控烟知识、戒烟知识、吸烟危害、二手烟危害等方面问题共59条，总阅读量逾百万，在群众中传播正确的控烟知识，取得了较好的控烟宣传教育效果。

（杨杰、肖琳、冯国泽、杨焱、谢莉、南奕、王继江）

12320 全国公共卫生公益电话建设与管理

【工作概况】

1. 整合多方资源，服务平台初步形成。组织医疗卫生各领域专家编写与审修全国 12320 健康信息资源库，内容涉及医疗卫生计生政策信息、健康知识和医疗机构服务信息等内容，并从科学性、权威性、全面性以及通俗易懂性等方面把关，根据 12320 日常受理公众咨询热点和各类突发公共卫生事件更新完善。逐渐形成了统一、全面、权威的医疗卫生计生综合信息平台，并成为各地 12320 开展公众咨询服务的基础规范，也是开展健康咨询、健康传播的核心内容基础。

开展官方网站公众信息服务查询开发研究项目，以全国 12320 官方网站为切入点，旨在构建集健康服务、健康查询、健康工具、健康资讯、健康发布为一体的“公众健康信息查询一站式服务平台”。召开了官方网站公众信息服务查询开发需求研讨会及论证会，初步设计了官方网站科普知识和医疗机构数据库信息采集模板、网站公众信息查询与检索页面。

2. 精准健康传播，健康科普扎实推进。继续做好百度贴吧健康科普信息监测与指导工作，明确了 12320 及其健康传播队伍作为百度贴吧健康科普信息顾问的职责定位，制定了符合各地情况的详细工作方案和工作流程，确保工作有序开展；建立了 12320 与各医疗卫生机构的权威健康科普信息传播联动机制；确保所有回帖及发布内容的权威性、科学性及实用性；拓展了 12320 健康科普志愿者队伍。目前有 5 个试点地区；入驻专家 43 名，其中主任医师 13 名，副主任医师 15 名；专家今年发帖数约 200 篇；对专家标识进行了统一，便于识别，为塑造权威品牌奠定了基础；并于 11 月召开了百度贴吧健康科普信息指导工作研讨会，围绕贴吧管理工作细节和工作方向进行了讨论。

召开了 12320 健康科普与信息整合研讨会，研讨 12320 整合卫生计生政策和行业信息的工作机制与面临的主要问题；讨论如何构建集健康知识、政策信息和行业信息于一体的 12320 健康信息资源库；研讨 12320 健康科普工作重点与发展方向等。

“12320 主题宣传日”继续在全国范围开展系列宣传活动，印发“12320，合理膳食我帮您”海报 29 656 张，通过官方微博和微信发布相关知识、设计制作了合理膳食我帮您系列图文；开展了“合理膳食我帮您”微访谈，话题页阅读量为 27.7 万；开展了“合理膳食我帮您”有奖问答，图文页推送人数近 8 万人次。积极组织各地结合自身实际开展广场活动、健康讲座、新媒体宣传、校园宣传、短信宣传、宣传材料发放、媒体推介、义诊、知晓率调查、一日体验等丰富多彩的宣传活动，其中广场活动 200 余次，健康讲座 60 余次，发放宣传短信 50 286 795 条，各地张贴及发放宣传海报 163 941 份，发放宣传折页 450 823 份，制作宣传展板 8002 张，发放其他相关宣传材料 327 780 份。

组织开展了全国“12320 杯”健康科普征文大赛，参与总人数 1297 人；投稿总数 189 篇，其中健康科普文章 144 篇、微信图文作品 45 篇，内容主要集中在健康生活、母婴健康、慢性病、健康饮食、生活常识等方面；历史访问总量 427 311 人次，历史投票 64 672 人次，投票期间全国卫生 12320 官方微信粉丝量增长迅速，共增长近万人次。

3. 强化舆情监测，应急应对深入人心。应急应对方面，今年人感染 H7N9 禽流感、各地疫苗短缺类问题、效价指标不合格百白破疫苗案件应对期间，一是立即要求各地 12320 报送案件相关咨询受理内容，二是迅速整理各地咨询受理信息，形成案件来电分类目录，制作舆情监测报表，三是要求各地按照统一的分类目录判断来电类别，记录来电内容，按照统一报表报送监测日报，四是汇总各地 12320 报送信息，通过分析研判，形成舆情监测日报，报送国家卫生计生委和中国疾病预防控制中心。做到了早感知、快反应、广联动、勤报告，凸显了 12320 应对优势。人感染 H7N9 禽流感应对期间完成监测日报 52 期和阶段性报告 5 期；疫苗短缺类问题应对期间完成监测日报 30 期和终期报告 1 期；效价指标不合格百白破疫苗案件应对期间完成监测日报 11 期和阶段性报告 1 期，并按照国家卫生计生委、中国疾病预防控制中心的发布信息，迅速整理编制统一回复口径，发至各地 12320，做好热点解答，并组织各地 12320 利用电话、网站、短信、微博、微信等综合服务平台，形成全方位、多角度、立体化的科普宣传与舆论引导格局。12320 已逐步成为公众获知健康知识的专业咨询机构和服务机构、社会舆论最先感知的部门和重要的舆情监测机构、实时传播健康正能量信息的权威机构，更是公众在关注突发公共卫生事件中最先想到并且信任的卫生行业政府热线。

继续开展日常卫生舆情监测工作，完成了《12320 卫生热线舆情月报》12 期、《12320 卫生热线节假日舆情专报》7 期和《12320 工作简报》2 期。

4. 加快融合步伐，新媒体服务稳中求进。2017 年，官方微博发布内容约 12351 条，开展各类微活动 10 次，在人民日报联合微博发布的《2016 年度人民日报政务指数微博影响力报告》中，荣获 2016 年度全国十大医疗卫生系统微博奖。官方微信发布图文信息约 1664 条，并新增在线科普与政策解读功能，涵盖健康微头条、专家微科普、健康微讲堂、健康微互动、政策微解读五大版块，以图文、视频以及答题、竞猜等互动形式，探索健康科普与政策解读的微传播形式。此外，全国 12320 官方微信公众平台正式开通专家在线咨询服务，引入北京、江苏、山西等地 12320 专家资源，免费为百姓提供一对一专家在线咨询服务，每天均有 2～6 名专家在线，专家涉及各健康领域（如营养、妇幼保健、内科、外科等领域），全部为主任或副主任医师，2017 年共有约 3600 个问题，所有咨询均得到了细致的解答，增强了平台的科普传播与微互动功能，并通过开展专家在线免费咨询，系统总结经验与问题，逐步实现对权威专家的聚集、储备与管理，以及对用户的实名管理与需求监测。

召开新媒体服务研讨会，研讨 12320 热线电话传统服务方式与微博、微信等新媒体服务方式的融合发展模式、新媒体在健康传播中的策略与技巧、如何运用新媒体手段在突发卫生事件中有效舆论引导化解危机等问题。

5. 提升发展质量，规范服务逐步加强。开展管理人员和骨干咨询员各类培训 3 次，培训学员近 200 人次，内容涵盖大数据的利用与开发、12320 绩效考核体系构建与应用、合理膳食相关咨询热点解答、压力管理策略与方法、电话咨询方法和技巧、业务数据统计分析方法等。此外，继续加强培训基地的建设与管理，印发加强培训基地管理的文件，组织完成 16 批次 184 名学员赴培训基地开展标准化轮训，编写培训基地培训教材。

继续采用交叉互评与第三方服务质量评估内外结合的方式开展考核评价工作，发现各地 12320 服务中存在的问题，并有针对性地提出改善服务质量的可行性建议。

6. 彰显 12320 实力，国际交流逐步拓宽。开展了儿基会的 12320 青少年健康咨询服务平台构建项目。依托 12320 卫生热线平台，将青少年健康信息咨询作为 12320 服务的重要组成部分，提高12320青少年健康信息服务的咨询技能，打造集电话和新媒体于一体的12320青少年健康信息咨询服务平台。一是组织完成了青少年健康教育核心信息及释义的开发，核心信息涵盖了精神卫生、性与生殖健康、伤害、营养、体育锻炼、物质滥用、烟草控制、预防接种、艾滋病、常见问题综合干预以及社会成长发展11个方面，主要针对中国青少年面临的主要健康问题、行为危险因素、健康需求和关键干预措施等，内容为青少年应该具备的最基本、最核心的健康知识、行为和技能等，共涉及38个具体条目，并通过宣传司对外发布。二是组织编写了12320青少年健康咨询服务手册。三是开发了青少年健康相关宣传材料。四是在全国12320官方网站、微信平台增加青少年健康版块，向青少年提供权威的青少年健康知识和青少年健康服务信息的检索与查询服务，打造青少年健康信息咨询服务平台。五是构建了青少年健康信息业务数据结构，并投入使用。

开展了中美EID项目的利用新媒体评估公众对寨卡的认知情况项目，旨在更好地了解公众对寨卡的认知现况，通过数据挖掘，发现寨卡病毒病关注点以及舆情传播规律，为寨卡病毒病的科普以及遏制谣言扩散等提供依据。一是在新浪微博平台上对2016年2月1日至2016年12月31日期间的寨卡相关数据进行采集，并对舆情数据进行定量分析，形成寨卡病毒在新浪微博中传播情况调研分析报告。二是制作寨卡病毒病为主题的系列漫画，并在全国及各地12320官方微博开展为期一周的传播，并过各地疾控中心、三甲医院、非政府组织、大V等官方微博进行相关转发，同时开展有奖转发活动，总阅读量23万人次，被转发评论近千次。三是在线发送调查问卷，形成健康传播效果评估报告。

开展了中美EID项目的健康沟通能力建设项目，研究不同形式新媒体的健康传播效果，了解中国网民对利用新媒体开展健康传播的需求。在世界肠道健康日、世界狂犬病日、世界提高抗生素认识周期间开展了“夏季到来，谨防肠道传染病”、“狂犬病知识知多少”和“抗生素，你到底了解多少”三次在线微访谈，邀请到了美国疾控中心和中国疾控中心专家在线回答网友提问，三次微访谈共收到约200个网友提问，专家们在有限时间内对90%的网友提问进行了科学、权威的回复，微访谈结束1天内，阅读总量共约60万人次，转发评论点赞千余次，传播效果良好。

开展了中美EID项目的评价12320手机短信及电话服务对提高肺结核患者治疗依从性的效果试点研究，今年进一步修订了项目方案，完成了中美双方项目伦理审查，并对项目具体活动的SOP进行了撰写及修改。

7. 坚持理念先行，“12320+”多点开花。继续推进中央转移支付地方戒烟服务重大专项在29个省份开展，截至2017年6月30日，各项目省份12320卫生热线共计招募戒烟者3513人，其中进入戒烟干预流程制定了戒烟日的有1871人，1个月持续戒烟人数537人（1个月持续戒烟率28.7%），3个月持续戒烟人数364人（3个月持续戒烟率14.6%）。另有566人减少吸烟量（未选择直接戒断）。项目期共计受理戒烟咨询电话9004件次，外拨戒烟干预电话12 372件次。在北京、辽宁、上海、江苏和甘肃5省市，继续采取电话与短信干预相结合的模式，进一步扩大干预覆盖面和干预频次，提升干预效果，探索以12320为品牌的集电话、短信为一体的综合戒烟服务模式。

为配合做好国家卫生计生委委属委管医院综合绩效考核中的群众满意度评价工作，在国家卫生计生委医疗管理服务指导中心现有群众满意度调查的整体设计框架下，开展了委属委管医院综合绩效考核群众满意度电话调查工作。从医生、护士、检查化验人员的服务态度、医院环境、后勤服务、就诊 / 住院经历、信息获取等方面评价门诊患者和住院患者对医院的满意度情况。

【开展 12320 主题宣传活动】 2017 年 3 月 20 日是第 6 个“12320 主题宣传日”，今年的宣传主题是“12320，合理膳食我帮您”。为做好热线宣传，打造 12320 健康传播平台，全国 12320 管理中心组织开展了一系列宣传活动，全方位、多角度、立体化向公众展示 12320 权威健康传播平台。

全国 12320 管理中心利用官方微博微信积极发布健康相关知识，设计制作了合理膳食我帮您系列图文，通过形象生动的图片，图文并茂地对《中国居民膳食指南（2016）》进行了科普宣传；开展了“合理膳食我帮您”微访谈，话题页阅读量为 27.7 万；开展了“合理膳食我帮您”有奖问答，微信有奖问答参与人数 1732 人，获奖人数 60 人，图文页推送人数近 8 万人次。设计并发放“12320，合理膳食我帮您”宣传海报 29 656 张。此外，还积极组织各地对 12320 微信专家在线咨询平台进行宣传，3 月 20 日当天，共有 15 位不同健康领域的专家在线为群众提供一对一免费咨询。

各地 12320 卫生热线结合自身实际，积极开展广场活动、健康讲座、新媒体宣传、校园宣传、短信宣传、宣传材料发放、媒体推介、义诊、知晓率调查、一日体验等丰富多彩的宣传活动。共计 22 个省份开展了 200 余次广场活动；5 个省份开展了 60 余次健康讲座；20 个省份的 12320 官方微博和 24 个省份的官方微信均积极发布健康知识，共计发送原创微博 640 条，转发全国及各地 12320 微博 702 条，所有微博阅读量 2 003 011 次，被转发 18 838 次。发送原创微信 3985 条，转发全国及各地 12320 微信 1612 条，所有微信图文阅读量 256 563 次，被分享 142 965 次。18 个省份发放宣传短信 50 286 795 条，普及健康知识、宣传 12320 服务功能；各地张贴及发放宣传海报 163 941 份，发放宣传折页 450 823 份，制作宣传展板 8002 张，发放其他相关宣传材料 327 780 份。

健康报、人民日报、山西日报、重庆日报、甘肃日报、新浪网、中国网、人民网、央广网、湖北电视台、四川电视台、宁夏电视台、山东电视台、北京人民广播电台、吉林人民广播电台、广西电台等近四百家报纸、网络、电视、电台等媒体对本次活动进行了报道。

【全国卫生 12320 官方微信创新发展，设立一对一免费咨询专家平台】 3 月，关注全国 12320 官方微信，进入在线咨询，点击专家排班，就可以立即免费咨询。各大健康领域权威，每天一位值班专家，免费解答您的疑惑。除了免费咨询，微信平台还增加了其他新功能，即健康微讲堂，谣言粉碎机，健康微头条，专家微科普和政策微解读。

【召开全国 12320 卫生热线管理人员培训班】 8 月 3—4 日，全国 12320 管理中心在北京市举办了 2017 年全国 12320 卫生热线管理人员培训班。国家卫生计生委宣传司司长毛群安出席开幕式并做重要讲话。

毛群安司长对 12320 开通十年来，在突发卫生事件应对、健康咨询、寻医问药等方面所起的重要作用予以充分肯定。他指出，12320 是连接群众与卫生计生部门的桥梁，是卫生计生部门的发言人，12320 要加强政策信息的解读传播，并建立政策信息资源库。他强调，在国务院深化医改的五大重点任务中，12320 将做好对卫生相关业务及卫生全行业的综合监管。12320 将面临巨大的挑战，并实现转型发展。2.0 版的 12320 的工作将贯穿未来十年。

本次培训围绕当前医疗卫生改革发展的几个重点领域、健康大数据的利用与开发、12320 绩效考核体系构建与应用等重点内容进行解读培训。

【召开 12320 卫生热线信息化和数据管理研讨会】 8 月 9 日，全国 12320 管理中心在吉林省长春市召开了 12320 卫生热线信息化和数据管理研讨会，与会专家围绕全国 12320 公众健康信息服务平台项目方案展开了讨论，一致认为建设全国 12320 公众健康信息服务平台意义重大，是推动健康数据融合共享、满足公众健康信息需求的重要抓手，目前形成的方案目标明确、设计全面，内容丰富。与会专家还就方案中涉及的系统对接、对接标准、数据采集、数据标准、数据质量、数据应用、信息安全、信息查询、信息互联互通，信息资源库建设、界面友好度等方面展开了讨论，并提出了具体的意见和建议。

【召开国家卫生计生委官方网站公众信息服务查询开发论证会】 6 月 8 日，全国 12320 管理中心在江苏省南京市召开了国家卫生计生委官方网站公众信息服务查询开发论证会。与会专家对前期研究成果予以肯定，并围绕网站公众信息服务内容和查询服务展现形式展开了讨论，一致认为开发公众健康信息查询服务对提高国家卫生计生委和全国 12320 官方网站的服务性和互动性意义重大；坚持以公众健康需求为导向，深度整合多方资源，构建集健康服务、健康查询、健康工具、健康资讯、健康发布为一体的“公众健康信息查询一站式服务平台”，为公众提供全国统一的、权威的、公益的公众健康信息查询服务，是满足公众健康信息需求的重要抓手；与会专家还就运行维护、数据采集与动态管理的长效机制建立、对接形式、信息安全、网站内容更新、信息查询方法及展现形式等方面提出了具体的意见和建议。

【调研江西省 12320 卫生热线工作】 7 月 3—4 日，全国 12320 管理中心一行赴江西省调研 12320 卫生热线工作。调研组实地考察了江西省 12320 卫生热线的建设与发展现状，与江西省卫生计生委、江西省疾控中心、江西省健康教育与促进中心相关人员进行了座谈，深入了解江西省 12320 卫生热线工作开通以来的运维情况。

江西省卫生计生委表示，下一步将组织 12320 相关业务处室和单位座谈，梳理存在问题，找出解决思路，提出意见建议，向主任办公会汇报；将认真分析目前 12320 工作取得的成效，以成效促发展，通过多种途径争取 12320 的经费和人员支持；打造 12320 综合服务品牌。

调研组还实地考察了江西省 12320 服务大厅，并仔细查看了 12320 工作情况，与相关工作人员和咨询员交流了日常工作流程和发现的问题。

【召开 12320 卫生热线数据管理培训班】 9 月 20 日，全国 12320 管理中心在江苏省南京市举办了 12320 卫生热线数据管理培训班，全国近 50 名 12320 工作业务骨干参加了培训。本次培训邀请东南大学、南京医科大学、零点科技集团的专家就医疗卫生信息数据的统计描述方法、电话调查研究方法概述、Epidata、SPSS 在 12320 数据中的应用与实践操作等内容进行了授课。学员们纷纷表示培训选题贴近工作，专家授课内容极具指导意义，通过本次培训受益匪浅。

【召开 12320 卫生热线新媒体研讨会】 10 月 13 日，全国 12320 管理中心在重庆召开了 12320 卫生热线新媒体研讨会，会议邀请了中国人民解放军总医院医学信息情报所以及来自北京、山西、辽宁、上海、南京、江西、山东、广西、贵州等省市的卫生计生信息化领域的专家。与会专家围绕研讨 12320 热线电话传统服务方式与微博、微信等新媒体服务方式的融合发展模式、新媒体在健康传播中的策略与技巧、如何运用新媒体手段在突发卫生事件中有效舆论引导化解危机三个议题进行了研讨。一致认为 12320 卫生热线产生的数据容量大、类型多、应用价值高，新媒体平台的建设与发展是推动健康数据融合共享、满足公众健康信息需求的重要抓手，用现代“互联网+”的思维和新媒体时代信息传播的互动的、快捷性、大众性、多元性等特点，顺应时代需求，在微时代为百姓提供微服务。与会专家还就新媒体的传播方式、新媒体平台的运营与维护、大数据环境下12320新媒体的发展方向等方面展开了讨论，并提出了具体的意见和建议。

【12320卫生热线交叉调研活动在重庆开展】 10月13日，由全国12320管理中心带队，北京市卫生计生热线（12320）服务中心副主任胡爽，辽宁省卫生信息中心副主任范铁辉，上海市健康促进中心副主任高晶蓉，山东省卫生计生宣教中心周戈组成的调研组，赴重庆开展了12320卫生热线交叉调研活动。在评估结果反馈座谈会上，调研组成员就各自负责的调研内容进行了反馈与分析，一致认为重庆12320大发展起点高、速度快，取得了一定的成绩。针对调研中发现的主要问题，调研组从进一步规范12320卫生热线业务数据信息的收集与分析，加强信息化建设、强化内部培训、促进精细化管理等方面提出了具体的意见和建议。

【召开2017年全国12320卫生热线咨询员培训班】 10月25—29日，全国12320管理中心在上海举办了2017年全国12320卫生热线咨询员培训班，全国近70余名12320工作人员参加了培训。此次培训得到了全国各地咨询员的一致好评，纷纷表示受益匪浅，通过此次培训提高了自身的业务水平，增强了服务能力。培训前后问卷调查显示，学员对授课内容的了解程度均有明显提高，较熟悉合理膳食咨询的学员比例，由培训前的15.87%上升到78.85%，提高了62.98个百分点；较熟悉压力管理策略与方法的学员比例，由培训前的7.94%上升到61.54%，提高了53.6个百分点；较熟悉电话咨询技巧的学员比例，由培训前的41.27%上升到73.08%，提高了31.81个百分点。98.08%的学员表示对教学方式满意，98.08%的学员认为学习收获很大，学员对培训的总体满意度达到100%。

【全国卫生12320官方微博平台成功举办微访谈活动】 11月13—19日是2017年世界提高抗生素认识周，为提高公众对抗生素的认知，11月28日下午14:00—15:00，在中美新发与再发传染病项目的支持下，全国12320管理中心发起“抗生素，你到底了解多少”在线微访谈活动。此次微访谈邀请到美国疾控中心EID项目主任Ron Moolenaar（慕容朗）博士、国家卫生计生委医院管理研究所药事管理研究部主任颜青、浙江大学医学院第一医院传染病诊治国家重点实验室副主任肖永红与网友零距离交流与互动。此次微访谈持续一小时，共收到近100个提问，专家们在有限时间内为90%的提问给出了科学、全面的回答，微访谈阅读总量约26万人次，所有问答被转发450次，评论点赞近500次，传播效果良好。访谈结束后，专家与网友对此次活动给予肯定。

（崔颖、张荔）

卫生标准

【中国疾病预防控制中心组织举办《全国重要公共卫生宣贯省级师资培训班》】 2017年中国疾病预防控制中心先后在牡丹江市、沈阳市、新泰市、镇江市、苏州市、贵阳市、西宁市共组织完成了7期全国重要公共卫生标准宣贯省级师资培训班，培训省级师资350人次。培训采取专家授课，互动式教学等方式。同时，通过培训前和培训后对培训内容的考核，对培训效果进行了量化评估。评估显示，通过培训，省级疾控机构专业人员对卫生标准工作重要性有了深刻认识，对在省级如何开展相关专业标准的培训以及进一步实施好标准提供思路。

【中国疾病预防控制中心编纂出版《国家卫生城市卫生相关标准》】 中国疾病预防控制中心以国家卫生城市创建为抓手，在卫计委法制司和卫计委疾控局爱卫办的支持下，联合环境卫生、学校卫生、病媒生物控制等标准专业委员会秘书处，组织专家编纂，于2017年5月出版了《国家卫生城市卫生相关标准》并发往31个省级爱卫办，宣传了公共卫生领域的重要标准。

【中国疾病预防控制中心完成省级机构卫生标准执行情况专题调研】 中国疾病预防控制中心于2017年完成了在江苏省、浙江省、湖南省、新疆维吾尔自治区、贵州省、黑龙江省、重庆市的7个省级机构卫生标准执行情况专题调研，推动贵州省、新疆昌吉回族自治州等省、市级卫生标准化技术委员会成立。在卫计委法制司的支持下，着力推动构建国家和省级联动的公共卫生标准技术支持体系。

【中国疾病预防控制中心积极应对公共卫生标准舆情】 针对社会焦点及舆论关注的中小学教室新风净化系统标准空白的问题，中国疾病预防控制中心根据法制司领导和中心领导的指示，迅速行动，于2017年6月20日先后两次召开专题工作会，组织环境卫生、学校卫生、消毒、病媒生物控制等标准专业委员会及科研院所和卫计委相关司局领导，对相关国内外的标准文件进行了梳理、研讨形成了专家共识，及时报送卫计委法制司；针对2017年12月8日吉林省辽源市多名患者因接触游泳场馆温泉水出现发热症状的卫生标准舆情，于2017年12月15日进行专题研讨。探索建立信息网络舆情监测平台，通过招标采购了舆情监测服务，完成合同签署。

（孙乃玲）

人力资源管理

【中心人员基本情况】 截至2017年12月31日，中心共有正式职工2048人，其中管理人员108人，专业技术人员1846人，工勤人员94人。在专业技术人员中，高级资格占54.7%，中级资格占31.7%，初级资格占13.6%。中心管理的处级以上干部共103人，其中直属单位领导班子成员45名，中心机关处级干部58名。

【制定干部选任整体规划，不断充实干部队伍力量】 2017年是中心成立以来比较特殊的一年。在近半年的时间里，中心党政主要领导先后进行了调整，新的领导班子调整到位后，对空缺干部岗位进行了分析，制定了干部选拔补充的整体规划和工作安排。按照轻重缓急的原则，分类分批逐级开展。2017年中心选拔任用干部18人次，其中提任7人次，平级调整使用11人次。

【以学习十九大精神为抓手，强化干部政治修养】 将组织学习党的十九大精神作为干部教育培训的一门必修课，举办了处级干部学习党的十九大培训班，近90名处级干部参加了培训。从不同角度、不同层面宣传和解读了党的十九大精神，为进一步推动中心改革发展拓宽了思路、统一了思想、凝聚了力量，取得了良好培训效果。

【宽严结合，规范干部兼职管理】 对干部兼职情况进行全面摸底、自查清理，确保干部兼职合法合规。在离退休委党组管理干部中开展了在社会组织兼职情况专项督查工作。在中心处级干部范围内进行了兼职自查工作，将强化干部监督管理落到实处。同时为更好地发挥专家作用，进一步提升专业影响力，中心切实负起责任，主动作为、积极争取，进一步明确了干部在期刊、报刊（纸）、杂志社兼职的政策规定，并专门印发了《关于规范领导干部兼职补充意见的通知》。

【落实国家政策，开展养老保险参保工作】 组织中心京内单位对在职和退休人员实施养老保险首次参保登记、缴费基数核定和人员信息核实确认等工作。采用核查人事档案、本人确认等方式对中心机关500余职工的参保登记信息核实确认；与央保中心沟通，协调解决因超编不能参保登记等问题，保证工作进度，维护职工权益。组织完成2次全中心离退休人员养老金和退休人员补贴调整工作，完成中心机关300余人次的调整，并做好政策解释。

【多渠道推荐人才，不断提升中心人才队伍素质】 进一步搭建人才发展平台，拓宽人才成长空间，加大各类优秀人才选拔推荐力度，全年组织开展各类优秀人才选拔推荐140人次。9名专业技术人员经过考试被选派到世界卫生组织、艾滋病署等国际组织借调工作，提升了中心国际影响力和国际话语权。2名中青年专家入选“百千万人才工程”国家级人选，3名专家入选国家卫生计生突出贡献中青年专家，1名青年学者入选“万人计划”青年拔尖人才，显示了中心雄厚的人才储备和造血能力。推荐中组部、团中央第18批博士服务团成员1名，选派第九批援疆干部人才5名。

【积极争取政策，组织开展专业技术资格评审申报】 组织全中心239人参加国家卫生计生委开展的研究系列和医技系列专业技术资格评审。对存在的特殊情况进行研究，多次直接向委人事司反映情况和进行说明，努力为职工争取政策。共有164人通过评审，其中正高级 35 人，副高级 65 人，中级 64 人。此外，根据会计、审计等专业技术资格申报归口有关部委管理的要求，全年为 5 人办理专业技术资格委托评审手续。

【争取提高比例，完善岗位设置和聘任工作】 修改完善聘任条件、岗位申报表等；采取制定岗位聘任指导意见、经中心领导争取，将全中心专业技术高级岗位总体比例提高 5%。同时，规范和完善中心岗位设置和聘任工作，制定发布《关于进一步做好岗位设置和聘任工作的指导意见》，重申和明确了中心开展岗位设置和聘任工作的基本要求和重要原则，建立调解委员会等措施保证岗位聘任顺利实施，进一步严格和规范聘任工作流程，采用“双公示”等办法，确保岗位聘任工作公开、公平、公正进行。

【主动谋划，全面启动人才工程建设项目】 2017 年 3 月组织召开人才工程建设项目启动会议，标志着该项目的正式启动。积极协调财务、外事部门，建立人才工程出国（境）培训审批流程，探索精细化管理流程，提前预测管理的关键环节和风险点，确保了 2017 年计划派出培训的 7 人全部顺利派出和完成培训回国。积极筹备“优才计划”培训，走访相关专家咨询意见，根据中心人才队伍情况研究设计选拔和培训方案，形成实施计划，建立健全项目管理和运行工作机制。

【外聘人员管理工作】 全年共发布招聘启事 15 期，签订劳动合同 41 份，核定 82 名外聘人员社会保险基数和住房公积金基数；每月通知规财处发放工资、上缴社会保险和住房公积金达 60 余万元；办理离职手续 17 人；前往社保中心办理社保转入、转出手续 32 人次，上缴医疗保险费用 20 余万元。

【日常人事管理工作】 全年共办理因公出国（境）政审 542 人次；完成人事统计报表 80 套；完成中心毕业生就业派遣 113 人；调整在职人员工资 509 人次，离退休人员离退休费 308 人次；办理在职人员养老保险、职业年金、失业保险等社会保险核定 520 人次；办理人员调入、调出、退休等工资核定等 38 人次。此外，还完成了中心法人证书年检和借用，审批高级专家提高退休费比例，办理高级专家延缓退休以及领导干部、老专家医疗照顾有关手续等其他日常工作。

（郭岩）

基础设施建设

【一期工程设备类固定资产调拨工作】 2016 年底，中国疾控中心一期工程竣工财务决算获得国家卫计委批复，依据该批复文件，基建处完成对一期工程设备类固定资产进行分类整理、汇总，并将传染病所、病毒病所、艾防中心等三所科研楼所属的设备类固定资产进行分类整理汇总，报给设备处，由设备处于 8 月份上报国家卫计委申请无偿调拨上述三所管理、使用，待批复。

【积极推进二期工程建设】 二期工程项目已被北京市住建委纳入“中央和国家机关在京重点建设项目”，正在开展二期工程可行性研究报告阶段各项工作：开展可研报告、交评、水评、能评、稳评、环评等报告编制单位的招标工作；将二期工程规划指标调整和规划条件审批相关材料报北京市规土委，并通过市规土委组织召开的二期项目规划论证会；与北京市规土委、昌平区国土局协调解决 151 亩二期建设用地收回事宜；清理二期前期已签订争议合同；申请二期工程前期费用垫付得到国家卫计委同意。

组织各迁入单位赴中国食品药品检定研究院、中国农业科学院哈尔滨兽医研究所等单位进行实地调研，学习实验室建设经验。

【寄生虫病所异地扩建项目】 指导寄生虫病所异地扩建项目建议书编制，通过国家卫计委评审并上报国家发改委审批，协调国家卫计委和国家发改委评估中心解决项目建议书评审过程中土地价格大幅上涨等问题。

【生物安全四级实验室工程立项工作】 参与了生物安全四级实验室项目立项工作，主要是项目选址及项目建议书的编制、论证。

【援埃塞非盟疾控中心建设方案编制工作】 参与了援埃塞非盟疾控中心建设方案编制工作，主要负责项目建设方案、建设内容和项目建设费用估算编制工作。

参与国家卫计委和商务部组织的援非盟疾控中心可研报告现场调研工作并编制项目可研报告。

（薄珊珊、蒋晋生）

科研管理

【完善科研管理制度】 制定《中国疾病预防控制中心横向科研课题管理办法（试行）》《中国疾病预防控制中心财政科研项目结余资金课题管理办法（试行）》《中国疾病预防控制中心成果与转化管理办法（试行）》，广泛征求意见，会同规财处、审计处、纪检监察处及设备条件处等协商修订，反复修改达十余稿，将尽快出台施行。

【2017年中心科研项目及经费情况】 2017年列入中心科研计划管理的总课题数313项，实际获得经费18 265.00万元；获准课题130项，争取经费44 030.678万元。

【科技成果申报、获奖及鉴定情况】

1. 组织申报侯云德院士2017年国家最高科学技术奖。

2. 组织科技成果鉴定14项，进行科技成果登记14项。

3. 组织申报中华医学奖7项；北京市科学技术奖3项；中华预防医学奖14项，华夏医学科技奖8项。

【重点科研项目管理工作】

1. 传染病重大专项。组织2014年重大专项结题验收，共计2项课题均通过验收；组织“十三五”重大专项申报，其中组织申报2017年课题21项，立项14项；组织申报2018年度课题3项。

2. 国家重点研发计划。组织并推荐2017年度5个领域的11个课题进行申报，最终立项2项；参与组织召开3项2016年度重点研发计划项目启动会；向科技部推荐重点研发计划重点项目评审专家。

3. 国家及北京市自然科学基金。组织国家自然科学基金项目申报4项，中标1项，填报年度收支报告、项目进展、项目管理报告；组织北京市自然科学基金项目申报2项。

4. 科技基础资源调查专项。组织申报2017年科技基础资源调查专项2项，立项2项；组织开展2018年度科技基础资源调查专项申报工作。

5. 中心青年科研基金。组织2018年度课题申报及2015年度课题结题答辩。2018年度共申报课题23项，立项12项；2015年度课题结题6项，延期2项。

6. 参加重点研发计划课题等科技部、卫计委、中心各类科技评审工作。

【科研诚信与伦理管理工作】 截至2017年底，中心伦理委员会共举办5次伦理审查会，总计受理17项伦理审查，对5个研究进行了延续和修订审查。

【重点实验室管理】

1. 协助国家卫生计生委科教司组织推荐第三届国家病原微生物实验室生物安全专家委员会委员。

2. 协助传染病预防控制国家重点实验室开展年报填报工作，审查并上报国家重点实验室五年工作报告。

3. 2017年11月组织召开中心各级重点实验室学术交流会，总结我中心各级重点实验室（国家级、委级和中心级重点实验室）年度工作情况，加强体系建设，交流各实验室在学术方面的优秀成果和科研进展，讨论实验室团队建设和管理的经验与挑战。

【人类遗传资源管理】 受理5项涉及人类遗传资源的人体物质的出入境审查。

【2017年全国疾控中心科研管理与学术交流大会】 2017年8月在山西省太原市召开全国疾控中心科研管理与学术交流大会，全国疾病防控科研工作同仁共谋发展，群策群力，进一步落实全国卫生与健康和科技创新大会会议精神，推进疾控系统科研学术交流，促进疾控科技事业快速发展。

【科研管理培训，科技进展宣传】

1. 2017年7月在京召开全国疾控系统科研诚信与医学伦理培训，邀请了多位伦理方面专家对来自全国32个省市自治区及5个计划单列市疾控中心的科研人员、科研管理人员及伦理委员会成员进行培训。

2. 2017年12月在京组织召开青年基金交流研讨会，邀请相关专家与中心青年科研人员就青年基金、国家自然基金的申请经验教训，及中心青年基金奖励机制等进行了交流研讨论证。

3. 先后组织牛津大学、哈佛大学、自然杂志社等多位专家赴中心开展学术交流与研讨。

4. “疾控科研进展”简报的收集、编制、刊发和中心科技成果与论著年报的发行，向全国推广中心最新科研成果、重大进展等。

5. 开展中心科研项目调查统计、科技成果调查统计、科技统计年报、国家科技基础条件资源调查管理信息系统等工作。

【现场调研与技术指导】

1. 专题调研传染病防治科技重大专项实施工作。科技部党组书记、副部长王志刚，副部长徐南平和国家卫生计生委副主任曾益新等一行赴中心开展专题调研，并召开传染病专项实施工作座谈会，就传染病专项取得的成就、实施过程中存在的问题及工作建议等进行交流。

2. 赴辽宁省盘锦市疾病预防控制中心开展调研。在中心梁晓峰副主任的安排下，科技处牵头组织基建处、实验室处前往辽宁省盘锦市疾病预防控制中心（盘锦检验检测中心），对其综合实验室的建设运作，大型仪器设备开放共享情况开展调研。

3. 对吉林省、辽宁省、江苏省、安徽省、云南省和内蒙古自治区基层结核感染控制工作进行调研。

【推进大型仪器设备开放共享】 根据《科技部关于开展重大科研基础设施和大型科研仪器向社会开放的意见》，组织环境所及辐射安全所开展自查并接受督查，摸底科研设备情况，落实社会开放共享工作。

【积极做好科学研究】

1. 牵头实施“十三五”传染病重大专项“非洲重要传染病流行规律研究”。组织召开2016年度重大专项课题“非洲重要传染病流行规律研究”课题启动会对课题实施提出了期望和要求，对课题实施方案及进展、课题管理办法进行论证和研讨。

2. 牵头开展“结核病耐药综合预测国际合作研究”，为结核分枝杆菌耐药检测标准化、基因组测序、结核分枝杆菌耐药机制的国际合作研究奠定基础。

3. 组织编制“国内外传染病防治技术进展月报”，实时跟踪艾滋病、肝炎、结核等重大传染病以及新发传染病的国内外防治技术相关信息。

（王吉春、杨曦）

国际合作与交流

【2017 年度中国疾控中心出国(境)任务和外宾来访情况】 截至 2017 年 12 月 31 日，中国疾控中心 2017 年度实际执行因公出国（境）任务 296 批 522 人次。出访国家 / 地区共 62 个。与 2016 年（254 批次和 437 人次）相比，派出批次增加了 16.5%，人次增加了 19.5%，以教学和科研类别出访为主，占总批次的 72.6%，总人次的 73.6%。其中，赴港澳地区 9 批 14 人次，派出援外队伍 20 批 33 人次。

2017 年，中国疾控中心共接待来自 68 个国家和地区、国际组织等的来访外宾共 178 批 805 人次，比 2016 年批次增加 6.7%，人次减少 4.3%。其中包括美国、蒙古国、赞比亚卫生部长团及柬埔寨参议院代表团等 4 个部级代表团。

2017 年，中国疾控中心执行国际合作项目 104 项，完工 25 项，主要项目合作伙伴世界卫生组织、联合国儿童基金会等国际组织、美国、法国和英国等国政府机构以及盖茨基金会和科研院所等非政府组织。

【与匈牙利国家公共卫生研究所签署合作谅解备忘录】 2017 年 6 月 19 日，在第三届中国—中东欧国家卫生部长论坛开幕式上，中国疾控中心梁晓峰副主任和匈牙利国家公共卫生研究所阿提拉•卡瓦斯医生代表双方机构签署了合作谅解备忘录。双方将在免疫接种管理、突发应急管理和快速反应队伍建设、空气污染物和水质监测、气候变化与健康等领域优势互补，深入合作。

【与美国弗雷德•哈钦森癌症研究中心续签合作谅解备忘录和技术合作协议】 2017 年 9 月 25 日，中国疾控中心高福主任与美国弗雷德•哈钦森癌症研究中心格瑞•吉利兰德主任代表双方机构续签了合作谅解备忘录，并见证了三个技术合作协议的签署。双方将进一步在传染病和慢病防控的研究领域加强合作。

【与华盛顿大学签署合作谅解备忘录】 2017 年 9 月 28 日，梁晓峰副主任与华盛顿大学国际事务副教务长杰弗里•里丁格先生在位于西雅图的华盛顿大学校园内签署了机构间合作谅解备忘录，确定了双方今后在人口健康领域，特别是在疾病预防控制领域进行联合开展研究、培训和技术合作。

【与巴西奥斯瓦尔多•克鲁兹基金会签署合作备忘录】 2017 年 11 月 1 日，高福主任应邀参加在巴西圣保罗市召开的中巴卫生部长合作分委会。在国家卫生计生委王国强副主任与巴西卫生部里卡多•巴罗斯部长的见证下，高福主任与巴西国家级公共卫生机构—奥斯瓦尔多•克鲁兹基金会妮萨•莱玛主席签署了机构间合作谅解备忘录，启动未来 5 年合作计划，双方将加强和深化在传染病防控领域，特别是诸如登革热、黄热病、基孔肯雅热、寨卡病毒等疾病的研究和应对研究与经验分享。

【各国卫生部长来访】 2017 年 8 月 17 日，梁晓峰副主任在昌平园区会见蒙古国卫生部长阿•朝格其其格博士一行。双方就国家公共卫生机构能力建设、业务培训和人才培养，以及中蒙俄三方建立联防联控机制来共同应对新发传染病、人畜共患病等区域共同面临的公共卫生问题等进行了探讨。

2017 年 8 月 22 日，高福主任在昌平园区会见来访的美国卫生与公众服务部部长托马斯•普莱斯博士一行。双方就新发传染病、艾滋病防控、全球卫生合作等领域的现况交换了意见，对合作进展表示满意，希望未来在人才培养以及在非洲疾控中心建设等方面进一步深入合作。

2017 年 9 月 1 日，梁晓峰副主任在昌平园区会见柬埔寨参议院卫生、社会事务、青年康复、劳工、职业培训及妇女事务委员会（第八委员会）主席棉森安阁下，就在“一带一路”战略框架下与柬方合作开展消除疟疾及其他传染病防控事宜交换了意见。

2017 年 11 月 29 日，高福主任会见赞比亚卫生部部长奇塔卢•奇卢菲亚一行。双方就中国公共卫生机构建设现况和传染病防控经验进行交流，并对合作支持赞比亚国家公共卫生机构建设和疾病防控能力提高进行了探讨。

【参与世界卫生组织（WHO）等国际组织活动】 2017 年，派出各领域专家参加 WHO 等国际组织相关技术会议和评估任务近 60 人次；为在华举办的培训班提供技术支持；协助 WHO 专家来华完成病毒性肝炎防控策略评估；按计划执行 19 个 WHO 合作项目；继续发挥热带病、流感、媒介生物、慢性病和职业卫生 5 个 WHO 合作中心职能，扩大区域影响。

【高福主任做客世界卫生组织“健康•对话：全球卫生安全”专家访谈】 2017 年 8 月 21 日，应世界卫生组织驻华代表处和美国驻华大使馆联合邀请，高福主任和美国卫生部长托马斯•普莱斯博士和世界卫生组织驻华代表施贺德博士围绕“如何应对下一次疾病大流行”主题，与现场 50 余位国内外嘉宾探讨了如何从以往疫情应对中汲取经验教训，更好地预防、发现和应对未来的大流行传染病暴发，促进动物和人类健康的协同，促进全球卫生安全。

【高福主任赴美国华盛顿参加首轮中美社会和人文对话配套活动—中美卫生合作研讨会，并就全球卫生安全议题发表演讲】 2017 年 9 月 27 日，高福主任应邀参加了在美国首都华盛顿举行的首轮中美社会和人文对话配套活动——中美卫生合作研讨会，并与美国疾控中心代表乔丹•泰珀若一起就全球卫生安全议题发表了演讲。双方回顾了中美疾控中心在传染病防控与卫生应急、慢性病防控、计划免疫等领域卓有成效的合作，表示将继续在维护全球卫生安全方面深入合作。

【召开第四届中英全球卫生对话—与中国疾控中心对话活动】 2017 年 7 月 12 日，中国疾控中心与中英全球卫生支持项目在京联合召开了第四届中英全球卫生对话之中国疾控中心对话活动。梁晓峰副主任率中国疾控中心有关专家，与英国卫生部、国际发展部、英格兰公共卫生署和驻华使馆专家等 20 余人出席。双方就塞拉利昂等非洲国家公共卫生合作、与英格兰公共卫生署双边合作进展、全球卫生安全、耐多药结核病等议题进行了交流回顾并讨论了未来合作计划。

【高福主任赴英国参加中英高级别人文对话活动】 2017 年 12 月 4—5 日，高福主任赴英国参加中英高级别人文对话活动，并就流感等新发传染病防控策略和全球卫生安全做主旨演讲。会后，高主任与英国公共卫生署署长邓肯•塞尔先生就扩展双边和三方合作交换了意见。

【联合在匈牙利举办第三届中国—中东欧国家卫生部长论坛公共卫生合作分论坛】 2017 年 6 月 19 日，中国疾控中心与匈牙利人力资源部首席医官办公室联合在匈牙利布达佩斯举办了第三届中国—中东欧国家卫生部长论坛公共卫生合作分论坛，来自 17 位演讲嘉宾和近 50 名各国代表与会，就全球卫生安全、抗生素耐药及提高疫苗接种覆盖率等全球热点议题进行了交流和讨论。

【组团参加第11届中日韩传染病论坛和冬奥会国际卫生保障研讨会】 2017年11月7日，中国疾控中心专家一行五人赴韩国首尔，参加由韩国疾控中心主办的第11届中日韩传染病防控论坛。论坛围绕H7N9禽流感、发热伴血小板增多症、登革热和寨卡等三国共同关注的传染病防控进行了信息和经验分享，并就如何加强传染病防控的全球和区域合作进行了交流和讨论。11月8日，应韩国疾控中心邀请，中心专家在首尔参加了2018年平昌冬奥会国际卫生保障研讨会。

【积极开展"一带一路"卫生合作，实现与沿线国家共同发展的格局】 2017年，中国疾控中心举办了中国与亚太地区新发传染病研讨会、部分东盟及中国周边国家流感病毒分离及抗原分析培训班、中国与非洲及东南亚国家南南合作艾滋病防治合作技术交流及培训班；承办了第三次东盟流行病学专业人才培训项目；联合主办了包虫病与人兽共患绦囊虫病控制国际学术会议；建立"一带一路"包虫病和绦囊虫病控制和消除网络；倡导并推动亚太地区热带病药物与诊断创新联盟的成立；与巴基斯坦赫里普尔大学签订合作协议，为耐甲氧西林金黄色葡萄球菌的分子特征分析提供技术支持；接待一带一路国家专业人员来华进修疾病防控和妇幼卫生；派出专家赴蒙古、东盟国家等，现场提供技术培训和支持等。

【高福主任赴港澳地区调研】 2017年12月15—18日，高福主任一行5人赴香港和澳门特别行政区进行疾控和科研工作调研，分别访问了香港卫生署卫生防护中心、澳门特区卫生局和疾控中心，香港大学李嘉诚医学院、公共卫生学院以及澳门大学等机构，探讨合作计划，特别是粤港澳大湾区疾控联动机制建设和人才共建思路，以及联手参与"一带一路"倡议和中非卫生合作等全球卫生行动的设想。调研期间，高福应邀参加全球公共卫生领袖香港峰会并作嘉宾发言。

【海峡两岸交流合作】 作为对台通报常规传染病疫情窗口，2017年与台方联系人交换疫情104期。

【召开第十四届中国疾控中心元宵节国际联谊会】 2017年2月10日晚，一年一度的中国疾控中心元宵节国际联谊会在北京人卫酒店举行。该活动以"沟通、发展与合作"为主题，邀请来自国际组织驻华机构、外国驻华使馆、国际非政府组织等国际友人，国家卫生计生委国际司以及中国疾控中心领导和工作人员近两百人齐聚一堂、共襄盛举，欢度中国传统的元宵佳节。

【推荐美国盖茨基金会钱秉中博士获2017年中国政府"友谊奖"】 经中国疾控中心组织推荐，美国比尔及梅琳达•盖茨基金会钱秉中博士荣获2017年中国政府"友谊奖"，以表彰他在华工作16年为中国公共卫生事业，特别是结核病防控策略的实施和发展，推动中国疾控领域的国际合作做出的贡献。

【修订了中国疾控中心因公临时出国管理办法】 为适应上级外事主管部门对因公临时出国管理工作的要求，国际合作处组织修订并于2018年8月25日印发执行了《中国疾病预防控制中心因公临时出国管理办法（2017版）》。修订版增加了教学科研人员因公临时出国管理的相关规定和要求；更新并细化了申报材料要求、出国证件和回国报告管理内容；明确了执行超过7日的因公赴港澳任务的办理要求等。

【宣讲和研学《中华人民共和国境外非政府组织境内活动管理法》】 2017年7月11日，国际合作处邀请中心相关单位和国际项目管理负责人共同学习了《中华人民共和国境外非政府组织境内活动管理法》的规定和要求，研讨了中国疾控中心与境外非政府组织合作开展疾病防控项目的思路、原则，熟悉与境外非政府组织开展项目合作的报批和备案要求与程序。

【开展涉外国家安全事务巡回培训】 2017 年 7—9 月期间，国际合作处对中国疾控中心 10 个直属单位和机关 16 个相关处室开展了涉外国家安全宣教培训，内容包括因公出国（境）、外宾来访、组织国际会议等国际交流合作中涉及的国家安全和保密事宜以及应对措施，旨在提高工作人员对涉外活动中国家安全的防范意识和能力。

【举办国际交流合作能力建设培训讲座】 为提高中国疾控中心人员的国际交流与合作能力，国际合作处在 2017 年度共举办 4 期国际合作交流能力培训班，邀请了美国疾控中心、英国驻华大使馆和无国界医生组织的在华专家介绍了美国的全球卫生合作、英国卫生体系和国际发展合作资源及无国界医生在参与国际医疗救助方面的工作和亲历经验。

【举办法语入门培训班】 为适应当前国际卫生应急和援外行动中对使用法语沟通的需求，鼓励专业人员学习法语，了解法国文化，国际合作处在 2017 年 10—12 月间举办了第一期法语入门培训班，22 位学员完成了课程。每期培训含 3 次 6 学时启蒙教程，包括日常交流、国际会议和来访接待等不同场景下的常用法语口语。

【援助非洲疾控中心和区域合作中心建设】 为实质性推进落实我国政府承诺在“后埃博拉”时期帮助非洲国家加强公共卫生体系和能力建设一揽子合作计划和习主席 2015 年 9 月访美成果清单，受国家商务部和卫生健康委员会委托，中国疾控中心组织编写了《中国疾病预防控制中心关于非洲疾病预防控制中心总部建设方案建议的报告》，含总部建设方案建议、建设分期方案表（讨论稿）和门、科室设置及人员配置；选派专家分别赴埃及、加蓬、肯尼亚和赞比亚等非洲疾控中心区域合作中心所在国参会并调研，了解区域合作中心国家实际公共卫生需求，商讨中国支持非洲疾控中心建设策略；设计编写中非新发再发传染病、疟疾和血吸虫病合作项目；派出 2 名专家赴非盟总部，作为技术官员（P5 级）在非洲疾控中心工作一年，派出 1 名专家作为卫生外交官员在我国驻非盟使团任职 4 年，参与公共卫生援非有关事务协调工作；邀请南部区域合作中心所在国赞比亚卫生代表团 7 人访问中国疾控中心以及基层公共卫生机构，现场学习了解中国传染病防控经验。

【援塞拉利昂固定生物安全实验室技术合作项目顺利交接】 2017 年 6 月，为期 2 年的援塞固定实验室技术合作项目结束，累计派出 40 名专家，基于固定实验室开展实验室技术和生物安全骨干培训工作，继续开展埃博拉出血热疫情监测，完成埃博拉病毒、寨卡病毒和黄热病病毒检测累计 7151 份，完成埃博拉幸存者体液排毒监测研究检测 5859 份。

我国政府已承诺在后埃博拉时期继续支持塞拉利昂公共卫生系统建设，在塞拉利昂援建西非热带病研究与防治中心，建设周期大约为 3 年。中国疾控中心设计、申请并实施了一个新的为期 3 年的援塞拉利昂固定生物安全实验室第二期技术援助项目，计划在 2017 年 7 月—2020 年 6 月期间派出 60 名专家，基于现有援塞固定实验室，继续支持塞拉利昂重要传染病（如埃博拉、拉沙热、霍乱和伤寒等）的疫情监测和病原研究工作，开展人员培训，支持塞国国家公共卫生机构建设，为今后西非热带病研究与防治中心建设和运行做好技术和人才准备。目前二期项目已经累计派出 11 名技术专家工作在塞拉利昂。

2017 年 11 月 12—19 日期间，由塞拉利昂卫生部疾控局局长带队的公共卫生代表团一行 6 人访问中国，考察了中国各级公共卫生机构建设现况，交流了传染病防控经验，为塞拉利昂建立国家公共卫生体系和塞国国家公共卫生机构的发展提供了很好参考和借鉴。

【选派专家赴圭亚那开展寨卡防控】 根据中国政府与圭亚那合作共和国政府签署的关于向圭亚那派遣公共卫生专家组议定书的相关要求，受中国驻圭亚那大使馆经济商务参赞处邀请，由中国疾控中心、江苏省疾控中心 4 位专家组成工作组，于 2017 年 5 月 27 日抵达圭亚那首都乔治敦，开展为期一个月的援助圭亚那寨卡病毒病防控工作任务。在当地卫生部门的支持和配合下，工作组先后参观访问了乔治敦地区及边境地区的多家不同级别医疗卫生机构，实地了解了圭亚那医疗卫生机构的传染病监测情况，以及寨卡病毒病防控工作开展情况；与圭方专业技术人员共同沟通、分析圭亚那寨卡病毒病疫情及防控工作薄弱环节，提出相关建议；重点对圭亚那的流行病、媒介控制以及实验室技术人员进行了相关的业务培训。同时，工作组还与圭亚那卫生部相关人员就双方的公共卫生体系、取得的成绩及面临的挑战等内容进行了充分沟通交流，圆满完成了既定的寨卡病毒病援助任务。

【选派专家赴马达加斯加开展鼠疫防控】 2017 年 8 月以来，马达加斯加发生人间鼠疫疫情。疫情波及范围广，既往非流行区也出现病例，出现医务人员感染病例，且在首都及一些港口城市等人口稠密的较大城市出现肺鼠疫流行。WHO 认为在马达加斯加国内传播风险极高，发出了二级预警。国家卫生计生委高度重视马国鼠疫疫情，及时组织专家分析研判疫情对我在马公民的影响，以及可能导致的输入和传播风险。根据研判结果，国家卫生计生委决定组建由中国疾控中心、北京地坛医院、甘肃疾控中心、内蒙古疾控中心、上海公卫临床中心等单位共 15 名专家组成的鼠疫防治卫生应急专家组，分 2 批次赴马达加斯加执行鼠疫防治工作任务。

此次援马抗击鼠疫行动得到我驻马达加斯加大使馆的坚强领导和积极协调，杨小茸大使亲自带领专家组与马国公共卫生部、世界卫生组织驻马代表处、马国巴斯德研究所等机构迅速建立起工作联系、打开工作局面，为后续工作的开展奠定了良好的基础。驻马经商处为专家组详细介绍了马国国情、疫情进展、华侨华人中资机构中资企业基本情况、精心安排外事及相关活动，为专家组了解当地情况、迅速投入工作状态起到了关键作用。我国援马医疗队不辞辛苦，向专家组提供了全方位的支持和协助，从安排驻地、工作用车、联络驻外单位到拜访马国有关卫生部门和国际组织等方面给予大力支持，特别是积极参加我国公民感染肺鼠疫的诊断、治疗工作，确保了救治及时成功，真正实现了“关口前移”。中国疾控中心和地坛医院还组建了后方专家组，支持配合前方工作，发挥了积极作用。

专家组系统了解马国鼠疫疫情总体情况、发展态势及防控措施，同时积极传播中国成功控制人间鼠疫的经验。专家组此次援马工作受到华人华侨、中方机构、马国政府及国际伙伴的广泛赞誉，不仅对马国鼠疫防控工作具有积极意义，还保障了华人华侨、中方机构人员的生命安全、生活生产、传递了祖国的关怀和温暖，对于树立中国负责任的大国形象、巩固和发展中马友谊乃至中非友谊都起到了重要作用。

（王晓琪、胡虹、王晓宁、丁旭虹、胡静然、邹运铎、刁菲、张洪龙、王晓春）

教育培训

【调整研究生院治理架构】 经2017年第13次中心主任办公会研究决定，12月28日印发《关于调整研究生院领导成员的通知》，高福任研究生院院长，刘剑君任研究生院执行院长，罗会明、郭岩、谭吉宾、路凯任研究生院副院长。

【研究生招生】 2017年录取研究生164人（其中博士生50人、学术型硕士62人、全日制公共卫生硕士31人、非全日制公共卫生硕士21人）。

【研究生教育宣传交流】 加强与高校和地方疾控机构的研究生教育和培训交流、扩大影响力，5—7月，教育处组织中心病毒病所等5个直属单位前往安徽等7省医学院、公共卫生学院、疾控中心开展研究生教育交流和招生推介活动。

【举办相约疾控夏令营】 7月17—22日，举办第四届全国优秀大学生"相约疾控"夏令营，招收全国36个院校的47名优秀大学生，开展专家讲座、机构介绍、卫生拓展、师生见面、专业实践考察、口头交流自我展示、与在校研究生联谊交流等活动。

【就业指导工作】 10月14日，举办"拨开迷雾，逐梦起航"2017研究生就业指导培训会，面向100余名研究生开展就业形式分析、职业规划及经验分享、简历制作、面试技巧、面试实战演练和专家点评等。

【研究生学位课程教学与管理】 2017年，集中开设48门课程，225位老师共计授课2614学时；各研究生培养单位开设二、三年级博硕士专业课23门，243位老师共计授课1160学时。9月，印发《中国疾病预防控制中心博士研究生公共英语教学大纲（2017版）》。2016—2017学年春季学期首次为应用型硕士生开设"健康传播学"课程。11月28日，召开2017年研究生教材编写工作会议，研讨教材编制计划。11月29日，召开2016—2017学年研究生课程教学工作会议，总结2016—2017学年研究生课程教学工作，讨论和部署2017—2018学年教学改革工作。

【MPH现场实践教学改革】 6月16日，召开2016级全日制MPH现场实践教学布置会议，安排部署2017年度现场实践教学工作。6月20日—7月30日，组织2016级30名全日制MPH研究生，分赴北京市朝阳区疾控中心、昌平区疾控中心，进行现场实践教学工作。7月28日，召开2016级全日制公共卫生硕士现场实践教学工作总结暨专题报告会议。12月，组织开设10场MPH硕士研究生现场实践讲座活动，围绕"卫生法律法规和政策制定""国际国内公共卫生视野""省市县等疾控实践""近期公共卫生热点解析"等进行专题讲授。

【组织申报2017年北京市高等教育教学成果奖】 组织符合成果奖评选条件的单位或部门申报2017年北京市高等教育教学成果奖评选，推荐流病办"中国疾控中心研究生流行病学教学体系建设和改革"项目参评，同时根据北京市教委要求，推荐本单位5位专家参加北京市评审工作。

【举办公共卫生系列专题讲座】 2017年共举办10场一年级及部分在读二、三年级研究生公共卫生系列专题讲座。

【院校合作与交流】 11月、12月，中心研究生院分别前往北京大学公共卫生学院、首都医科大学研究生院、南京医科大学公共卫生学院、山东大学公共卫生学院，围绕学科建设、课程体系建设、教学管理、师资队伍、教材开发与建设、MPH现场实践、教研室构架与运转管理、学分及成绩管理、校外选课、医教协同等进行调研交流。

【研究生院学生宿舍管理暂行规定】 2017年3月，修订印发《中国疾病预防控制中心研究生院学生宿舍管理暂行规定》(2017年3月修订)。

【研究生党、团建设及思想政治教育】 指导研究生党团组织建设，做好党团干部及党员的思想政治教育和管理，指导研究生党支部做好入党积极分子的培养、考察和组织发展等工作，指导党、团支部认真落实中心党委、团委的指示，开展好各项活动。

【班主任和辅导员队伍建设】 4月，聘任27名研究生班主任(兼职)，14名辅导员(兼职)，落实班主任和辅导员的工作职责。

【落实奖、助学金发放】 3月和9月，组织开展在读研究生财务信息数据库的建设工作，落实在读研究生基本助学金和伙食补助的按月核定发放。6月、9月、11月分别评选了2017届毕业生、2016级博士研究生和学术型硕士研究生及全日制公共卫生硕士研究生、2017级在职公共卫生硕士研究生学生奖学金。

【解决各直属单位研究生住宿补助经费及研究生困难补助评定】 4—5月，收集各直属单位为解决研究生住宿租赁住房情况，组织落实各直属单位研究生住宿补助经费。9月启动研究生困难补助的申请工作，10月召开研究生困难补助评审会，核定并确认困难补助发放名单19人。

【办理研究生交通综合意外保险】 6月、7月、9月，为全体在读研究生、2017届毕业研究生、2017级研究生新生分别办理交通综合意外保险的年度续保、减保、增保工作。

【协助研究生办理助学贷款】 协助中心研究生办理生源地国家开发银行助学贷款10人次，上传并采集研究生助学贷款相关信息。落实北京市教委2017年高校毕业生一次性求职创业补贴的申报工作。

【推动研究生会建设】 5月，召开第三届研究生代表大会并完成换届选举工作。完成2017—2018学年研究生会招新及研究生会例会工作。为做好研究生会相关活动的宣传工作，配合研究生会搭建并运营微信平台及落实相关制度。

【研究生文体活动】 研究生会举办中心首届师生趣味运动会(5月25日)、“飞扬青春，缘聚疾控”文艺汇演(10月26日)、羽毛球比赛(11月26日)。

【联合举办研究生“健康科普夏令营”】 7月，研究生院首次和中华预防医学会联合举办了第一届“健康科普行”夏令营社会实践活动，组织师生赴云南开展夏令营活动。

【生物梅里埃公司奖学金】 9月，高福主任和法国生物梅里埃公司全球副总裁及亚太区总裁皮埃尔•布鲁(Pierre Boulud)先生双方会谈形成共识。10月，教育处访问了梅里埃诊断产品(上海)有限公司，就双方共建奖学金事宜进行了研讨。

【学位授予及研究生导师队伍建设】 6月，经中心第五届学位评定委员会第三次会议审定，授予博士学位45人、硕士学位61人、专业硕士学位74人。评选中心优秀博士学位论文6篇。增选博士研究生导师4人，硕士研究生导师16人，MPH导师7人。截至2017年12月，中心共有研究生导师272人，其中，博士生导师76人，硕士生导师164人，MPH导师32人。2017年共有727人担任研究生副导师，协助导师开展培养工作。

【印发研究生管理规定】 组织修订《研究生管理规定》，经2017年第8次中心主任办公会研究通过，8月28日印发实施。

【研究生学籍注册、学历学位服务】 落实全日制研究生新生学籍电子注册164人，在校生学年电子注册460人，毕业生学历电子注册146人，制发博、硕士研究生毕业证书，其中博士54人，硕士92人。完成新生入学登记、毕业生毕业登记。办理研究生延期毕业、更换导师、休学、出国、更换副导师、增聘副导师、终止聘任副导师等批复、备案共计50人次。毕业研究生学历学位服务33人次。

【研究生学位论文匿名评阅】 继2016年中心首次开展研究生学位论文匿名评阅工作，2017年进一步加大送审力度，博士学位论文送审达到全覆盖，送审博士论文共60篇。

【中心博士后招收情况】 2017年招收博士后研究人员8人（自主招收5人，联合培养3人）。进入基础医学流动站4人，公共卫生与预防医学流动站4人。分布情况为结控中心1人，传染病所2人，病毒病所1人，寄研所2人，艾防中心2人。

【中心博士后工作年报】 2月完成中心博士后工作年报编写工作，并报全国博士后管委会。

【中心博士后基金申报工作】 1月审核获中国博士后科学基金资助的2016年度出站博士后人员的基金总结报告，并完成2016年度中国博士后科学基金资助金使用效益情况报告。2月、8月分别组织并审核11名博士后参加第61批、62批面上资助及第十批特别资助基金申报工作。按照中国博士后基金会的要求推荐新增中心23名专家为中国博士后科学基金评审专家。11月组织开展中心博士后基金申报培训。

【中心博士后相关管理规定修订工作】 经2017年第8次主任办公会研究通过，印发《中国疾病预防控制中心博士后管理工作规定实施细则（2017）》。

【全国疾控机构教育培训工作会议】 11月，组织召开了2017年全国疾控机构教育培训暨公共卫生医师规范化培训工作会议，推动中心与地方疾控机构在公共卫生医师规范化培训、继续医学教育、公共卫生人才培养等方面的交流合作。

【国家级继续医学教育项目】 2017年获批国家级继续医学教育项目共69项，其中国家级继续医学教育项目58项、传染病预防控制国家级继续医学教育基地项目11项。实际执行61项，累计培训学员6877人次。根据全国继教委安排，统筹协调继续医学教育项目的管理工作，开展项目常规申报、备案、执行汇报和现场督导评估。

【积极参与公共卫生医师规范化培训试点】 2017年，教育处参加了国家卫生计生委疾控局、科教司组织召开的4次规范化培训研讨会、工作。在公共卫生医师规范化培训编写专家组的指导下，继续修订《公共卫生医师规范化培训试点工作方案（试行）》《公共卫生医师规范化培训大纲（试行）》《公共卫生医师规范化培训基地管理办法（试行）》培训教材等配套技术方案。起草了《试点方案解读》《公共卫生医师规范化培训宣传口径库》等文件。

【预防医学科住院医师规范化培训及公共卫生医师定期考核学习库建设】 继续参与预防医学科住院医师规范化培训相关工作。3—5月，协助中国医师协会，牵头组织专家编写公共卫生医师定考学习题库；4月，参加国家第二批新增预防医学专业基地的网审工作；6月，研究确定预防医学专业设置两个专科目录：医学毒理学（2年）、职业病（2年），并报国家卫生计生委公布；7月，组织专家参加预防医学科结业考核试题库建设和完善工作；9月，申请2018年国家级继续医学教育—预防医学科住院医师规范化培训—师资培训班项目并获得批准。

【参与实施我国公共卫生人才培养—继续教育战略研究课题】 承担中国工程院“我国

公共卫生人才发展战略研究”重大咨询项目——继续教育子课题。制定了研究方案，3—5月，对全国22所高校公共卫生学院、32个省、12个市、24个县级疾病预防控制中心、120家乡镇卫生院 / 社区卫生服务中心分别开展单位问卷调查和人员问卷调查；抽取江苏、广东、山西、湖北、新疆、四川等6个省，6个省各抽取6个市、6个县、6个区，对疾病预防控制中心 / 卫生监督所 / 医疗机构开展现场访谈调查。

【CFETP招生与毕业】 2017年，CFETP招收两年制和西部地区FETP学员分别招生33、41人，毕业25人、36人。截至2017年底，CFETP总计招收476名学员，包括两年制CFETP第1～17期学员356人和九个月制西部地区FETP第1～3期学员120人。累计毕业生达356人，包括280名CFETP毕业生和76名西部地区FETP毕业生。

【中国现场流行病学培训项目第十二届年会】 9月20日至22日，中国疾控中心在河南郑州举办了CFETP第十二届年会。本届年会与中华医学会第五次全国公共卫生学术会议联合举办。约700人参会，共收到投稿论文329篇，其中47篇被大会学委会评为口头报告交流，66篇被评为壁报交流。

【CFETP指导教师研讨会】 5月9—10日，中国疾控中心在北京举办了2017年度CFETP指导教师研讨会。国家疾控中心、省及地方培训基地、西部地区FETP近100人参加了本次研讨会。

【现场流行病学培训项目师资培训班】 12月5—7日，为进一步加强现场流行病学培训教师队伍建设，适应我国拓展和推广一线人员FETP标准化培训需求，加强与动物卫生部门FETP师资交流与合作，CFETP在北京举办了2017年现场流行病学培训项目师资培训班，在以解决当地疾病监测与应对的突出问题为导向、部门联合培训、形成互助网络等方面达成了重要共识。

【CFETP培训实践汇报会】 9月25—27日，CFETP在北京举办了第十五期、第十六期学员培训实践集中汇报会。学员汇报了在培训基地和实习单位工作进展和培训产出完成情况，学员责任导师、项目教师逐一对学员完善产出及相关工作进行了点评、提出建议。

【第二期西部地区FETP】 2月20日，中国疾控中心在北京举办西部地区FETP第二期开班仪式。第二期西部地区FETP共招收41位学员，学员们将参加一个月的核心课程学习及7个月的现场实践活动。3月17日，CFETP举行西部地区FETP第二期首轮集中培训总结。10月30日，CFETP举办了西部地区FETP第二轮集中培训开班式。此轮培训主要是组织学员进行总结、交流和答辩，将连续3周举办三轮分组汇报讨论会和连续3天的集中毕业答辩会。

【支持新疆FETP第二期核心课程教学】 5月8日，新疆疾控中心FETP第二期开班，5—6月，CFETP老师应邀先后赴乌鲁木齐为新疆FETP第二期讲授现场流行病学培训的核心课程。

【现场指导学员】 5月至10月期间，CFETP组织对CFETP第十五、十六期、西部地区FETP第二期学员开展现场实践工作指导。组织项目老师38人次、责任导师21人次、美国疾控中心专家6人次，分别走访了湖北、甘肃、四川、广东、新疆、青海、贵州、云南、内蒙古、重庆、西藏、广西、海南、宁夏、陕西省（自治区、直辖市）疾控中心。听取学员汇报并进行逐一指导。

【援助塞拉利昂提高公共卫生能力】 1月9日，CFETP申涛老师完成“援助塞拉利昂提高公共卫生能力”任务。共在塞工作 81 天，主要任务是为美国和塞拉利昂合办的一线人员现场流行病学培训项目（Frontline FETP）第二期学员提供指导；同时承担了中塞新生儿首剂乙肝疫苗及时接种项目相关信息收集等工作。

【参加中国赴马达加斯加鼠疫防治卫生应急工作】 12 月 3—28 日，CFETP 马会来副主任作为第二批援马鼠疫卫生应急专家组组长，与中心传染病所、内蒙古疾控中心、吉林省地方病第一防治研究所和上海市公共卫生临床中心的 5 名专家赴马达加斯加开展鼠疫疫情防控工作，并圆满完成国家卫生计生委及中国驻马使馆对第二批专家组工作的要求。

【中国—东盟流行病学专业人才培训项目】 为进一步落实李克强总理参加第 17 次中国—东盟领导人峰会提出的实施“中国—东盟公共卫生人才培养百人计划”（2014—2017 年）倡议，5 月 24 日—6 月 6 日，CFETP 承办“2017 年中国—东盟流行病学专业人才培训项目”培训班，来自老挝、马来西亚、菲律宾、泰国、越南等 5 个国家的 10 名学员参加了培训。该培训是第三次针对东盟国家举办的培训，也是中国疾控中心和国家卫生计生委国际交流与合作中心第 6 次合作开展的援外培训项目。

【第 66 届 EIS 年会及 TEPHINET 国际之夜】 4 月 24—28 日，CFETP4 名老师、学员赴美国亚特兰大市参加第 66 届 EIS 年会及 TEPHINET 国际之夜。会上学员进行了“小龙虾相关横纹肌溶解综合征暴发调查”和“一起食用污染熟食和蔬菜引起的伤寒暴发调查”的海报展示与报告。

【参加第八届东盟 10+3 现场流行病学网络执委会会议】 5 月 2—6 日，CFETP 施国庆主任赴新加坡参加了第八届东盟 +3FETN 执委会会议。会上，施国庆介绍了 CFETP 的招生与培训工作、新建立的基于西部地区需求的 9 个月学制西部地区 FETP、CFETP 学术年会和教师年会，以及加强现场流行病学培训标准化设想与计划，并就中国拓展现场流行病学培训工作和网络建设进行了充分交流。

【参加 TEPHINET 全球学术会议并获“最佳公共卫生干预奖”】 8 月 5—12 日，CFETP 参加了在泰国清迈举办的第九届全球 TEPHINET 学术会议，会议主题是“以 20 年应用流行病学培训为基础推进疾病监测应对和可持续发展”，来自中国、泰国、印度等 70 多个国家和地区超过 1200 人参会。本次 CFETP 共组织会议摘要投稿 73 篇，其中 34 篇被大会录取，中稿数量排全球第一。CFETP 选派了 14 名学员和 6 名指导老师、4 名省及地方学员赴泰国参加了本次会议。CFETP 第十五期学员陈琦获得了本届会议“最佳公共卫生干预奖”。

【蒙古国 FETP 代表团访问中国疾控中心】 7 月 6—7 日，蒙古国家传染病中心和蒙古现场流行病学培训项目专家一行 5 人访问中国疾控中心，代表团与 CFETP 团队进行了座谈，CFETP 向代表团介绍了工作进展和项目拓展情况，特别分享了中国西部地区现场流行病学项目（西部地区 FETP）启动、培训模式与方法和组织管理方式，为保障培训质量启动开展的指导教师队伍建设和集中现场访问指导机制，以及即将开展的一线人员培训项目计划。

【参加东盟 10+3 FETN 视频会议】 1 月 25 日下午，CFETP 申涛参加了东盟 10+3 现场流行病学培训网络（FETN）视频会议。8 个东盟国家和中国、日本及国际组织的现场流行病学专家参加了此次会议。申涛就 CFETP 和 CFETPV 共同开展培训以及合作调查进行了介绍。

【一线人员 FETP 项目研讨与筹备】 CFETP 启动了一线人员 FETP 项目研讨与筹备工作，先后与美国疾控中心专家、相关部门领导及专家，就开展一线人员现场流行病学培训项目的意义、定位、模式、周期、方法、内容，以及相关合作工作等进行了多次沟通与讨论。7月6日，CFETP举办了一线人员FETP试点项目协商会。

（罗会明、戴政、屈水令、邓晋琦、施国庆、马会来、吕梅、杨莉）

编辑出版

【开展期刊专题检查工作】 2017年3月，按照国家卫生计生委宣传司发文要求，对中国疾控中心主办的8种学术期刊从基本情况、政治导向、出版经营及履责情况开展专题检查，在此基础上完成了“委管报刊主办单位报刊管理自查报告”；5月，组织召开委管报刊专题检查汇报会议。会上，卫计委宣传司组织的专家组听取了中心主办的8种期刊自查情况汇报。在此次检查中，中国疾控中心是首次作为组长单位，与医学会、医科院和预防医学会3家组长单位，共同完成了2017年委管报刊的专项检查工作，且中国疾控中心期刊的规范化管理赢得了医科院牵头检查组的高度评价。中国疾控中心是委管报刊中唯一没有被提出整改意见的主办单位。

【中国疾控中心主办期刊2017年度质量评估报告】 为切实履行期刊主办单位的职责，持续提升主办期刊的出版质量和学术质量，自2016年起，学术出版部与中华医学会杂志社、中国科技信息研究所建立了三方合作机制，每年对中心主办期刊从政治质量、学术质量和编辑出版质量3个方面进行评估并发布年度质量评估报告。

2017年中心主办的7种学术期刊（《生物医学与环境科学（英文版）》《疾病监测》《卫生研究》《环境卫生学杂志》《中国媒介生物学及控制杂志》《中国妇幼卫生杂志》《中国疫苗和免疫》）参加中华医学会杂志社组织的集中审读。审读分别针对政治质量与伦理学核查；版权、封面、目次；中文摘要；英文摘要；语言文字和法定计量单位；图表；论文设计与统计学；参考文献；版式设计、印刷、出版质量和数据统计等10项内容进行，其中学术质量主要评价数据来源于中国科技信息研究所2016年版《中国科技期刊引证报告（核心版）》。

【期刊编辑出版及管理服务工作】 2017年完成近400篇英文稿件的学术评审工作，按期完成《生物医学与环境科学（英文版）》12期的编辑出版工作，影响因子再创新高，由1.906提升至2.204，在SCI的公共卫生和环境科学两个学科领域进入Q2区。

2017年11月《生物医学与环境科学（英文版）》获得“2017中国最具国际影响力学术期刊”称号。

完成《中国媒介生物学及控制杂志》登记地及法定代表人的变更，以及《中国卫生法制》杂志主办单位的变更。

【编辑队伍能力建设】 为提高中国疾控中心学术期刊编辑综合能力，分别于2017年4月及12月，组织编辑人员针对统计流行病学方法学、科研设计、文献质量评价等开展内部培训及专项研讨。同时有计划地组织了3次编辑人员参加外部业务培训，全年培训超过200人次。

（谭枫、张群、段江娟、许媛媛、崔云裳、申学颖、张莹）

规划财务管理与审计

【工作概况】 中心2017年继续被列为财政部单位整体支出绩效评价试点单位，为此，中心积极推动完善预算管理机制，认真进行单位整体支出的预算绩效指标的修订完善，做好财政项目绩效自评工作，并配合完成单位整体支出绩效评价；完善中心滚动项目预算库的建设，完成2018—2020年度项目库的项目预算申报工作，同时完成2018年度预算申报，做到全面预算，不漏报、不虚报；配合公车改革，制定公车改革后的公务交通费用报销管理办法，并执行落实；圆满完成资金的收付、会计核算及2016年度的财务决算工作；继续完善岗位设置和岗位职责，加强内部控制建设，完成银行账户自查；接受卫计委组织的对王宇同志的离任经济责任审计，对提出的问题进行认真解答，对需要整改的，及时进行整改。中心本级2017年预算管理工作在卫计委考评中获得一等奖。

【预算管理】

1. 组织修订上报了2018—2020项目库，调整补充了2018年及2019年项目库的内容，延续编报了2020年项目预算。全中心三年的项目库申请项目101项，申请金额18亿元，其中2018年申请项目99个，申请金额6.18亿元。

2. 2017年中心本级财政经费的预算收入为26 615.23万元，其中项目经费20 698.14万元（含追加清煤降氮锅炉改造项目预算1807.15万元）；基本经费5917.09万元（含追加离退休经费预算660.07万元）。截至2017年12月31日，当年预算执行率为86%。

3. 严格执行“三公”预算。在公务用车方面，为配合公车改革，2017年初印发了《中国疾病预防控制中心关于印发中心机关公务用车费报销管理办法（试行）的通知》（中疾控规财发〔2017〕11号），并于2017年2月执行。在保留公务用车的管理上，实施严格按车辆、按定额进行单车登记台账核算与管理。在公务出国和公务接待方面，实行预算和额度双重控制，保证了“三公”经费在预算内执行。

4. 对于咨询费、会议费、培训费、其他交通费按部门、按款项性质登记台账，进行额度控制，严格报销审核。

5. 组织开展存量资金清理消化工作。对于需要继续使用的资金，进行再申请；对于不再使用的结余资金，及时上报卫计委，申请财政收回。

6. 坚持按月通报当年预算和往年存量资金的执行进度。2017年发出20余份通报，并在领导和相关部门的配合下对预算执行较慢的部门及时了解情况并催促和提醒，督促预算执行。

7. 认真执行财政部、卫计委的预算管理制度，对预算调整、净结余资金使用、费用垫支均按程序报批。

在国家卫生计生委对2017年度部门预算管理考评中，中心本级取得预算管理工作一等奖的好成绩。

【财务决算与核算】

1. 组织完成中心2016年部门决算以及财务分析工作。完成住房改革支出决算。完成卫生计生财务快报和年报、财政拨款结转结余、存量资金盘活、国有资产决算、事业单位国有资产年报等系列报表的编报与说明编写工作。仅决算报告就达3万余字。在国家卫生计生委2016年度部门决算考评中，中心本级荣获部门决算工作二等奖以及卫生计生财务年报工作三等奖。

2. 加强日常财务报销审核工作。财务报账审核人员在预算符合性、票据合规性、依据充分性、签批完整性等多方面进行把控，保证资金正确支付。截至2017年12月31日，报销票据16457单，支付金额约5.78亿元。

3. 及时进行账务录入与审核工作，保证时效性，使预算管理有充分的依据。通过OA进行电子化对账，发出对账单280份，使各部门及时掌握预算执行情况和经费支出具体情况，促进预算的执行。

4. 完成在职职工、离退休人员、聘用人员、外聘专家、研究生教职员工每月工资、劳务、补助的发放工作，每月支付工资及劳务近1700人次；完成在读研究生的助学金、奖学金、困难补助、劳务等费用的支付工作，月支付近600人次；完成了职工住房公积金的核定、缴存以及补缴工作，月缴公积金340人次；完成了税款、社保的缴纳；2017年配合设备处完成了职工交通综合意外险、出国（境）和援非意外伤害险的保险业务采购工作，规财处全年为在职职工以及在读学生1264人次完成交通意外保险，及时为中心人员赴国（境）外参加会议、培训、访问以及执行援外工作任务的人员进行投保，积极做好援外的保障支持工作。

【财务管理方面】

1. 开展财政资金使用的绩效评价，实施绩效考核。根据卫计委的要求，中国疾控中心进行了财政项目资金支出的绩效评价工作，同时进行了2016年度的单位整体支出绩效自评，接受了国家卫生计生委财务司组织的单位整体支出绩效评价的考核工作，并上报了绩效考核工作总结及案例；与此同时，组织全中心12个单位完成了2017年、2018年的单位整体支出绩效指标的设置工作。

2. 进一步完善财务内部控制。进一步完善处内工作机制，调整处室内部机构，进行岗位设置和岗位职责的修订，进一步加强财务内控建设。在中心领导的统筹安排下，由财务部门牵头组织，各部门分工配合，开展了单位内部控制自我评价工作并形成自评报告上报卫计委。2017年4月，根据《财政部关于印发〈行政事业单位内部控制报告管理制度（试行）的通知〉》，在梳理全年内部控制工作的基础上，认真编写了2016年度内部控制报告并上报卫计委。

3. 完成银行账户自查工作。组织全中心财务部门对各单位银行账户开立及管理情况进行了自查。通过自查，各单位银行账户均通过了年检，并符合开户和管理要求，未发现问题。

4. 加强制度建设。为及时修改和加强现金管理，印发了《中国疾病预防控制中心规财处关于现金管理的规定》（规财处便函〔2017〕21号），对库存限额、现金支出范围、现金管理内控要求等做出了规定，加强了对资金的安全管理。为配合公车改革工作，制定印发了《中国疾病预防控制中心关于印发中心机关公务用车费报销管理办法（试行）的通知》（中疾控规财发〔2017〕11号），将公务用车产生费用进行分类，并对费用的支出原则、标准、管理以及报销依据进行了规定。及时与国家最新政策一致，在培训费、咨询费、国家科技重大专项（民口）等出台新的管理规定后，及时发布并实施。

5. 开展培训工作，加强财务管理，提高工作效率

（1）开展培训工作，加强财务管理，提高工作效率。根据中心领导要求，在相关的中心

工作会上，进行财务相关政策的讲解和注意事项的提示；在项目管理会议上，进行财务管理的培训，加强项目财务管理和经费的使用；以会代训，经常组织召开处财务人员业务会议，学习有关文件制度，布置有关工作任务，对财务管理中发现的问题进行讲解，对涉及面广的问题，进行充分讨论，集思广益，不断提高财务管理水平。

（2）对业务人员进行培训。对资金使用部门的兼职报账人员进行专题培训，提高报账人员对财务制度的理解，减少差错，提高效率；对科研人员进行财务培训，讲解科研经费管理制度，使科研人员在项目预算申请、资金使用、结题审计中能够按制度要求进行工作。

6．接受外部审计和检查。截至 2017 年 12 月底，中心接受审计署、卫计委委派审计组等各项专项审计检查 21 项（次），对检查组检查过程中提出的问题和情况，及时进行说明和解释，对于检查发现的问题和情况，能够整改的，均及时进行了整改。

【其他临时工作】

1．对工会经费的缴纳情况进行了审核，协助工会完成了 2016 年度的工会经费全额缴纳工作。

2．进一步完善保密工作，认真进行计算机涉密内容自查工作，并对不涉密与涉密的机器粘贴标识，保证数据的安全。

3．开展防范和处置非法集资工作，制作宣传展板，对职工进行宣传教育，完成总结报告并上报卫计委。

4．完成从 2012—2015 年全部会计档案移交中心档案室的工作。移交凭证约 7268 册、账簿 725 册、报表 139 盒（册），工资资料 94 册，医药费报表及相关资料 279 册，审计报告及督导报告 97 盒。

5．根据卫计委系列文件开展了严肃财经纪律、严格财务管理的自查自纠工作、开展了违规公款购买消费高档白酒问题自查自纠工作，开展了工会经费收支自查工作，形成了自查自纠报告并上报。

【事前审计】 实施审计关口前移，对单位 152 份 5 万元以上的经济合同实行了签订前的审计，主要从经费预算、采购规定执行、合同条款、律师意见执行等几个方面进行了审计，审计金额总计 1.2 亿元，提出更正修改完善意见共 594 条，均得到了及时纠正。通过合同事前审计，有效确保了单位经济合同签订的规范性以及采购程序的合规性。

【专项审计与检查】

1．按照单位人资处的委托，审计处组织完成了对辐射所苏旭同志和艾防中心吴尊友同志的任期经济责任审计工作。与会计师事务所签订了委托审计协议，下发了审计通知，组织召开了进点会，并对会计师事务所的审计情况进行了现场督导，审计结束时听取了会计师事务所审计意见反馈，组织专家对会计师事务所出具的审计报告进行了沟通和质量把控。两位领导的经济责任审计共覆盖了 25 个年度有关经济事项，审计资金量达 30.6 亿元，结合审计发现的问题为各单位资金使用和内部管理提出了多项管理改进建议。审计处分别将审计报告发至上述 2 个单位、同时抄送中国疾控中心领导、人资处及经济责任联席会成员。

2．根据《国家卫生计生委财务司关于印发 2016 年预算单位预算等情况审计工作方案的通知》（国卫财务审便函〔2017〕32 号）要求，审计处结合实际情况，制定了中国疾控中心开展直属单位年度预算执行和其他财务收支审计工作方案，于 2017 年 11 月 17 日召开了由 11 个直属单位主管领导、财务、资产、采购、审计等人员参加的审计进点会议。与会计师事务所签订了委托审计合同，在 2017 年 3—4 月份组织会计师事务所完成了对 11 个直属单位 2016 年度预算执行和其他财务收支情况的审计工作。审计处成立了督导小组，由王健书记带队对会计师事务所的审计工作进行了现场督导和检查，听取了会计师事务所审计意见反馈，针对发现的问题，分别和 11 家直属单位相关领导进行了约谈和沟通，要求各单位限期进行整改。组织专家对会计师事务所出具的 11 份审计报告结构不符合要求、语言表述不准确、问题描述不清等情况进行了沟通和质量把控。汇总上报了 11 个直属单位的预算执行情况工作总结报告。该项审计资金量达 21.75 亿元。通过此项审计，不仅规范了各单位预算执行和财务收支中存在的问题，同时还完善了“上审下”机制和监督管理职责，履行了卫计委审计全覆盖的要求。

3. 为督促各单位落实整改，开展了审计跟踪检查督导工作。2017 年 11 月份，审计处成立了 3 人（袁灵华、王颖、徐博霞）督导小组，对 11 家直属单位审计发现问题的整改落实情况进行了一次现场督导与检查，根据督导检查情况，撰写了督导报告向主管领导进行了书面汇报，同时还按照委财务司的要求上报了 11 个直属单位问题整改的汇总报告。通过督导检查，促使各单位加快了整改力度。

4. 作为牵头协调部门，组织协调并配合卫计委财务司开展对王宇主任任期经济责任审计工作。审计处转发了审计通知，组织协调了进点会议，办理了进驻审计各项工作，督促协调各部门及时提交审计各项资料，配合财务司委托的会计师事务所顺利完成了现场审计工作。

【完善内审制度】 根据审计管理要求，审计处 2017 年 5 月 4 日出台了《中国疾控中心基建及维修工程项目审计管理办法（试行）》（中疾控审发〔2017〕42 号），进一步明确了工程项目审计内容和审计工作管理流程，使单位工程项目管理做到有章可循。

【内审业务培训】 为提高直属单位内部审计人员的政策理论水平和业务能力，2017 年 11 月 23 日，审计处组织了一期由 11 个直属单位内审人员参加的业务培训，培训内容主要是学习卫计委出台的《卫生计生系统内部审计工作规定》、讲解了单位近两年审计发现的问题，结合问题进行案例分析，指导内审人员如何开展日常审计工作，防范各类问题的发生。

【其他工作】

1. 按照卫计委巡视办的要求，中国疾控中心审计处派人（王克礼）参加了 2017 年度 4—5 月份两个单位回头看巡视检查。

2. 按照委财务司的要求，中国疾控中心审计处 2017 年 12 月份派人（徐博霞）参加了驻委纪检组专案专项检查工作。

3. 协助单位纪检监察部门完成 2 项专项检查和群工处组织的有关基层工会经费使用管理检查工作。

（胡文上、张雁、袁灵华）

设备条件管理

【采购工作】 2017年，我处遵照法律法规及财政部、卫计委和我中心相关规定，与各部门共同协调配合，采用公开招标、竞争性谈判、询价等多种采购方式，共完成采购项目130余项，总计采购预算约为1.3亿元，总计中标金额约为1.1亿元，共签订采购合同140余份。

【采购进口产品审批上报工作】 先后组织完成3批中心及各直属单位的采购进口产品的申报工作。完成了中心本级在北京海关的免税申报工作。

【固定资产管理工作】 截至2017年12月31日，中心本级在用设备类固定资产24 376台/件，资产总值43 195.6万元。其中通用设备（不含车）13 048台/件，资产总值27 107.25万元；专用设备1509台/件，资产总值14 251.46万元；家具、用具、装具及动植物共计9809台/件，资产总值1836.89万元。中心本级无形资产768件，资产总值6508.32万元。2017年新增设备类固定资产717台件，资产总值777.15万元；报废设备1010台件，资产总值1095.32万元；无偿调拨设备1台件，资产总值369.4万元。

【批量采购及信息统计上报工作】 全年完成中心批量集中采购申报工作共1105次，包括申报采购便携式计算机258台，台式计算机221台，复印机6台，空调机58台，复印纸1882箱，打印机63台。

中心本级申报采购便携式计算机76台，计算机69台，复印机3台，空调机14台，复印纸208箱，台式打印机29台。

（王悦、王茂武）

实验室管理

【全力推进中心病原微生物菌（毒）种保藏中心成立工作】 保藏中心逐步形成构建“一体两翼”的工作思路。一体即“中国疾病预防控制中心病原微生物菌（毒）种保藏中心”建设取得突破，8月7日，由国家卫生计生委正式指定为国家级人间传染的病原微生物菌（毒）种保藏中心。“两翼”渐已开展：一为技术研究，申报重大专项一项，待批复；二为搭建平台，3月以来，经与中华预防医学会多次沟通，达成成立《生物资源管理与利用研究分会》共识，10月常务理事委员会第十次会议答辩审议后批复同意成立，现已进入筹备成立阶段。

在国家卫计委科教司大力支持下，保藏中心与科教司实验室处建立了定期汇报紧密联系工作机制，成为国家级病原微生物菌（毒）种保藏工作组的组长单位和秘书处所在单位，并参加了科教司组织的两家保藏机构的评审活动，承办了全国病原微生物菌（毒）种保藏培训班。

保藏中心于8—11月间深入开展全国范围的调研工作，形成调查报告，同时与多家机构建立工作联系，形成良好的对外合作关系，其中与中国科学院微生物所于12月27日签订共建病原微生物资源与大数据联合研究中心合作协议。

【积极筹备生物安全四级实验室建设工作】 为推进落实中心在海南乐城国际医疗旅游先行区开展BSL-4实验室建设项目工作，9月2日及9月14—15日，分别赴海南省琼海市开展了项目选址和考察调研工作，组织有关专家对先行区规划，地理、气象条件，以及现有土地现状、市政基础设施、周边环境等有关条件进行了深入了解，收集了相关资料和数据；并重点对先行区推荐的二个地块，以及调研组根据情况新增的一个地块进行了现场踏勘。起草了《关于生物安全四级实验室建设进展情况的报告》，已上报卫计委。

在国际交流方面，参加世界卫生组织的生物安全四级实验室网络建设协商会议，并在会上介绍中心的生物安全四级实验室的规划。

【顺利开展检验检测机构资质认定工作】 2017年共组织9个检验检测机构的现场评审工作，完成27个检验检测机构的同步评审审批和上报工作。完成了53个检验检测机构的相关变更审批事宜，对6家检验检测机构进行了评审现场的监督评审，对3家卫生行业检验检测机构开展了资质认定监督检查工作。4月1日起，检验检测机构资质认定审批工作由纸质审批流程变更为网上审批各机构的申请材料。

6月27日，在西宁举办了2017年全国疾控系统检验检测机构资质认定管理培训班暨实验室质量研讨会，共90余人参加培训。7月24—28日在天津市举办国家级检验检测机构资质认定新评审员培训班，共计培训了行业评审组内40家机构的49名学员。

【圆满完成“全民国家安全教育日”活动】 2017年4月15日是《国家安全法》实施以来的第二个全民国家安全教育日，卫计委把“生物安全　共同的责任”为主题的活动放在了中心举办。实验室处作为活动主要牵头者，联合中心多个部门及有关直属单位共同设计活动内容、准备活动材料，圆满完成了开放日活动。中国疾控中心、中国医学科学院、中国科学院大学、北京大学的研究生及中小学生共计200余人参加了开放日活动。活动分为“院士讲堂”、“科普长廊”、“走进生物安全实验室”、“青少年课堂”、倡议“生物安全，从我做起”5个环节，以讲座、参观、实际操作等多种形式对传染病防控、生物安全实验室、个人防护等知识进行了讲解和宣传。

【稳步推动援疆、援藏工作，支持中心的援外工作】

1. 应西藏自治区疾控中心的业务需求，1 月 24 日组织相关专家对西藏疾控中心的实验室操作台进行了专家论证。9 月 7 日组织专家对西藏疾控中心 BSL-3 实验室改建项目进行论证。

2. 6 月 20—22 日在乌鲁木齐针对新疆地区举办病原微生物运输管理培训班，全疆共 46 人参加培训。

3. 7 月 31 日和 9 月 13 日组织有关专家对新疆疾控中心生物安全三级实验室建设工艺布局设计方案进行了论证。10 月组织专家对新疆喀什疾控中心《公共卫生检验检测中心》项目建设立项报告的编制进行指导。

4. 11 月应新疆疾控中心的需求，作为援疆工作之一安排新疆疾控中心五人到中心及传染病所进修两个月，主要学习 BSL-3 实验室运行管理、实验室资质认定评审工作、鼠疫 / 结核 / 脊灰 / 流感等实验活动的操作流程等。

5. 在中心与苏丹共和国国家公共卫生实验室签署备忘录前提下，应苏丹的需求，接待其参观中心的生物安全三级实验室，并共同探讨为苏丹方生物安全三级实验室工作人员提供培训事宜。

【做好卫计委技术支撑工作】 参与卫计委疾控局生物安全项目中实验室生物安全监测网络设计方案的编写并编撰预算；参与卫计委全民保障信息化工程一期工程任务需求书编写；参与省级疾控中心综合评估报告中实验室评估报告的撰写和审核工作。

完成卫计委委托项目“高等级生物安全实验室和菌毒种保藏机构管理对策及病原微生物菌毒种保藏信息系统数据规范研究”；组织起草《卫生行业检验检测机构检验能力表述规范》《关于加强病原微生物实验室生物安全管理工作的指导意见》和《病原微生物及样本保藏信息数据规范》(征求意见稿)；向卫计委科教司提交三份报告《病原微生物实验室管理现状分析报告》《国家病原微生物菌（毒）种保藏中心建设方案（草稿)》和《全国人间传染的病原微生物菌（毒）种保藏机构建设管理现状调查报告》。

【强化人员培训】 为强化实验室工作人员安全意识，提高安全技能，面向中心直属各单位及全国各省级疾控机构，有针对性地开展各项培训。包括两期病原微生物运输管理培训班（2017.4.18—20，杭州；2017.7.18—20，兰州)、两期实验动物从业人员培训班（2017.3.29—31，北京；2017.9.18—20，北京)、全国病原微生物实验室管理培训班（2017.5.10—11，厦门）实验室主任和安全员培训班（2017.9.5，北京)、实验室监督检查员培训班（2017.11.6，北京)，累计培训 7 期，约 715 人次。

【严格监督检查】 组织专家对中心各有关直属单位进行定期的季度实验室监督检查和不定期的抽查，在重大节假日前，组织开展专项检查，重点强调安全生产工作。在十九大召开前，积极组织相关直属单位迎接国家卫计委、北京市卫计委、昌平区卫计委及北京市监督所、昌平区监督所等单位对中心的生物安全专项检查。

【举办第十一届实验室安全周】 2017 年 4 月 24—28 日组织开展了主题为“提高安全意识　保障疾控事业”的第十一届实验室安全周活动。实验室处统一制作了安全周主题宣传画，4 月 24 日组织了全中心范围的安全周活动启动会，组织专家对实验室安全与安保进行专题讲座。在活动期间，各直属单位在中心的统一部署下，结合实际开展了内容丰富、形式多样、各具特色的活动，如实验室安全知识讲座、召开交流座谈会以及安全检查等。

【积极做好病原微生物运输审批及运输相关协调工作】 依据《可感染人类的高致病性病原微生物菌（毒）种或样本运输管理规定》进行跨省运输至中心的高致病性病原微生物菌（毒）种运输审批工作，2017年共办理82个运输准运证书，涉及高致病性禽流感病毒、疑似埃博拉病毒分离物、AFP、人克雅氏病、结核杆菌、霍乱弧菌、布鲁氏菌、鼠疫等十余种病原。全年安排手机值班，为运输单位解答办理准运证期间的各类问题及应急运输。为协调解决有关省份航空运输中存在的问题，召开感染性物质运输研讨会，筛选、确定感染性物质运输机场清单，协调航空运输的各参与单位。

依据《出入境特殊物品卫生检疫管理规定》的要求，2017年共办理了51个医用特殊物品出入境申请，其中出境13个，入境38个。

【深入开展实验动物管理工作】 2017年实验动物中心共承接了中心直属单位和外单位的实验动物饲养及动物实验委托48个，协助病毒病所进行EKPOMA病毒分离实验的应急工作；6月份完成了实验动物使用许可证的换证工作，新增隔离环境和猫的工作许可；开展二期动物设施建设的调研工作。

完成中心实验动物福利伦理委员会和实验动物管理委员会秘书处工作：共审查实验动物福利伦理报告10份；完成了工作章程及相关规章制度修订，完成了《AVMA动物安乐死指南》的二校；举办了1次实验动物福利伦理学术讲座。

【认真开展科学研究】 积极推进国家重点研发计划专项课题“实验室生物安全装备的现状与发展战略研究”和“国家生物安全监测网络系统集成技术研究”、“十三五”重大专项“非洲重要传染病流行规律研究”、中美新发再发传染病合作项目子项目九“传染病实验室管理能力建设”及中心青年基金课题5个项目的执行工作。完成卫生行业基金子课题“实验室生物安全战略与规划研究”、“生物实验中的人兽共患病安全问题及其对策研究”的结题审计验收工作。

（赵赤鸿、魏强、卢选成、李思思）

离退休人员管理

【中心离退休人员基本情况】 截至 2017 年底，中心离退休人员共 1422 人，离休干部 60 人，退休干部 1120 人，工人 242 人。党员 693 人。今年去世 36 人，新增退休人员 60 人。机关离退休人员 154 人，离休干部 4 人，退休干部 129 人，工人 21 人。党员 110 人。机关司局级领导 16 人，处级干部 44 人，副高以上职称 73 人，大学以上学历 76 人。年龄在 90 岁以上 3 人，80～89 岁 20 人，70～79 岁 35 人，60～69 岁 82 人，60 岁以下的 14 人。2017 年去世 3 人，新增退休人员 9 人。

【定期通报制度】 中心领导高度重视离退休干部工作，离退处同志积极努力，认真贯彻落实上级有关文件精神。坚持通报制度，重要会议和活动邀请老同志代表参加，采取多种形式听取老同志意见。协助一总支做好离退休党支部工作，筹备城北离退休党支部。

【召开春节团拜会】 2017 年 1 月于南纬路二楼多功能厅召开了机关离退休人员春节团拜会，会上王宇主任通报了中心工作情况，传达上级有关文件精神，机关老同志和有关处室负责人共 150 人参加会议。

【走访慰问工作】 做好春节及重大节目的走访慰问工作。为体现对老同志的关怀和照顾，中心领导亲自带队走访慰问生活困难党员、老党员、老干部、老专家 33 人次，听取他们对中心发展的意见建议，并集中发放春节慰问品 148 人。

【提高离休干部生活待遇】 认真落实中组部有关通知精神，对符合条件的离休干部，将护理费标准从 1000 元调整到 2500 元，切实保障离休干部生活待遇，减轻了个人压力。

【召开总结交流会】 组织召开中心直属单位离退休干部工作交流座谈会。传达学习卫生计生委离退休干部工作会议精神、党的十九大会议精神及党章修订内容，认真总结交流老干部工作。

【开展“畅谈”和“建言”活动】 根据中组部和卫生计生委要求，经批准，在中心及直属单位离退休干部中开展“畅谈十八大以来变化、展望十九大胜利召开”及“建言十九大”活动（简称：“畅谈”和“建言”活动）。认真学习贯彻习近平总书记系列重要讲话精神和关于离退休工作的重要指示，聚焦主题、服务大局，紧紧围绕促进发展，以多种形式，引导离退休干部谈感受、议变化、讲体会，弘扬职业精神，坚持“四个自信”，以实际行动为健康中国建设建言献策，增添正能量，营造好氛围。在开展活动中，结合离退休工作，组织了一系列活动，确保把中央的关心重视和期待传递给每位老同志，认真听取他们的心声，树立“一盘棋”思想，通过“看、听、讲、演、写”等形式，累计召开座谈会 6 次，组织活动 10 次，组织讲党课、报告会、小微报告进支部和知识答题共 28 次，调研培训 3 次，征文和书画作品 50 幅，上述活动累计参加约 1400 人次。

【帮助解决实际困难】 帮助有特殊困难的老同志解决实际困难。2017 年走访慰问大病重病住院、生活困难老同志 30 余人次；为 9 人申请的大病重病困难补助共 13 500 元；登门为 33 位老同志庆贺生日，送上生日祝福和礼物；全年办理就近医院变更 28 人次，收老同志医药费单据 506 余人次；协助 3 位去世老同志家属办理丧葬等事宜。

【做好体检工作】 做好年度离退休人员体检工作，2017 年有 110 位老同志参加体检。

【组织开展各种活动】 为老同志开办手工制作课，互相传授技艺；邀请舞蹈老师授课，老同志积极排练，并参加国家卫生计生委组织“庆七一•喜迎十九大”老干部文艺演出；组织老同志参加委里组织的合唱活动；组织老同志到黄花城水长城和翠湖国家城市湿地公园参观，协助组织建军 90 周年主题展览参观，组织离退休管理人员参观“砥砺奋进的五年成就展”；加强潘家园老干部活动室建设，开展学习阅读、支部活动、下棋唱歌等活动，全年有 1370 多人次参加，定期布置学习宣传栏 10 期；在昌平园区组织书画展览和复转军人风采展。

【做好沟通联系服务工作】 加强与老同志沟通联系，积极利用微信群作为交流平台发送通知、温馨提示等；协助做好参加中央国家机关养老保险参保相关工作；坚持异地居住离休干部定期通知惯例，做好关怀关心和通报解释工作。

【做好统计年报】 指导直属单位完善更新了《全国离退休信息管理系统数据库》，认真完成离退休干部统计年报工作。

（田占平、王晓锋）

安全保卫管理

【综合治理工作】 在中心党政领导的直接领导下，中心保卫处紧紧围绕“保安全、保稳定、保发展”的工作主线，以确保中心内部绝对安全为目标，狠抓安全生产各项工作，连续多年实现了无火灾、无责任事故、无重大刑事案件的“三个零”的工作目标，为中心各项疾控事业快速发展提供了坚强安全保障，较好地完成了上级交给的各项任务。

【消防安全教育】 狠抓消防安全教育，不断提升中心消防“四个能力”建设水平。一是狠抓安全员队伍培训。针对安全员队员的辅助性、兼职性的特点，重点强化了一般性、常识性、操作性安全知识的培训。5月18日，结合“安全生产月”活动开展，专程组织中心机关处室安全员到昌平双龙山消防培训基地进行学习。11月9日，组织开展了“119”消防安全宣传日主题讲座。提升了处室安全员的宣传引导能力。二是狠抓保安培训。2月、7月定期两次组织开展保安培训，重点围绕保安值守、巡逻以及突发事件应急处置进行重点讲解，确保保安队伍的巡逻值守能力能够不断提升。三是狠抓全员普及培训。中心专门购置了由国家安全生产监督管理总局组织制作的安全警示教育片，上传至中心网站视频库，方便中心全体职工随时观看学习。目前，已累计点击播放900余次。

【交通安全管理】 加强职工交通安全教育，特别是驾驶人员，强化安全意识，提高自觉遵守交通法规的自觉性。按照地方交通安全委会要求，国家、地方重要活动期间，做好车辆限行工作。

【安全督导检查】

1. 加强节假日及重大活动期间督导检查。认真贯彻上级有关指示，提高广大职工的安全意识，对于国家卫生计生委及地方政府有关加强重大节日、重大活动期间安全保卫工作会议精神和指示我们及时向各直属单位、有关部门和广大职工进行传达，主管领导刘剑君副主任于春节前1月16日至18日，率中心安全生产督导组，深入中心及直属各单位实地开展安全生产大检查，推动了安全生产工作落实。党的十九大前夕，保卫处开展了国家重大活动的安全督导检查。有效的提高了各单位的安全保障力度，确保了一方平安。

2. 狠抓日常安全防范，不断强化重点要害部位的安全监管。中心保卫处结合安全生产形式特点，在日常工作中突出核、生、化、爆等高危场所安全管理，以及水、电、气、热等重点部位的安全监管，通过定期检查、随机抽查、专项督查等方式，及时发现问题、消除隐患，全年累计开展各类督导检查8次，填写安全检查记录32份，及时发现和消除安全隐患36处，有效保障了中心安全。

【加强制度化建设】 以中心出台《绩效考核指导意见》为契机，推动建立安全生产绩效考核。实现了将“实现年度安全生产目标，无火灾、无责任事故、无重大刑事案件，内部安全秩序良好”作为单独一条，列入《中国疾病预防控制中心绩效考核指导意见》。通过推动安全生产绩效考核，为中心安全生产工作顺利开展注入强大动力。

（侯惠亭、邹斌、陈峰）

后勤管理与园区运营

【强化后勤规范管理】 经2017年第4次和第5次中国疾病预防控制中心党委常委会研究决定，根据中疾控党发〔2017〕47号文件精神，后勤运营管理中心与后勤服务中心职能合并，成立新的中心后勤运营管理中心（简称“运管中心”），中心南区、北区后勤管理归于统一。

【中心公共国有土地、房产、车辆的资产管理】 2017年完成中心土地、房屋资产决算报表上报工作，决算金额为57 269.19万元。完成中心机关车辆资产决算报表上报工作，决算金额为2164.11万元。完成中心机关及直属各单位公车改革审批程序，共计处置95公车，价值2114.09万元。完成辐射安全所房屋出租相关资料的审核上报工作。完成2016年土地变更情况调查及2018年土地利用计划上报工作。

【中心职工公有住房管理】 办理中心机关调入职工的住房补贴函调事宜。对2017年住房补贴预算中房屋未达标补贴、级差补贴及调入职工按月补贴进行发放前的程序化审核工作，并按相关手续发放35.31万元补贴。完成了2017年职工住房补贴预算的编制。

完成央产房30位业主审核房屋上市、过户相关手续，办理超标处理4户，办理10名职工配偶单位无房证明手续。完成潘家园南里7号院8、9号楼维修资金的申请，资金已到账。

【职工物业费、供暖费管理】 完成2017—2018年供暖季职工采暖补贴的发放，共计97.31万元。

【献血与计划生育管理】 中心机关今年二孩已出生9人，待产二孩3人，无政策计划外生育。组织中心机关及直属各单位完成2017年向贫困母亲献爱心捐款工作，总计捐款21 372元，并圆满完成了2017年度东城区献血指标。

【医疗管理】 承担中心机关在职及退休职工的医药费审核工作，累计受理报销医药费职工约1300人次。5月份，开展中心领导体检工作，并于8—9月份完成机关职工共计407人的体检工作。重新制定并发布《中国疾病预防控制中心机关职工公费医疗管理规定》，增加7家就诊医院，加大医药费报销比例。

协助北区医务室的日常诊疗工作、药房管理工作，保证医务室的正常运转。

【人防及节能减排管理】 与卫计委人防办、中心相关直属单位签订2017年安全责任书。储备防汛物资、开展防汛演练。对中心、相关直属单位进行防汛检查，保障汛期的安全生产工作。

作为卫计委人防第二协作组组长单位组织完成卫计委14家直属单位的人防工作目标管理和责任制评议考核工作。

按照北京市发改委的要求报送2017年北区碳排放数据。按照国家卫计委规财司和北京市统计局的要求，每季度报送中心及各直属单位的能源消耗数据。

【重要经济目标防护工作】 作为国家首批试点单位，积极开展病毒所菌毒种库防护工作。建立工作机制，分析昌平办公区现状，编制完成空袭损伤程度、平战转换、防护措施、消除空袭后果相关方案及试点工作研究报告。4月顺利通过该项目的验收评审工作。10月组织完成中心及各直属单位重要目标防护评分工作，传染病所、病毒病所、艾防中心为重点防护单位。11月完成国家第二批重要目标防护试点单位的申报工作，艾防中心顺利通过评审。

【中心及直属单位大型修缮项目申报工作】 组织完成中心及直属单位2018—2020年大型修缮项目评审工作。编制2018—2020年北区实验室及工作维持运转项目及北区公共设备大修项目申报书、可行性报告。

【中心北区通勤运行工作】 中心现租通勤班车18辆(含18名驾驶员),自有班车16辆(聘用15名驾驶员),承担昌平办公区通勤运行工作。全年总计出车11 470次,接送乘客41.6万人次,安全行驶84.1万公里。

【一般公务用车管理工作】 公务用车制度改革后,中心现有一般公务用车12辆(驾驶员7名)。制定《中国疾病预防控制中心机关公务用车管理办法》(试行)和《中国疾病预防控制中心机关一般公务用车管理制度》,与驾驶员签订《安全驾驶责任书》。全年总计出车901次,安全行驶9.5万公里。

【中心北区餐厅运营管理工作】 通过严格把控食品原材料质量,落实生产安全管理,较好的保障了中心北区职工和会议用餐。顺利完成北区餐厅各类供应商的招标工作及餐厅部分设施、设备的调整、更换。配合群工处完成健康菜肴品尝活动。

【中心北区公寓、会议室及洗衣房管理工作】 通过完善服务程序严格服务标准,加强素质培训提高服务质量,增强安全意识确保安全生产等多项措施,顺利完成专家公寓及会议服务工作。专家公寓全年累计接待境内外宾客1.2万人次,客房日使用率51%;会议服务2954场次,大型会议158次,共接待内外宾客2.9万人次,会议室日使用率64.3%;茶歇4次;洗衣房洗涤公寓及餐厅布草2.1万件。

【中心北区邮件收发工作】 全年收发各类文件、材料报刊、信函9万余件,承担上级部门及各直属单位文件往来交换约2万件;完成2017年报刊杂志计90余种的订阅工作。

【中心北区保洁管理】 完成中心综合楼、传染病所、病毒病所、性艾中心、动物中心、公寓楼、后勤楼、餐厅、各楼宇公共区域、外围北区、团山等日常保洁工作,协助做好大会及来宾接待的保洁工作。累计清运生活垃圾共112车,清运实验垃圾约37.3吨。

【中心北区绿化管理】 完善北区绿化日常养护内容,完成北区绿化区域常规养护,包括日常浇水、打药、修枝、除草,及特殊天气的巡查维护。根据北区生态环境特点,规划栽植金叶槐、雪松、大叶黄杨绿篱等;对叠水墙南侧的草坪进行修复更换,增添北区绿化景观。为改良人工湖水质环境,投养鱼苗、种植荷花,打造自然生态水环境。

【中心北区工程运行管理】 办公区给排水、供电、空调、电梯、楼宇自控、消防、安防等系统运转正常。对供电、给排水、中央空调、电梯系统机房进行24小时值班,每日两次巡视检修。完成23部电梯年检,避雷年检等专项工作,全年日常维修共计3011次。

办公区楼宇自控、安防、消防和门禁系统运转正常。对各类弱电系统每季度开展自检自查工作,完成自查安防摄像头346台、布防系统5套、门禁5套、楼内电消防5套、消防栓375套、信号蝶阀63套、水流指示器63套、喷淋灭火湿式报警阀9套、消防栓管网9套、喷淋管网5套、弱电间52间,全年日常维修共计1152次。

【中心北区安全生产检查】 开展北区安全生产检查12次,发放安全生产简报5期。对于中控室UPS电源失效、动物中心空调机房湿度过大、消毒蒸汽管道水锤等问题逐一落实处理,排除安全隐患。

【中心南区日常工作】 完成辖区内水、电、暖、安全保卫等服务保障工作;消防安全无责任事故;职工食堂、锅炉房、电梯运行、车辆运转、会议保障、文件收发、学生公寓管理、居民小区服务运转正常。

【中心南区会议服务工作】 本年度服务130次大会、1800次小会，服务参会人员4.6万人次。

【中心南区户籍办理工作】 承担职工、学生管理户籍工作，全年共办理户口迁入42人、迁出44人，户口外借业务150人次。

【中心南区物业维修工作】 南纬路办公区水暖维修341次，电器维修上百次，电话维修100余次；天坛西里居民区电气维修37项，水暖维修690次，学生公寓日常维修62次，3次暖气管道抢修。

【学生公寓管理工作】 配合教育培训处管理南纬路、潘家园两处学生公寓，为学生的学习和生活提供后勤保障。2017年度南纬路共接送约221人次新老学生。

【中心南区邮政收发工作】 南区收发室为机关各处室及各单位报刊及杂志36 086件，收发机要文件80余件，领导签批文件620件，挂号信、汇款单、快递往来5094件，分发报刊4200件，北区交换件7000件，往来文件无差错。

【中心南区安全生产检查】 全年开展专项联合检查5次，月安全生产联合检查12次，及时整改发现问题。按照西城消防支队要求，完善消防安全制度。接受消防部门检查3次，全年无重大安全生产责任事故。

【清煤降氮锅炉升级改造工作】 根据4月收到国家机关事务管理局《关于下达中央国家机关及所属在京单位清煤降氮改造任务单的通知》（国管房地〔2017〕138号），昌平办公区、南纬路办公区、天坛西里及潘家园南里7号院圆满完成清煤降氮改造工作。

中心北区作为中央国家机关改造任务中燃煤锅炉（26蒸吨）最多的项目，经78次会议、12家政府机构的共同协调，经4个标段、53天的施工，于11月12日完成供暖锅炉的改造，11月13日昌平办公区开始冬季供暖，12月30日完成消毒蒸汽锅炉改造，目前消毒蒸汽锅炉验收阶段。

潘家园南里7号院作为北京市环保局的重点项目，改造分两年实施，2017年两个标段的施工于11月13日完成，11月14日潘家园办公区、居民区均开始冬季供暖。

南纬路办公区、天坛西里共4台锅炉全部更新，均于11月13日完成改造工作，11月14日开始冬季供暖。

【开展经验交流】 2017年11月，在青岛召开了疾控系统后勤保障体系建设研讨会，10个省（自治区）、计划单列市的主管主任、后勤部门负责同志以及中心机关资产、财务等相关处室主要领导及直属单位的主管领导参加会议。本次研讨会市中心自2002年成立以来第一次全国性的后勤管理研讨会，会议分享了工作经验，对加强疾控系统后勤体系建设起到积极的推动作用。

【其他工作】 完成中心北区场地修缮、公寓修缮改造工作，完成电梯检修保养，完成避雷、电容、外线管道等供电设备维修，变频器、风机等空调设备维修，门禁、UPS、POS机等弱电设备更新。

协助完成市政府部署的关于做好核心区架空线入地及规范梳理工作任务，南纬路电力架空线由柱式变压器改为箱式变压器。完成潘家园南里7号院配电室高压直流屏维修，并对配电室低压部分进行改造。完成南纬路27、29号楼楼顶防水维修。

（谭吉宾、杜娟、谷鑫、陈同年、王晓雪、畅永清）

党群工作

【学习贯彻党的十九大精神】 组织中心领导班子、中层干部、党支部书记共97人参加国家卫生计生委党校组织的十九大精神专题培训班。邀请中心十九大代表高福主任在全国疾控系统会议和中心干部大会上作十九大精神报告，邀请国家卫生计生委直属机关党委领导在全国疾控会议上作十九大与健康中国专题辅导。

【开展“两学一做”常态化制度化学习教育】 组织中心2个督导组，对机关和直属单位的13个党委、总支开展党建工作综合督查和专项工作检查2轮。积极推动五型党支部建设，年终上报典型支部11个，其中6个支部入选委直属机关五型党支部建设典型案例。

【组织做好理论学习培训】 2017年，举办了8次不同层次的党员干部理论学习培训，内容涵盖学习十九大精神、两学一做常态化制度化、全面从严治党等；开展“读讲一本书”活动，选拔并向国家卫生计生委推荐3名演讲者，其中1名获特别奖。首次组织全国疾控系统党办主任暨百强支部书记培训班，约120人参加培训。首次开展国家、省、地、县及基层支部五级疾控党组织代表与委疾控局开展联学联做。

【夯实党的基层组织建设】 2017年，中心发展预备党员20名。4月，贯彻落实全面从严治党和委直属机关党委要求，在中心开展做好党员组织关系集中排查工作。8月，上报中心失联党员处置情况，对155名失联党员，6人已按照程序纳入组织管理，1人因无法取得联系取消预备党员资格，148人按相关规定作出停止党籍的处置决定。开展严格中心党费收缴管理工作，部署做好党费补交工作。2017年，中心共有10个基层党组织获评委直属机关党委先进基层党组织，28人获评优秀党员，10人获评优秀党务工作者。

【开展党的主题教育活动】 9月，与国家京剧院开展联学联做活动，共同交流支部党建工作，把艺术和科学有机结合起来。

【落实党风廉政建设主体责任】 2017年，1月开展了党建述职评议考核工作。12月，着手准备迎接国家卫生计生委对2017年执行党风廉政建设责任制暨惩防体系建设执行情况，起草并上报了中心党委落实党风廉政建设主体责任情况报告、中心2017年度执行党风廉政建设责任制暨惩防体系建设情况报告和自查统计表。

【发挥疾控分会的思想政治平台作用】 2017年5月，召开中国卫生计生政促会疾控分会常务理事扩大会，共同研讨分会第三次会员代表大会相关事宜，部署分会重点工作。6—9月，在全国疾控系统中开展主题论文征集、评优评先、百强支部评选表彰和培训工作。11月，召开第三次会员代表大会，选举产生新一届分会领导集体。整理汇编分会成立25周年的资料。

【举办工会干部培训1次】 为加强工会干部综合素质，围绕如何做好困难职工帮扶工作和工会相关公文工会撰写两个专题开展培训。

【开展职工健康活动3次】 开展健康生活方式厨艺大赛，包括连续三个月昌平、南纬路食堂品鉴和职工厨艺交流活动；组织1次慢性病健康专题讲座；组织400余名职工体质监测车体检活动。

【开展丰富多彩的文体活动10次】 为丰富职工生活，全年共组织职工健步走活动3次、羽毛球比赛2次、乒乓球比赛2次、棋牌比赛1次、太极拳比赛1次、龙舟赛1次，累计超过

400人次参加了活动。

【开展温暖人心的职工活动】 围绕"六一""八一"节开展系列活动，包括：慰问困难职工子女、军烈属、手绘家族树、撰写军旅生活体会等；组织职工参加国家卫生计生委书法、古典舞、声乐、游泳、太极扇、应急救护以及职工子女篮球等7个协会培训活动超过100人次；组织800名职工观看《舞马》演出。

【连续五年开展"恒爱行动一线牵"公益活动】 连续五年组织中心广大女职工为新疆少数民族5～15岁少年儿童编织毛织品。2017年完成50斤毛线编织，五年来共181人次参与编织活动，编织及捐赠毛织品数量超过350件。

【连续三年开展"家庭助廉"系列活动】 在"三八"节前夕，在中心女职工组织了"家庭助廉"活动。讲述家风小故事，发放习近平总书记就"注重家庭、注重家教、注重家风"重要论述的小册子，开展了廉政知识答题。征集家庭助廉活动作品24篇，其中家风故事10篇、家书手札9份、家训格言5份。

【维护职工合法权益】 全年开展困难职工摸底调查4次，走访慰问困难职工70人次；在建军95周年纪念活动中，对中心94余名复转军人及家属信息汇编上报，并走访慰问。

【开展职工学习1次】 开展320人参加的国家安全法和网络安全法的知识答题活动。

【工会加强自身建设】 补选中心党委书记李新华同志为中心工会主席；对中心工会及11个直属单位基层工会组织进行了财务大检查，并组成检查组，实施全覆盖互查；指导慢病中心工会、环境所工会换届以及辐射安全所工会增补副主席；发放工会会员证2200个。

【开展团员青年主题教育活动3次】 继续开展"与信仰对话"主题团日活动，邀请李新华书记作专题团课；组织中心团干部召开党的十九大精神专题学习会，并就《习近平的七年知青岁月》一书撰写心得体会；举办创建青年号为主题的团干部培训班，累计200人次参加。

【广泛开展健康主题志愿服务活动】 开展第三年青年专家走基层活动，在辽宁省锦州市义县针对当地学生、群众开设健康教育课程和讲座，举办健康主题趣味运动会，累计超过1000余名孩子、疾控工作人员以及村医受益；组织志愿者到天桥社区、育才小学、北师大实验小学、安外三条小学、马塔打工子弟学校等地开设健康科普讲座，累计讲课36课时、讲座4场，近40人次志愿者参与，培训接近2000人。

【开展服务青年职工活动】 以服务青年为宗旨，为青年联系、订购免费观影或优惠演出票，累计超过1000人次参与；与研究生院研究生学会联合举办了师生运动会和师生羽毛球赛。

【开展爱心捐赠活动】 为推进贫困地区的健康宣传，促进健康生活方式，共向发放赠送健康宣传材料763册、控烟主题餐巾纸430包、环保袋192个、膳食宝塔围裙56条。捐赠县南关小学作业本655本、各类文具3173件、课外书1105本、体育用品78件，帮助50名儿童实现了自己的节日心愿，并在六一前亲自送到孩子们的手中。

【做好共青团组织宣传工作】 指导慢病中心团支部完成换届选举工作；向中国疾控中心报投稿3篇；在中国疾控中心网站刊登稿件3篇；向委临时团委群团工作专栏投稿3篇；完成284名志愿者在中央国家机关志愿服务平台的登记注册工作。

【中心一届四次职工代表大会召开】 2017年3月23日，中国疾病预防控制中心召开第一届职工代表大会第四次全体会议，大会审议通过了中心2016年工作报告、财务工作报告，报告了中心公车改革落实情况及提案征集情况。大会执行主席梁东明同志主持大会，

106 名职工代表参加会议。

【举办职工代表培训】 举办 2017 年度职工代表国家安全法和保密法专题培训班，近 90 名代表参加培训。

【召开民主党派新春座谈会】 2017 年 1 月 17 日召开民主党派新春座谈会，传达 2017 年全国卫生计生工作会议精神；听取党外人士对中心发展建设、管理以及中心领导班子的意见建议。

【举办统战工会管理干部培训】 组织中心直属单位统战工作部门负责人和干部开展了《中共中央统战工作条例》的学习培训。

【开展统战信息核实填报】 按照上级要求，对中国疾控中心民主党派、无党派、归国留学人员、侨属侨眷进行了信息全面核实填报工作；配合地方政府统战部门完成民主党派基层组织领导干部考核，中央国家机关台盟大会代表推荐工作。

【签订党风廉政建设责任书】 中国疾控中心纪委协助党委实施了中心本级及直属各单位层层签订党风廉政建设责任书，建立起一级抓一级、层层抓落实的责任体系，将党风廉政建设责任制的考核结果与单位和责任人的年终绩效考核、评先评优等挂钩，加强了中心党风廉政建设。

【制定党风廉政建设和反腐败工作分工意见表】 中国疾控中心纪委协助党委制定《中国疾控中心 2017 年党风廉政建设和反腐败工作分工意见表》，梳理任务目标，明确工作内容、工作要求和责任单位，牵头完成 2017 年党风廉政建设和反腐败工作分工中 53 项任务的 26 项。

【从严落实中央八项规定精神】 中国疾控中心纪委组织直属各单位每月对落实中央八项规定精神情况进行自查，实行“零报告”制度，全年未发现违反中央八项规定精神情况。对中心处级以上领导干部办公用房进行检查回头看，未发现超标准配备和使用现象。对违规公款购买消费高档白酒问题进行了自查，未发现违规问题。对直属单位在职领导班子成员 2017 年参与公务用车改革情况进行了检查，保障公务用车各项改革政策有效落实。

【直属单位反腐倡廉警示教育巡讲全覆盖】 中国疾控中心纪检监察室在 2016 年探索开展对直属单位中层以上干部反腐倡廉警示教育巡讲的基础上，2017 年继续开展对直属单位和机关重点部门反腐倡廉警示教育巡讲工作，实现两年内直属单位反腐倡廉警示教育巡讲全覆盖。

【经常性开展党风党纪学习教育】 中国疾控中心纪委把经常性对党员进行遵守纪律教育作为一项重点工作。2017 年，结合疾控机构党员干部实际，收集 2017 年以来违反中央八项规定精神案例、北京市有关公车使用相关案例，编印了《全国疾病预防控制系统违反中央八项规定精神案例——“身边人身边事”廉政警示教育材料》，并利用国家卫生计生委医政医管局原局长王羽违法违纪案例，有针对性地开展“以案释纪明纪，严守纪律规矩”主题警示教育月活动。在春节、端午节、中秋节等重大节日，向领导干部发送廉洁过节短信，教育和提醒广大党员干部遵规守纪。

（路凯、曾彦、李新焕、韩璐、刘海龙、田申）

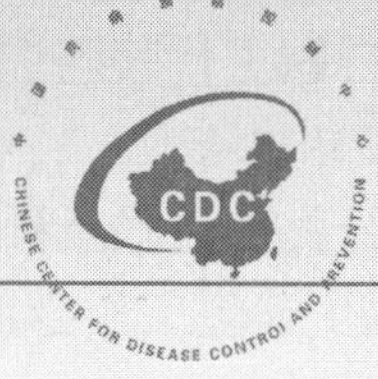

传 染 病 所

【科学研究取得重要成果】 2017年传染病所在科研上取得数项成果。

1．在健康人携带的鼠伤寒沙门菌中发现具有产生多黏菌素耐药的mcr-1基因质粒，并具有不同菌间传播能力，被美国微生物学会网站科学新闻报道，多个国内外媒体转载；明确了甲鱼体表和体内定殖O139群霍乱弧菌的能力和主要决定因子，被美国微生物学会网站科学新闻报道，十余家国外媒体报道。

2．完成了5个细菌新种鉴定并发表。

3．在国际上首次报道了立克次体类细菌在自然界蚊（中华按蚊、骚扰阿蚊、白纹伊蚊、致倦库蚊、三带喙库蚊）中广泛存在，并可以经卵垂直传播。

4．张永振研究员团队发现全新病毒的总数超过了1600种（包括新的病毒目或科），完善建立了利用转录组技术筛查与检测病原体的方法，该实验室成为世界上发现新病毒数量最多的实验室，得到了国际上高度评价。

5．完成了重要热带病相关入侵媒介生物及其病原的动态分布、生物学特性与资源库建设。

【继续推进国家致病菌识别网建设工作】 根据国家卫生计生委2017年工作要点内容（国卫办函〔2017〕11号），国家致病菌识别网建设工作于2017年3月在传染病所正式启动。完成了8个省及其22个市级疾控中心实验室的入网部署工作。传染病所专门成立国家致病菌识别网中心实验室，并新扩展了16个地市级网络实验室，进一步扩大检测网络实验室覆盖范围；对6个观察省开展了技术培训和地市级网络实验室技术认可工作；如期完成了工作实施方案和2017年监测方案的编写，发布识别网分子分型技术操作手册、耐药监测技术操作手册和信息系统应用手册；应急处置了局部暴发疫情22起，提供辅助决策10起。

【重点细菌性传染病监测工作】 2017年我所完成了全国168个监测点，包括11种重点细菌性传染病监测工作，合计采集各类样本50 000余份，完成血清学检测、病原菌分离及耐药检测等实验；完成1000多株病原菌复核鉴定工作；为提高病原菌检测能力，建立了基于症候群的多病原核酸筛检方法。

【派遣专家奔赴各省进行登革热、布鲁氏菌病等防控工作】 2017年，我国广东、云南、浙江、山东等省登革热暴发，受国家卫计委、中国疾病预防控制中心的委派，传染病所组织各科室专业技术人员赴当地进行疫情防控督导和技术指导工作。2017年7月11—14日，甘肃省天祝藏族自治县发生由于兽医接种家畜布病疫苗感染的聚集性疫情，我专家前往当地进行应急处置。

【赴四川九寨沟地震灾区执行救灾防病任务】 2017年8月9日，按照国家卫计委要求，鲁亮研究员作为中国疾控中心专家组成员经绵阳赴九寨沟地震灾区。与省、市、县疾控中心相关专家和应急队召开研讨会，对灾区居民饮用水和食品卫生情况、灾区环境卫生现状、医疗服务能力，以及目前灾区居民主要健康需求进行了解，并完善卫生防病技术、疾病控制工作方案等。

【科研课题稳步进行】 2017年度在研课题134项，其中973项目4项(参加)，国家重大科学仪器开发专项1项国家科技重大专项1项(参加)，国家重点开发计划14项(牵头1项)，科技部改革发展专项研发项目1项，国家自然科学基金项目40项，国际合作项目5项，中心青年基金5项，传染病所自主课题27项，国家卫生计生委及其他项目37项，全部按计划执行。组织申报课题112项，中标课题11项，到位科研经费约为2608万元。发表中英文文章约为218篇，其中被SCI收录126篇，影响因子约为456.246。申请国家发明专利14项，授权专利4项；

【教育培训工作继续推进】 2017年传染病所共招收录取各类研究生21人，其中博士生9人，学术型硕士8人，专业型硕士4人，拟录取2018级推免硕士2人。共授予学位33人，其中博士学位12人，硕士学位21人，学位授予率达100%。

2篇博士论文分别获优秀博士学位论文一等奖、二等奖。全年累计获得一等奖学金6名(博士4名，硕士2名)，二等奖学金7名(博士3名，硕士4名)。举办国家级继续医学教育培训项目6项，培训630余人次。接收中国现场流行病学培训项目第十六期学员2人，招收联合培养、进修、实习等培训人员89人。

【积极促进国际合作交流】 2017年外事活动有序进行，共出访23批40人。其中，短期出访20批37人，长期出访3批3人。计划外任务共14批22人，计划内任务9批8人。境外来访12批次46人，顺访4批次18人。组织召开“第八届巴尔通体国际学术会议”等大型国际研讨会议。

【科技成果转化渐入佳境】 2017年传染病所更着重将研究成果直接应用于传染病现场监测与防控工作。完成审核科研成果转化、技术合作、技术服务的合作合同6份；签署合作协议2份；审核检验检测报告4份；签发4份。其中：微生物诊断系统软件(Micro ID)技术转让金额501万元；“五类致泻性大肠埃希氏菌实时荧光PCR诊断试剂评价”的技术服务项目，合同金额8万元；布病虎红玻片凝集(初筛)和试管凝集(确诊)试剂获得国家食药监局3类医疗器械批准文号。

【学术期刊办刊质量稳步提升】 2017年，《疾病监测》杂志刊登论文360余篇，刊登率30%。2017年预防医学期刊中名列第前茅，5年影响因子1.565，入选第四届中国精品期刊，参加《中国学术期刊(网络版)》首批网络首发期刊项目，入选“中华医学百篇优秀论文”奖1篇，获卫计委主题宣传优秀期刊奖。《中国媒介生物学及控制杂志》2017年获“中华预防医学会系列杂志优秀期刊奖”；入选“中国百篇最具影响国内学术论文”1篇。2017年《中华流行病学杂志》荣获“中国最具国际影响力学术期刊”、“百种中国杰出学术期刊”和“中国精品科技期刊”。

【持续开展援疆、援藏工作】 2017年传染病所继续派遣李新威挂职新疆喀什地区疾控中心副主任，并先后派出15人次，开展指导国家致病菌识别网实验室建设，建立细菌性疫苗可预防疾病网络实验室并培训技术人员；派出相关专家2人次，协助新疆维吾尔自治区胸科医院在南疆地区开展结核病防治工作；开展腹泻、呼吸道、自然疫源性疾病多病原监测；指导喀什CDC开展实验室安全、认证认可、黑热病、布病等防控工作，协助制定“十三五”结核病防治规划。为巩固援藏工作，派出3人次指导西藏自治区疾控中心生物安全三级实验室的使用；指导病原菌分子分型网络实验室开展工作；联合开展腹泻、病媒生物监测和气候变化与疾病风险因素研究；为当地疾控技术人员开展培训。

【协助马达加斯加公共卫生部和世界卫生组织防控鼠疫疫情】 2017年10月28日和12月2日先后派遣夏连续、王鑫、李伟、梁莹作为中国赴马达加斯加鼠疫应急卫生防控专家组第一批、第二批成员赴马。与马达加斯加巴斯德研究所、世界卫生组织（WHO）马达加斯加代表处的工作交流与沟通以及鼠疫实验室技术支持工作；为我在马达加斯加的试管、医疗队、中资企业员工和其他公民提供健康服务，开展健康教育；与马达加斯加巴斯德研究所积极探索开展鼠疫防控领域合作的可行性；持续参与和支持当地防控工作。

【派出专家赴塞拉利昂参加实验室建设】 2017年传染病所先后派出夏连续、逄波、任东升、徐丽等4名专家赴西非塞拉利昂执行“中塞友好固定生物安全三级实验室技术合作项目”援助工作，主要负责：培训当地卫生工作人员；选择医院建立监测点、建立细菌学和寄生虫学检测实验室等手段；开展包括病毒、细菌和寄生虫在内的实验室检测和相关疾病的监测；积极参与到霍乱防控的工作中，向塞国卫生部提供实验室检测和监测的技术支持；维护BSL-Ⅲ实验室、保持运行状态；配合设备维护工程师进行中塞友好生物安全实验室的运行保障维护；通过多种方式与英国PHE、美国CDC、WHO、世界银行等机构开展工作交流；提高塞拉利昂对重点传染病预防和控制的能力，为西非热带病研究与防治中心建设和运行做好技术和人才准备；配合执行“和谐使命—2017”任务的中国海军和平方舟医院援塞军医专家组和湖南医疗队对患者进行传染病的初筛和分诊；与和平方舟医务人员到泥石流受灾灾民安置点以及残疾人之家开展卫生防病宣教、医疗巡诊等。

【协助塞拉利昂泥石流应急病媒控制工作】 2017年8月14日西非塞拉利昂首都弗里敦发生特大泥石流灾害。刘起勇研究员按计划于8月15日赶到塞拉利昂首都弗里敦西区卫生局，参与塞国国家级公共卫生机构筹建工作。并与任东升一道进行弗里敦应急病媒控制和技术指导工作。

【生动开展党建工作】 2017年传染病所所党委积极组织全所党员、群众集中观看党的十九大开幕式，并在党的十九大闭幕后召开党委扩大会暨中心组学习扩大会学习党的十九大报告精神。在全所范围内，组织开展“两学一做”学习教育动员、教育座谈和专题党课。组织召开“迎七一”党支部“联学联比”党建知识竞赛；参观“砥砺奋进的五年”大型成就展。向全体党员和党委委员、纪委委员、支部书记、委员等党员干部发放新修订的《中国共产党章程》、《习近平的七年知青岁月》、党的十九大精神解读等相关学习书籍。参观中国农机院北京农机实验站，抗日战争纪念馆、鼠防泰斗伍连德纪念馆、731遗址博物馆、抗日战争纪念馆、周恩来邓颖超纪念馆；组织党委委员、纪委委员、支部书记等党员干部赴延安开展“弘扬延安精神，坚定理想信念，强化使命担当”主题党日活动；与兄弟单位开展联学活动，组织观看红色题材电影《血战湘江》和《建军大业》，加强党员爱国主义教育。

【丰富职工文化活动】 2017年传染病所多名职工代表中心参加卫计委龙舟比赛，并获得季军。参加卫计委组织的合唱团培训、游泳培训、太极扇培训等。参加中心“羽爱同行．疾控同舟”羽毛球比赛，并获得团体第四名以及混合双打第一名、男子单打第二名、男子单打第三名的好成绩。传染病所工会还积极组织会员参加献爱心活动，为实行计划生育的贫困母亲捐款2720元，多名职工连续几年参加“恒爱行动”情牵一线活动，为灾区的小朋友织毛衣等献爱心。响应卫计委的号召，参加中心“三八”妇女节“家风建设在行动”演讲交流活动。踏实做好困难职工以及“央务阳光助学”统计工作，协助国家卫计委以及中心做好困难帮扶工作，认真落实困难补助。

【内部管理信息化，工作流程标准化】 2017年共制定出台修订各项管理办法8项，内部事务信息主动公开，印发全所各部门。传染病所内部控制信息系统各子系统基本建成。采购管理、应急管理、合同管理和科研管理四个子系统已举办多次培训，进入试用阶段。已实现“全员会计，电子报账”；“自行采购、流程标准化”的良好局面。2017年继续开展建言献策工作。举办“2016年金点子、银点子和好点子”建言献策评比活动，以正向激励的方式鼓励了大家在日常工作中勤于思考，勇于创新。按照初审、会审、群众投票、所务会审议、公示、所务会批准等环节，最终评选出银点子1项，好点子3项，优秀建议6项。

【优化完善试剂耗材服务采购管理平台】 2017年平台与生物信息室微生物基因组数据库系统进行关联，数据交互后可实现基因组测序项目线上提交测序报告、在线审批和验收功能，优化了原有线下验收流程，提高了工作效率；根据易制毒化学品申购的管理要求，平台上新增了易制毒化学品申购管理模块，可实现在线申请、审批、上传许可证及验收等环节，规范了易制毒化学品的的申购流程。2017年采购平台累计完成了26 008 759.41元的科研试剂耗材及基因测序服务的实物交接及验收工作。全年对3901株菌株样品、4 831 902.00元的全基因组测序服务项目进行了合同化管理。

【进一步调整人才结构】 加强中层干部队伍建设，民主推荐干部3人、干部岗位轮换2人。调整人才结构，2017年卫计委人事司组织的专业技术职称评审中，共15人获得高一级专业技术资格，其中正高4人，副高9人，中级3人。解决用人需求，全年通过公开招聘共接收应届毕业生5人、调入1人、为7个部门聘用11人。积极推荐和扩大人才队伍，全年组织突出贡献、百千万人才、援疆先进个人、中国青年科技奖的申报和推荐工作；卫计委卫生后备人才推荐和选拔工作，全所4人取得免试资格，笔试资格9人。鼓励继续教育，为青年干部发展营造有利环境，2017年在职职工报考硕士2人、博士3人、继续学力教育2人，报销学费近10万元。

【统筹纳入养老保险体系，调整和提高薪酬待遇】 2017年，在中央国家机关养老保险管理中心完成在所职工和退休人员共470多人养老保险首次参保登记工作，全员按时纳入国家养老保险体系。该项工作历时一年，共涉及政策文件34份、查询个人档案800余份、信息采集4万余条。2017年上半年，调整离退休人员津补贴；下半年调整退休人员基本养老金；年底调整在职人员部分绩效工资纳入基本工资。

【人事管理更趋于精细化】 人事管理以内控系统为依托，初步探索建立了人事管理模块，进一步提高工作效率，促进人事管理由传统方式向新型便捷高效的信息化管理模式转变实现精细化管理。在疾控体系内创造性开展岗位聘任量化评价，探索并建立了疾控体系专业技术岗位聘任量化评价指标体系，更加体现了岗位聘任工作的公平性、科学性和可操作性，群众满意度明显提高。

（卢金星、罗成旺、姜靖伟）

病毒病所

【工作概况】 2017年病毒病所在国家卫计委和中国疾控中心的领导下，出色完成年度各项工作，取得突出成绩。履行了疾病控制、科学研究、应急处置、教育培训等职能，疾控工作有序开展，应急工作能力不断提升，科研管理制度化多领域取得成绩，国际合作纵深发展，教育培训进一步规范，培养质量进一步提高。启动实验室认证认可工作。按序时进度完成预算。认真落实“三重一大”集体决策制度，建立反腐倡廉长效机制。完成“两学一做”常态化制度化实施方案工作。

2017年，侯云德院士荣获国家最高科学技术，该奖项自2000年正式设立至今，仅有29位科学家获奖；作为第二完成单位和第二完成人申报的《以H7N9禽流感为代表的新发传染病防治体系重大创新和技术突破》项目荣获2017年度国家科学技术进步特等奖。许文波研究员获得2016年享受政府特殊津贴；王大燕研究员当选2017年国家百千万人才工程国家级人选；刘军副研究员荣获2016年国家“万人计划”青年拔尖人才。

【侯云德院士荣获国家最高科学技术奖】 侯云德院士是我国分子病毒学的开拓者，杰出的战略科学家和卓越的科技工作者，现代医药生物技术产业和现代传染病综合防控技术体系的主要奠基人。

他坚持病毒学研究60余年，为我国医学技术发展、公共卫生安全和人民健康生活做出了重大贡献。他的主要成就体现在四方面：

1．我国分子病毒学奠基人。20世纪80年代始，他带领团队开展痘苗病毒全基因组序列测定、大肠杆菌增强子样序列、丙型肝炎病毒核心蛋白抗原表位及其致癌性等研究，奠定了中国分子病毒学基础。

2．开创引领我国基因工程药物研制。20世纪80年代，他率先利用分子生物学理论和方法，完成了当时我国最大基因组—痘苗病毒天坛株的全基因组测序；构建了一系列新型原核表达载体和病毒基因治疗载体；发现了丙型肝炎病毒核心蛋白抗原表位及其致癌性分子机制等，奠定了我国分子病毒学的研究基础。他率先研发出国际独创，我国首个基因工程药物（国家Ⅰ类新药）—重组人干扰素α1b，实现了我国基因工程药物从无到有的“零”突破，随后又在短短数年间相继研制出1个国家Ⅰ类和6个国家Ⅱ类基因工程新药。1993年因“人基因工程α型干扰素系列产品的研制、生产和应用”获国家科技进步一等奖（排名第一）。

3．推动了我国现代医药生物技术产业发展。他构建了我国医药生物技术的布局，主导了我国第一个基因工程新药的产业化，研制的8种基因工程药物挽救了上千万患者，产生数十亿经济效益。他主导完成的基因工程药物产业化对我国改革开放早期的科技成果产业化发展具有重要意义。在他连任三届国家“863计划”生物技术领域专家委员会首席科学家的十年间（1987—1996年），我国以基因工程药物发展为重点的医药生物技术的研发和产业化取得了飞速发展，奠定了我国现代医药生物技术产业的基础。

4．构筑了我国现代传染病防控技术体系。他提出应对突发急性传染病的“集成”防控体系思想，顶层设计了2008—2020年重大专项降低“三病两率”和应对重大突发疫情的总体规划，将我国新发突发传染病防控技术和能力提升到国际先进水平，实现了我国能够在

72 小时内鉴定 300 种已知和未知病原，成功应对近十年来数次重大传染病疫情。他还主导了 2009 年我国 H1N1 流感大流行的防控应对和科技攻关，取得 8 项世界第一的研究成果，使我国开创了人类历史上首次对流感大流行成功干预的先例。2014 年因“我国首次对甲型 H1N1 流感大流行有效防控及集成创新性研究”获国家科技进步一等奖（排名第一）。

侯云德院士曾获得省部级以上奖励 35 项，其中：国家科技进步一等奖 2 项（均排名第一）、国家科技进步二等奖 6 项、国家自然科学二等奖 1 项、国家发明三等奖 1 项、卫生部科技成果一等奖 10 项，1994 年获何梁何利医学基金奖、1996 年获中国医学科学奖、1994 年被评为第四届全国杰出专业技术人才、2015 年获首届树兰医学奖。

鉴于侯云德院士的上述成就，经陈竺、赵铠和饶子和三位院士推荐为 2017 年度国家最高科学技术奖候选人，通过了初评会议答辩、现场考察、评审委员会答辩和奖励委员会答辩，最终于 2017 年 12 月荣获国家最高科学技术奖。

【病毒病所荣获国家科学技术进步奖特等奖】 病毒病所首次发现一种新型三源重配 H7N9 禽流感病毒可导致人的感染和死亡；揭示了新型 H7N9 禽流感病毒的起源和重配机制；明确了 H7N9 禽流感病毒突破种属屏障感染人的分子机制；揭示了低致病性 H7N9 禽流感病毒导致人严重临床感染的机制，证明 H7N9 禽流感病毒在人肺组织中的高复制力造成了肺功能受损；系统评价了 H7N9 禽流感病毒的传播力，发现 H7N9 禽流感病毒在上呼吸道的复制效率较低，在哺乳动物中经空气传播的能力有限，因此导致有效人际传播的风险较低，但可通过密切接触传播，因此其导致流感大流行的潜能不容忽视；首个成功研发检测试剂，为及时采取有效的临床治疗和疫情防控提供了技术保障，为国际社会提供了技术援助，提高了我国的国际影响力和话语权。相关研究取得了国际领先的重大创新，发表在 New Engl J Med、Nature 和 Science 等杂志。

上述研究成果病毒病所作为第二完成单位参加了 2017 年度国家科学技术进步奖特等奖申报工作，通过了初评会议答辩、现场考察、评审委员会答辩和奖励委员会答辩，最终于 2017 年 12 月荣获国家科学技术进步奖特等奖。

【首次从我国自然界蚊虫标本中分离到 ZIKA 病毒】 2016 年 8 月病毒病所病毒性脑炎室在我国贵州省德江县（东经 108°02′24″，北纬 28° 15′19″）开展蚊传虫媒病毒监测，采集的蚊虫标本经分类鉴定后，液氮保存并用干冰运输到病毒病所。所有蚊虫标本进行研磨处理，离心后上清液接种组织细胞（C6/36 细胞和 BHK 细胞）进行病毒分离。在致倦库蚊标本中获得 4 株病毒分离物，其中 3 株病毒鉴定为基因 1 型乙脑病毒。

另外 1 株病毒分离物（GZDJ1685），可以在 BHK 和 C6/36 细胞上接种 2 天引起细胞病变。该病毒感染上清对黄病毒属通用扩增呈阳性，使用 ZIKA 病毒全基因组序列扩增引物获得该分离株编码区核苷酸序列。核苷酸序列分析发现 GZDJ1685 号病毒编码区核苷酸序列与 2013 年在法属波利尼西亚 ZIKA 病毒感染患者分离到的病毒（H/PF-2013）核苷酸和氨基酸同源性最高，分别为 99.5% 和 99.5%。病毒编码区核苷酸分子遗传进化分析显示，GZDJ1685 号病毒属于 ZIKA 病毒亚洲分支的基因 2 型 ZIKA 病毒，并且与多株在巴西（2015 年），波多黎各（2015 年），2007 年 YAP 岛分离的 ZIKA 病毒处在同一进化分支，共同属于亚洲基因 2 型分枝病毒。病毒编码区氨基酸差异比对分析发现，GZDJ1685 号病毒与 1947 年分离自恒河猴的 ZIKA 病毒，以及 2015 年以来在非洲和南美洲患者标本和 5 种伊蚊标本分离的 ZIKA 病毒在编码区存在 10 处氨基酸差异位点，其中在病毒结构基因 PreM 和

E 基因分别存在 3 氨基酸差异位点。

2017 年 6 月 5 日，中国疾控中心卫生应急中心组织召开“关于从我国贵州省德江县采集的蚊虫标本中分离到 Zika 病毒讨论”专家研讨会。会议要求尽快由病毒病所安排针对新分离寨卡病毒的细胞培养液开展深度测序，得到结果与已经测定的序列进行比对，结果吻合后，向中国疾控中心卫生上报；尽快组织在病毒分离地开展当地人群、动物血清标本采集工作，开展寨卡病毒、登革病毒和乙脑病毒的中和试验，开展血清流行病学调查。

2017 年 6 月 20 日，根据研讨会的意见，病毒病所针对从贵州省德江县采集的致倦库蚊标本中分离的病毒（GZDJ1685）开展深度测序工作。深度测序的结果显示：深度测序并获得病毒 ORF 序列，序列比对结果判定该病毒分离物为 Zika 病毒。

2017 年 10 月 27 日—11 月 2 日于病毒病所人员与贵州省疾控、铜仁市疾控及当地人员一起在贵州省铜仁市德江县青龙街道石打头村采集人群及动物血标本，开展寨卡病毒血清流行病学调查。采集人群血清标本共 403 份，包括：5 个年龄组共采集 366 例人群血清标本、门诊标本 37 份；采集鸡、猪、羊血标本共计 104 份。血清学检测工作正在进行中。

本次发现不仅是第一次在中国大陆从本土的自然界蚊虫标本中分离，也是在东亚的致倦库蚊和骚扰阿蚊中首次分离到 Zika 病毒。这是一次偶然的发现，还是 Zika 病毒在当地野生动物中已经存在传播和流行，尚需进一步的证实。但是，这次发现对中国防控 Zika 病毒流行提出了新的挑战。

【全国重点病毒性疾病监测工作】 2017 年病毒病所按照监测方案和防控工作要求，积极开展各项工作，圆满完成了流感、禽流感、脊髓灰质炎（脊灰）、手足口病、麻疹、病毒性脑炎、狂犬病、出血热、发热伴血小板减少综合征、登革热、病毒性肝炎、病毒性腹泻、克雅氏病等病毒性疾病的监测与防控工作。

2017 年完成 7.4 万余份标本 / 毒株的检测、鉴定或复核等工作。向疾病防控机构提供援非实验室埃博拉检测试剂约 6000 人份，黄热、拉沙热、寨卡、裂谷热、马尔堡、基孔肯雅、裂谷热、登革其他试剂约 6400 人份；提供肾综合征出血热总抗体试剂 5400 多份，直接荧光抗体约 4500 份，抗鼠荧光约 200 份；向全国提供流感病毒鉴定标准抗原 1 万毫升，流感标准抗血清 1 万毫升，提供 MDCK 细胞 20 瓶；向省级麻疹 / 风疹实验室提供 Vero/SLAM 细胞 15 瓶；提供猴痘 MERS-CoV、乙脑、EB、轮状病毒、甲肝、乙肝等检测试剂共计 19 800 人份；提供细胞电镜固定液 25 份；提供 E6 细胞 2 瓶；提供 RD 细胞 17 瓶，L20B 细胞 16 瓶，Hep-2 细胞 1 瓶。

举办了病毒性疾病检测、监测等防控技术培训班，培训病毒性疾病防控人员 715 人次。对全国 94 家流感、32 家省级麻疹 / 风疹、30 家省级脊灰、25 家乙脑、20 家病毒性腹泻、31 家省级 SFTS 实验室开展盲样考核，对 408 家全国流感监测网络实验室，554 家全国流感监测哨点医院开展质量评估；为甘肃等省份提供 MERS-CoV 分子检测盲样考核品，参加应急检测能力评比。对全国 186 个疑似急性乙肝监测点的样本进行复核和考核等。监测实验室现场认证。完成 6 个省级脊灰、麻疹 / 风疹、3 个省级病毒性腹泻、15 个省级乙脑网络实验室现场认证；完成内蒙古自治区疾病预防控制中心省级流感参比中心评估。

开展了疾病防控督导、调研或技术指导等。对省市疾控中心或哨点医院进行督导、调研，了解疾病防控现状和存在的问题，指导当地更好地开展疾病防控工作。参与病毒性疾病防控文件的制修订。

【禽流感疫情应对】 2017年1月26日，病毒病所收到四川省疾控中心送检的该省首例H7N9亚型禽流感病毒感染疑似病例咽拭子标本1份，立即进行了检测。核酸检测结果显示为甲型H7N9亚型禽流感病毒阳性并立即上报了检测结果。

2017年2月9日，病毒病所国家流感中心收到云南省疾控中心送检的该省发现的首例H7N9亚型禽流感病毒感染疑似病例咽拭子标本1份，立即进行了检测。核酸检测结果显示为甲型H7N9亚型禽流感病毒阳性并立即上报了检测结果。

2017年3月5日，病毒病所完成重庆首例人感染H7N9亚型流感病毒进行实验室检测，当晚23点确定病例呼吸道拭子标本H7N9病毒阳性，随后参加重庆市委市政府组织的人感染禽流感联防联控会议，汇报了实验室检测结果，并提出防控建议。

2017年5月15日，病毒病所完成山西报送疑似H7N9禽流感样品实验室检测，当晚21:00点确定病例标本H7N9亚型阳性，为山西省首例实验室确诊人感染H7N9禽流感亚型病例。

2017年4月3日，病毒病所国家流感中心收到西藏自治区疾控中心送检的该省发现的首例H7N9亚型禽流感病毒感染疑似病例咽拭子和鼻拭子标本裂解液各1份，立即进行了检测。核酸检测结果显示为甲型H7N9亚型禽流感病毒阳性并立即上报检测结果。

2017年5月3日，病毒病所国家流感中心收到陕西省疾控中心送检的该省发现的首例H7N9亚型禽流感病毒感染疑似病例咽拭子标本和痰液标本各1份，立即进行了检测。核酸检测结果显示为甲型H7N9亚型禽流感病毒阳性并立即上报检测结果。

2017年6月16日上午，病毒病所国家流感中心收到内蒙古自治区疾控中心送检的该省检测到的首例H7N9亚型禽流感病毒感染疑似病例痰液标本2份，立即进行了检测。核酸检测结果显示为甲型H7N9亚型禽流感病毒阳性并立即上报检测结果。

【脊髓灰质炎（脊灰）相关疫情应对】

2017年4月26日，病毒病所在河南省CDC送检的一名AFP病例粪便标本阳性分离物中，分离到Ⅲ型VDPV，该病毒与Ⅲ型脊灰疫苗株相比，VP1区10个核苷酸发生变异。立即派专家开展了现场调查，最终分类为“脊灰排除病例”。

2017年12月，病毒病所在北京市CDC送检的一名山东AFP病例粪便标本阳性分离物中，分离到Ⅲ型VDPV，该病毒与Ⅲ型脊灰疫苗株相比，VP1区13个核苷酸发生变异。立即派专家开展了现场调查和实验室应急检测。

2017年12月，病毒病所在广东省CDC送检的一名AFP病例粪便标本4株阳性分离物中，分离到Ⅲ型VDPV，与Ⅲ型Sabin株/昆明株相比，分别有7/7、7/7、9/9、8/8个核苷酸发生变异，变异率为0.7%～1%。

【寨卡病毒应对工作】 2017年5月6日上午11时30分，病毒病所收到江苏省疾控中心送检寨卡病毒病疑似病例吴某（女性，28岁）于5月2日采集的血液和尿液标本各1份、5月4日采集的血液和尿液标本各1份（共计4份）。收到标本后，采用荧光定量RT-PCR方法对标本进行了核酸检测，结果显示5月2日尿液标本中寨卡病毒核酸阳性。

【山东输入性登革热疫情应对】 2017年8月26日，山东省济宁市嘉祥县报告32例登革热本地病例，由于济宁市既往未曾出现过登革热本地病例，考虑此次登革热疫情为输入引起的本地暴发。当地通过主动搜索与加强监测，截至疫情结束，共报告81例登革热病例。8月29日病毒病所李德新研究员和芜为助理研究员前往登革热疫情暴发地，初步了解了当地疫情和防控情况，并参与指导媒介伊蚊密度监测工作和消杀工作。11 月，为进一步了解登革热传入来源、疫情流行特征及感染状况，病毒病所李德新研究员、张全福副研究员和芫为助理研究员前往山东省济宁市嘉祥县开展调查，并采集疫区登革热病人恢复期血清样本和无症状人员血清样本等，进行血清流行病学调查。共采集 226 份血清样本。

【病毒性脑炎疫情应对】 2017 年 8 月 18—21 日及 26—28 日，病毒病所参与甘肃日本乙型脑炎病毒疫情的处置工作。

【卫生应急和保障】 2017 年 1、3、5 月分别完成了高致病禽流感（H7 型）、艾克普马和寨卡样本的应急检测、运输和生物安全保障工作；平时做好 150 人个人防护应急物质（护目镜、防护服、靴套等）的储备，以备应急状态下紧急使用，同时定期查看和更新储备物质，使之经常处于有效期和正常状态。

【朱既明诞辰 100 周年学术研讨会】 为传承朱先生潜心探索、严谨治学的科研风范，弘扬朱先生淡泊名利、献身科学的优秀品格和崇高精神，激励广大科研工作者投身于祖国富强和人类健康的伟大事业，病毒病所于 2017 年 11 月 21 日，举办了学术研讨会暨朱既明诞辰 100 周年学术活动。业内知名专家和地方疾控中心等相关单位专家参会。

【2017 年科研项目基本情况】 2017 年申请各级各类课题 93 项，其中作为承担单位申报 52 项，作为参加单位申报 41 项；获准课题 28 项（部分项目还在评审过程中），其中承担课题 17 项，参加课题 11 项；在研课题 80 项，其中承担 51 项，参加 29 项。

【完善科研项目管理规章制度】 为了加强科研项目（课题）经费间接费用的管理，合理补偿我所科研间接成本，充分调动科研人员积极性，推动我所科研事业持续、健康发展，2017 年 5 月 24 日印发了《病毒病预防控制所科研项目（课题）经费间接费用管理办法（试行）》。

【科研成果】 2017 年申报科研成果 16 项，获奖 6 项，2017 年申请专利 5 项，授权专利 3 项。发表中文论文 96 篇，英文论文 134 篇，SCI 收录论文 130 篇，总影响因子 752.271，平均影响因子 5.79，最高影响因子 72.406。发表参编著作 1 部。获得医疗器械证书 1 项

【科研基地建设与管理】 2017 年 12 月国家卫生和计划生育委员会批复了病毒病所卫生部医学病毒和病毒病重点实验室、微生物基因组研究中心两个重点科研基地评估结果，最终结果为良好。

【科技学术年会暨卫生部医学病毒和病毒病重点实验室学术年会】 2016 年度病毒病预防控制所科技学术年会暨卫生部医学病毒和病毒病重点实验室学术年会于 2017 年 1 月 5 日在昌平新址举行，全所 200 余名科研人员、研究生参加了年会。党委书记武桂珍研究员回顾了 2016 年病毒病所在科研工作中取得的重要科研进展和成绩，回顾了病毒病所在突发疫情应对、援塞抗击埃博拉、寨卡病毒防控等方面取得的优异成绩；副所长舒跃龙研究员对病毒病所 2016 年度科研工作进行了全面总结；我所各业务科室的 20 位专家作学术报告。同时对 2016 年度发表 SCI 论文进行奖励。

【国内首发纳米孔测序论文】 利用 MinION 建立了针对肠道病毒 EV71 和 CA16 的全基因组扩增子测序方法，并对纳米孔测序的准确性，测序速度，数据特征和多样本检测能力做出了全面的评估和分析，并与 Sanger 测序结果进行了比较，该研究表明了纳米孔测序是快速，准确，简单和高通量的病原体检测方法，在公共卫生领域有着巨大的应用前景。该研究的论文“Rapid and Accurate Sequencing of Enterovirus Genomes using MinIONNanopore Sequencer”作为封面论文发表在 SCI 期刊《Biomedical and Environmental Sciences》上。该研

究是国内外首次报道基于纳米孔技术的针对肠道病毒全基因组的测序方法，同时也是国内首次应用纳米孔测序仪的学术报道。

【寨卡病毒快速检测试剂研发进展】 完成两种寨卡病毒现场快速诊断试剂，寨卡病毒荧光定量 PCR 检测试剂和“一步法”免核酸提取荧光定量 PCR 试剂的研发和实验室评价，对寨卡病毒非洲型和亚洲型培养物确认最低检测限为 101TCID50/mL，特异性、重复性良好；共完成逾 2500 份临床样本验证，完成临床试验及相关报告，已通过中检院注册抽检，进入国家药监局快速审批程序，注册受理号：CSZ1600295 和 CSZ1600282。其中一项“寨卡病毒核酸检测试剂盒（PCR—荧光探针法）”已获得医疗器械注册证书（国械注准 20173401429）。

【建立优化猴痘病毒分子检测与血清学分析技术】 建立优化猴痘病毒分子检测与血清学分析技术，在塞拉利昂确诊一例新发猴痘感染，并获得部分序列，确定其为近年西非流行株，为中国与西非猴痘病毒防控提供科学参考与技术支撑，是后埃博拉时代我国援外实验室取得的又一项合作成果。

【因公出国（境）管理】 截至 2017 年 11 月底，病毒病所审批、审查、审核和办理短期 30 天（含）以下因公出国人员共计 55 批 112 人次，其中计划内 35 批 77 次（含未成行 6 批 11 人次），计划执行率 83%、计划外 20 批 35 人次、香港 3 批 4 人次、澳门 1 批 1 人次、执行援非埃博拉疫情防控 2 批次 5 人次；收缴管理护照 101 本，新办护照 14 本、港澳通行证 1 本，办理签证手续 39 批次 79 人次。短期出访以参加国际会议为主，占出访比例 91%；学术交流占出访比例 9%。出访经费外方支持占 25%；科研经费支持占 64%；共同承担占 11%。

【国（境）外来访管理】 2017 年病毒病所接待了来自美国、意大利、德国、英国、澳大利亚、越南、塞拉利昂、赞比亚等国家和国际组织外宾以及澳门专家 212 人次，共办理接待来访手续 32 批 167 人次、接待顺访外宾 16 批 99 人次。完成了美国卫生与公众服务部部长 Thomas Price 博士一行 6 人、德国海因里希 · 佩特研究所科学主任 Thomas Dobner 博士一行 21、美国驻华大使 Terry Branstad 先生一行 8 人、塞拉利昂疟疾防治培训班代表团一行 30 人、“一带一路”国家卫生部级官员研讨班代表团一行 9 人、赞比亚卫生部公共卫生司司长 AndrewSillumesi 先生一行 7 人、越南国家卫生和流行病学研究所越南国家流感中心专家 Le Thi Thanh 女士一行 2 人、欧洲疾病预防控制中心流感和其他呼吸道病毒疾病计划负责人 PasiPenttinen 博士、澳大利亚昆士兰大学化学与分子科学学院 Mark J. Walker 博士一行 15 人、美国内布拉斯加大学医学院代表团 Ken Bayles 先生一行 10 人、澳门特区政府防治艾滋病委员会秘书长林松先生一行 3 人、《部分东盟及中国周边国家流感病毒分离及抗原分析培训班》学员 UpadhyayBishnu Prasad 博士等 17 人对病毒病所访问和世界卫生组织驻华代表处项目官员 Lance Everett Rodewald 博士“发热出疹症候群中麻疹和风疹等病毒性传染病实验室检测技术标准化手把手培训班”现场授课接待工作。

【国际研讨会和培训班】 2017 年病毒病所主办第 1 届中德病毒学会议——抗击传染病的先进策略研讨会，来自中国、德国、意大利和美国的 40 余位中外专家参加了此次研讨会；举办了越南国家流感中心实验室人员流感病毒二代测序技术培训班、部分东盟及中国周边国家流感病毒分离及抗原分析培训班和发热出疹症候群中麻疹和风疹等病毒性传染病实验室检测技术标准化手把手培训班。

【国际合作项目管理】 2017 年国际合作项目新申请 8 项，获准项目 8 项，正在执行项目12项、结题6项。

【世界卫生组织(WHO)的合作】 2017年病毒病所继续巩固与WHO良好的合作关系。先后派出副所长许文波研究员、所长助理段招军研究员、流感室舒跃龙研究员、王大燕研究员、脑炎室王环宇研究员、脊髓灰质炎室张勇研究员、朊病毒室陈操副研究员、麻疹室朱贞副研究员等专家多次作为世界卫生组织专家组成员，临时顾问参加国际会议，提升我国在处理国际疫情、技术支持的话语权。参与WHO在国际事务上现场督导工作，提高我国在国际公共卫生事务中的参与权。

【"国家安全日——走进生物安全实验室"主题活动】 2017年4月15日，根据卫计委的统一部署，承办"国家安全日——走进生物安全实验室"主题活动。经过10余日的筹备完成了活动方案制定。来自中国疾病预防控制中心研究生院、中国医学科学院、中国科学院、协和医科大学和部分职工家属等200余人先后来到病毒病所参观学习。为来访客人呈现了内容丰富、形式多样、效果显著的知识介绍和场景讲解。

【生物安全管理】 2017年组织和参加各种生物安全培训和中心专项培训共7场，约574人次参加培训并取得合格证书；2017年分别接受北京市计委属地卫计委和中心实验室管理处共计6次生物安全检查或督查，得到检查督查单位的一致好评；2017年召开生物安全员会议5次，每周组织生物安全员参加实验室生物安全检查和自查1次。完成18个科室40个应急药箱的过期药品进行了更换和添加。

全年共计接收感染性样本165次，发放接收证明173份，样本数共5432份；同时办理进出口毒株手续65余次，主要包括WHO参比实验室的毒株、考核样本和试剂等。

2017年9月份在后勤管理处和实管办以年度体检为契机，收集保存相关人员体检血样366人次，732份血样进行保存；

2017年6月30日，组织完成17个科室37台生物安全柜的物理检测，并对部分检测不合格的生物安全柜进行了维修和调试；

【动物伦理审批】 2017年分别对应急技术中心、流感室、脑炎室等科室提出的31份申请进行了伦理审查。

【第十三届生物安全周】 2017年4月24日，围绕"严格实验室质量控制，严把实验室生物安全关口"主题，开展第十三届生物安全周。进一步深化实验室质量控制和生物安全知识，将安全意识同质量控制刻在脑海，确保提供的数据科学性、准确性。

【援塞固定生物安全实验室技术合作二期项目】 援塞固定生物安全实验室技术合作二期项目启动，2017年8月21日完成了第二期第一批队员行前培训。从实验室生物安全到出血热病毒、痘病毒和拉沙热病毒的关键检测技术进行了培训。同时完成货物运输1次，计460公斤；完成物资卫检17份；危险品鉴定4份。

【毒种保藏中心建设】 2017年，按照中国疾控中心病原微生物菌（毒）种保藏保藏中心的建设要求，完成了体系文件的更新和改版，获得病原微生物菌（毒）种保藏保藏中心证书；并对毒种库的送排风系统和监控系统进行升级改造，顺利通过验收。

【起草或制订生物安全法规和技术文件】 2017年6月完成由中华人民共和国国家卫生和计划生育委员会立项的国家行业卫生标准《病原微生物实验室生物安全标识》工作并上报；组织完成"人间传染的病原微生物名录"的修订。

【实验室质量管理体系文件编写】 2017年4月，启动资质认定工作。新版体系文件：

《质量手册》《程序文件》《作业指导书》《记录表式》已受控发放至各实验室。内容涵盖质量方针、质量目标、实验室职责、结构功能划分、制度、风险评估、MSDS、实验室运行、意外事故处理报告及相关SOP等。

【实验室质量管理培训】 2017年，召开质量管理培训和医学实验室认可评审员培训及8次工作会议，为我所开展认证认可工作进行技术储备，同时已经完成校准/检定共150多台/件（包括离心机、酶标仪、移液器等）。

【干部选拔任用】 严格按照《党政领导干部选拔任用工作暂行条例》规定的程序，完成了聘任朊病毒病室副主任、疾病控制办公室副主任、病毒性脑炎室主任、流行性感冒室正副主任、后勤管理处处长及三个院士实验室副主任的相关工作。

【干部监督管理】 根据委人事司及中心人资处要求，按照《中国疾病预防控制中心关于填报2016年度领导干部个人有关事项报告表的通知》精神，按时上报我所所领导班子成员2016年《个人事项报告》，并完成领导干部兼职情况的清理、上报工作。

【绩效考核】 按照中心关于绩效考核工作的统一部署，组织完成病毒病所所2017年绩效考核工作。

【岗位聘任】 完成了2016年岗位聘任工作。成立了岗位评聘委员会及岗位聘任争议调解委员会。

【专业技术资格申报】 完成卫生计生委专业技术资格评审相关工作，2017年有31名同志通过了卫计委专家组评审，取得相应的专业技术资格。

【人才选拔推荐】 推荐王大燕研究员为第十五届中国青年科技奖候选人；推荐许文波研究员为第八届国家卫生计生突出贡献中青年专家人选；推荐王大燕研究员为2017年国家百千万人才工程国家级人选。根据卫计委及中心的工作布置，完成了2017年推荐全球卫生后备人才库人选的工作，共推荐18名候选人。

【完成养老保险登记】 根据央保中心、卫计委人事司及中心关于养老保险参保登记工作的文件通知要求，病毒病所成立了养老保险专项工作领导小组，完成了职工、退休人员养老保险参保登记工作，对相关人员信息的进行了变更、核定、申报。

【进修与培训】 完成第18批博士服务团人选推荐。完成2017年人才工程建设项目2018年出国（境）培训项目人选的推荐工作。2017年先后接收计划内进修人员8人，包括“西部之光”进修人员2人，计划外进修人员13人及实习人员12人。

【人事管理工作】 根据国家有关文件，调整了离退休人员津贴补贴标准。发布公开招聘信息3条，调入5人，其中：接收应届毕业生3人。完成新职工工资核定及转正定级工作。调出4人。

【研究生招生】 2017年全年招收研究生28人，其中博士生12人，学术型硕士生9人，全日制MPH硕士生5人，推荐免试攻读硕士2名。截至2017年底，在读研究生共87人，其中博士生41人、硕士生45人、在职MPH硕士生1人。

【研究生学位课程】 2017年完成2014级硕士研究生《现代分子生物学技术》授课；完成2015级科研型硕士研究生《病原生物学概论》授课；完成2014级、2015级硕士研究生（科研型）及2016、2017级博士研究生专业课授课。

【学位分委会工作】 2017年组织召开第二学位分委员会会议，完成2017年博/硕士学位论文开题、中期考核、预答辩审核，审核通过11名博士学位论文答辩、19名硕士学位论文答辩、1 名在职 MPH 学位论文答辩。

【研究生学位论文管理】 2017 年完成 31 名研究生学位论文查重检测工作，完成拟申请学位的全日制研究生的学位论文评阅工作。通过 2017 年北京市硕士研究生论文抽查工作，抽查结果合格。加强了研究生的学位论文指导。硕士研究生发表文章 21 篇，含英文文章 1 篇，总影响因子 5.587；博士研究生发表文章 21 篇，含英文文章 16 篇，总影响因子 61.386。

【研究生导师队伍建设】 2017 年组织病毒病所导师、副导师及研究生管理员进行研究生带教及管理经验交流与培训，特邀资深导师与年轻指导老师进行深度交流；组织召开研究生管理员会议，针对研究生毕业期间的相关工作进行培训和讨论、规范简化答辩后相关报销流程。完成班主任辅导员工作职责并作出总结汇报。

【研究生奖助】 2017 年病毒病所 5 名研究生荣获一等奖学金，6 名研究生荣获二等奖学金，28 名研究生荣获三等奖学金。组织申报并获批“中心研究生困难补助”1 名。2 名博士研究生获中心优秀博士论文奖；5 名研究生获中心优秀研究生；39 名获奖学金。

【研究生会工作】 完成 2017 年病毒病所研究生会换届和纳新工作；组织研究生学术沙龙、培训讲座、开展各项活动 15 次；组织卫生监督检查 1 次；编印学术刊物 3 册；印制研究生会通讯录；设立奖励机制；所网站投稿 18 篇；中国疾控中心报投稿 13 篇。

【学位授权点自我评估工作】 2017 年上报中心学位授权点自我评估工作方案（2014—2018 年）基础医学部分；完成二级学科及专业学位点的自查自评，并启动一级学科专业学位点的期中自评。

【博士后进出站】 2017 年办理博士后出站 1 名，在站博士后 1 名；报送博士后工作年报总结；组织完成博士后科学基金申报及中国博士后科学基金面上资助申请工作；《博士后管理工作规定》文件修订工作。

【国家继续教育项目】 2017 年病毒病所申报并获批国家继续教育项目 8 项；组织完成 8 项；承办 1 项；督导 1 项。

【集中管理，实施阳光采购】 2017 年，病毒病所按照财政部、国管局等部门的有关规定，加强政府集中采购管理，进一步规范了采购流程。全年累计采购金额 5417.3 万元。其中：货物类 3909.2 万元，工程类 779.2 万元，服务类 728.9 万元。对外签订各类采购合同计 56 份。

【国有资产管理】 2017 年，病毒病所在上一年财政部组织的资产清查的基础上，完成了资产登记、资产处置等规范管理。全年新增各类资产 241 件，价值 2299.1 万元。处置各类资产 112 件，价值 131 万元。

【后勤保障管理】 2017 年度，按计划完成了房地产和办公用房管理，完成了旧址和西经路宿舍清煤降氮锅炉更新，完成了旧址实验大楼和西经路宿舍楼修缮改造部分工程，完成新址 1～6 层卫生间修缮改造工程，完成职工物业、取暖费管理，学生宿舍和班车管理，公费医疗报销审核、职工年度体检卫生服务管理，后勤物资供应、食堂供餐、供暖、供电、供水、公务车辆运行管理，完成环境卫生综合治理、高危化学试剂清运和试验生活垃圾清运、洗刷配液消毒及公务电话报刊信件收发等工作。

【预决算管理】 按照《病毒病所部门预算管理暂行办法》，进一步完善预算管理责任制，努力做到既保证预算高效执行，又保证费用支付的正确性。截至 2017 年 12 月底，当年预算执行率为 96.79%。完成 2016 年度部门决算、卫生计生、国有资产等报表的编报工作。完成

2018年部门预算编报工作。严格按预算审核支付资金。严格“三公经费”预算按预算支出。坚持预算执行进度通报制度。按照国家卫生计生委要求，完成2015年度预算单位部门预算管理工作考核、财政拨款结转结余资金自查自纠工作。

【财务管理】 根据《财政部、科技部关于中央财政科研项目使用公务卡结算有关事项的通知》(财库〔2015〕245号)的规定，办理了工行公务卡，修订了《病毒病所公务卡管理实施细则》在执行中心公务卡管理实施细则的基础上，举办了《病毒病所关于公务卡使用中有关问题》的系列培训，印发《病毒病所公务卡管理实施细则》，完善了公务卡执行中的具体操作规范。继续清理以前年度遗留的“其他应收款—科室欠款”，共计清理未入账款项32笔100余万。

【内部控制规范】 对照事业单位内部控制规范，组织开展了中心内部控制对照梳理、查找漏洞和不足、落实完善工作。严格遵守不相容职务相互分离的原则，落实内部控制规范。坚持内部复核与督导检查制度。按照国家卫生计生委要求，对单位内部控制建设工作进行了总结，完成了行政事业单位内部控制基础性评价工作。预算管理功能平台进一步完善，内控信息化管理水平进一步提高。

【接受外部审计】 2月28日接受北京天圆会计师事务所开展2016年预算执行、其他财务收支和财务内控制度情况的审计，3月9日接受审计署进行2016年预算执行审计，12月1日接受北京兴和会计师事务所进行2017年预算执行情况审计，未发现我单位有违纪、违规事项发生。

【内部审计】 组织召开了关于李德新同志离任经济责任审计报告列举问题的整改布置会，并将已整改情况、未整改原因、下一步整改计划、无法整改的问题及整改困难报告中国疾控中心。完成经济合同签订前审计。完成修缮工程项目结算审计委托。对财务管理情况进行突击检查和抽查。

【认真落实党风廉政建设主体责任】 成立党风廉政建设和反腐败工作领导小组，层层签订目标责任书，明确责任分工，结合领导班子成员具体分工，将党风廉政建设和惩防体系建设进行细化分解，切实做好党风廉政建设主体责任。签订所主要领导与副职领导、副职领导与分管处室、分管处室与党委书记、党委书记与支部书记党风廉政建设目标责任书，监督党员干部自觉承诺和履行党风廉政目标责任。贯彻落实“三重一大”集体决策制度，重大事项决策、重要人事任免、重大项目安排、大额资金使用均经党政联席会议或所务会集体决策。

【深入学习宣传贯彻十九大精神】 第一时间组织全所人员集中收看大会实况直播，聆听习总书记讲话。分别召开党政联席会和中心组学习扩大会，通过学精神、谈体会、说感想，将学习党的十九大的所思所想落到实处。在所网站开辟党的十九大学习专栏，采取制作宣传海报、横幅、循环播放视频、发放书籍等形式，营造浓厚学习氛围。充分发挥“支部app”动态宣传学习功能，针对性加强学习。以朱既明院士诞辰100周年纪念为契机，组织召开“病毒病预防控制所学术研讨会”，紧盯病毒学发展前沿开展研讨交流，传承朱院士穷其一生而不悔的科研之路、心系苍生而不怠的爱国情怀。选派人员参加援非项目检测队，总结、宣扬侯云德院士精神事迹，发动全所人员向侯院士学习，激发荣誉感，坚定“打造一流疾控、服务群众健康”的决心信心。

【认真开展“两学一做”学习教育】 制定病毒病所“两学一做”学习教育实施方案，确保规定动作不走样、自选动作有创新。党委书记结合习总书记重要讲话精神和“两学一做”，面向全体党员讲党课；各支部定期开展党课及专题研讨；举办“颂歌献给党——传递正能量”主题诵读活动，隆重庆祝建党 96 周年；组织党员专家赴贵州省疾控中心开展“两学一做”学习教育活动，进行业务指导和帮扶；组织赴北京展览馆，参观“砥砺奋进的五年”大型成就展。通过学习教育更好地提升党建工作水平，稳步推进各项党务工作，圆满完成失联党员查找、党费补缴、党员发展等工作。

【充分发挥群团组织纽带作用】 开展新春联欢会、运动会、“月满中秋　情暖国庆”庆双节、“爱心相伴，快乐暑假”夏令营、“情暖冬至”包水饺等活动，丰富业余文化生活。加强志愿者队伍建设，常态化开展植“志愿树”、离退休干部帮扶、贴春联、报销医药费等志愿活动。选派参加卫计委“读讲一本书”暨“健康中国”演讲比赛，我所高宏明取得特等奖第一名。团总支开展“奏响奉献之歌，铸就疾控梦想”主题团日活动，组织团员青年参观航空博物馆，促进青年团员健康成长，团总支荣获共青团中央“全国五四红旗团委（团支部）荣誉称号”。

（武桂珍、苏晓婷）

寄生虫病所

【工作概况】

1. 实施规划，推进“国家热带病研究中心”获批。实施本所“十三五”发展规划两年来，疾控、科研、教学、应急、国际合作、人才培养等领域工作得到全面拓展与提升，整体进展顺利。

国家热带病研究中心列为国家卫生计生委、上海市人民政府2017—2018年合作项目。通过6年来的不懈努力，2017年7月，中央编办批复同意寄生虫病所加挂“国家热带病研究中心”牌子。异地扩建工程项目建议书报国家发展改革委审核，推进实施上海市第四轮公共卫生行动计划。

2. 狠抓落实，做好全国寄生虫病控制消除技术支撑。参与编制《“十三五”全国血吸虫病防治规划》、《血吸虫病消除工作规范》、《消除疟疾省级评估实施方案》、《援助西藏包虫病流行情况调查报告》《全国人体重点寄生虫病现状调查报告》《全国钉螺调查报告》，制定5项寄生虫病标准，完成标准会审8项。

承担西藏、四川藏区和青海玉树及果洛州包虫病防控专家组工作，为西藏包虫病筛查、包虫病联防联控提供技术支持。参与《2006—2015年全国重点寄生虫病防治规划》终期评估、血吸虫病春查暗访和四川省血吸虫病传播阻断达标评估、四川省石渠县包虫病防治试点中期评估、河南等10余省消除疟疾达标考核以及包虫病、黑热病、疟疾等援藏援疆工作。

在全国453个血吸虫病监测点、131个包虫病监测点、257个土源性线虫监测点、190个食源性寄生虫病监测点和9个广州管园线虫病监测点开展多病种监测。成立寄生虫病和热带病媒介监测中心。发布疫情周报100余期、疫情月报20余期、防治工作年报3份、年度监测报告5份。

在云南大理新设食源性寄生虫病防治基地，在湖北江陵、安徽贵池、四川甘孜、云南腾冲、广西横县开展血吸虫病、包虫病、疟疾、肝吸虫病等防治基地项目。协同江西省卫生计生委，实施江西新建、瑞昌、信丰血吸虫病（寄生虫病）防治示范区项目。在贵州疾控中心设立援黔专家工作站。扩展血吸虫病、疟疾、包虫病诊断参比实验室网络，参与世界卫生组织疟疾诊断能力评估，开展2017年全国寄生虫病防治技术竞赛。

开展血吸虫病突发疫情应急处置国家省县级机构联合演练和突发疟疾事件应急处置培训。完成血吸虫病、疟疾、包虫病、黑热病、丝虫病、旋毛虫病、片形吸虫病等疑似疫点甄别。应急诊治2例输入性非洲锥虫病例，推动与世界卫生组织合作建立热带病治疗药物储备机制。

3. 提升能力，推进科研管理和学术交流发展。以国家级热带病国际联合研究中心、委寄生虫病原与媒介生物学重点实验室为平台，推进学科带头人建设，通过国家卫生计生委重点实验室评估。在研课题42项，获批13项。发表第一作者或通讯作者SCI论文52篇，获上海市科技进步奖等省部级科技奖项7项，其中一等奖1项，三等项6项。转化科技成果2项，推进三苯双脒药物在美国注册上市。

加强实验室管理与平台建设，实验室认证认可检测领域增至12大类84项。国家级病原微生物菌毒种保藏分中心挂牌成立，保藏33种虫种（株）。国家寄生虫种质资源共享服务平台纳入科技部科技平台中心，成为国家一级平台。

完成学位授权点自我评估，新增中心硕士生导师3名。与武汉大学全球健康研究中心合作开展研究生教育，1人获聘武汉大学兼职博士生导师、4人获聘武汉大学兼职硕士生导师。招收研究生12名，毕业10名。博士后进站2名，出站3名。联合培养研究生5名、进修人员19名、西部之光学者1名。举办国家传染病基地继续教育项目6项，中华预防医学会继续教育项目1项。

承担中华预防医学会医学寄生虫分会、中华预防医学会全球卫生分会、上海市寄生虫学会等学会工作，举办学术会议近10次。2017年《中国寄生虫学与寄生虫病杂志》影响因子1.319；《Infectious Diseases of Poverty》SCI影响因子3.181。

4. 拓展网络，加强全球卫生合作。新成立"亚太地区热带病药物与诊断创新联盟""'一带一路'包虫病与绦囊虫病防控网络"。举办"亚洲血吸虫病及其他蠕虫病合作网络""中国热带病药物与诊断创新网络等国际网络"年度会议。发挥"世界卫生组织热带病合作中心"作用，总结提炼中国经验、技术，撰写全球卫生政策简报或专题报告17篇。

推进中国—英国—坦桑尼亚疟疾防治试点项目、中国—澳大利亚—巴布亚新几内亚三方合作控制疟疾试点项目，组织2批10人次专家赴试点地区开展媒介调查、健康教育、督导评估，建立本所牵头，多省参与的全国疟疾援外团队。跟进省级血防机构与非洲国家机构技术合作。参与非洲疾控中心建设，选派肖宁等3名专家赴塞拉利昂执行中塞友好固定生物安全三级实验室技术合作二期项目任务。

召开包虫病和人兽共患绦囊虫病学术会议、"一带一路"消除疟疾的创新方案会议、中缅边境疟疾消除研讨会等国际会议，为印尼、菲律宾、巴布亚新几内亚等国专家提供技术培训。赴柬埔寨调研疟疾防控情况，赴印尼调研血吸虫病防治情况，研讨合作重点领域。

5. 加强管理，保障工作开展。宣传贯彻党的十九大精神，深入学习习近平新时代中国特色社会主义思想。开展"两学一做"学习教育活动，推进党风廉政建设责任制。

推进热带病人才发展工程。选派16名骨干赴国家卫生计生委、世界卫生组织、国际科研机构及我所防治基地工作学习。5人获上海市海外高端人才项目、1人获中心人才工程建设项目资助。

做好财务、后勤、安全、信息化保障，推动文化建设，保持上海市文明单位称号。

【中央编办批复同意中国疾控中心寄生虫病所加挂"国家热带病研究中心"牌子】 2011年起，国家卫生计生委、上海市人民政府共建共管寄生虫病所，共同筹建国家热带病研究中心。通过6年来的不懈努力，经国家卫生计生委商请，2017年7月，中央编办批复同意寄生虫病所加挂"国家热带病研究中心"牌子，力争将我所建设成为集科学研究、疾病防控、教学培训、信息交流、卫生援外于一体的国际一流热带病研究中心。

【成功处置2例输入性非洲锥虫病例疫情】 2017年8月，福建省、上海市先后报告1例输入性非洲锥虫病病例，分别因在坦桑尼亚旅游和加蓬工作而感染。由于非洲锥虫病在中国并不流行，因此没有针对其治疗的特效药。在国家卫生计生委、中国疾控中心指导下，中国疾控中心寄生虫病所立即组织专家核实病例，并向世界卫生组织（WHO）报告，通过与WHO等多方合作，顺利从WHO获得相关特效治疗药物。在相关省疾控机构、相关医院等多家单位共同努力下，由于治疗及时，2例病人得以康复出院。WHO总干事谭德塞博士、

WHO 办公厅主任施贺德博士赞扬了这次合作处置。为进一步做好锥虫病应急处置工作，寄生虫病所与世界卫生组织合作建立热带病治疗药物储备机制，促进相关输入性热带病的处置。

【亚太地区热带病药物与诊断创新联盟在沪成立】 2017 年 3 月 17 日，中国、柬埔寨、老挝、新加坡、泰国、印度、澳洲、新西兰、加拿大、美国、韩国、日本、香港特别行政区和澳门特别行政区的 14 名科学家签署共识文件，成立“亚太地区热带病药物与诊断创新联盟（Asia-Pacific Network on Drug and Diagnostics Innovation，AP-NDI）”。该联盟秉承合作（Cooperation）、聚力（Coherence）、协同（Coordination）原则，为控制消除热带病开展创新性研究，建立跨国界、跨学科合作及“产、学、研”联合机制，共同应对全球公共卫生挑战，解决全球健康领域共性问题。在上海设立秘书处，由复旦大学、中国科学院上海药物研究所、中国疾病预防控制中心寄生虫病预防控制所共同承担日常秘书工作。

【建立“一带一路”包虫病和绦囊虫病控制和消除网络】 2017 年 11 月 15—16 日，在成都召开的“包虫病与人兽共患绦囊虫病控制国际学术会议”上，通过与“一带一路”沿线及相关国家专家们的合作讨论，中国等 13 个国家专家共同签署《成都宣言》，建立“一带一路”包虫病和绦囊虫病控制和消除网络。作为由学者、科学家、企业家和决策者共同参与的国际网络合作平台，将加快诊断、治疗和疫苗等领域的研究与转化，加强多部门协作，提升监测应对机制和能力建设，最终助力实现 2030 年包虫病和带绦虫 / 囊尾蚴病控制的目标。

【加强疟疾媒介监测工作，积极做好疟疾消除工作的技术支持】 组织专家讨论制定《国家消除疟疾阶段媒介监测点工作方案》和《国家消除疟疾阶段媒介监测点工作方案》，并于 2017 年 5 月将两方案下发全国征各省求意见，于 2017 年 8 月《国家消除疟疾阶段媒介按蚊监测点工作方案》正式印发并执行。多次派人参与全国疟疾监测督导和消除考核等调研工作，参与疟疾死亡病例培训班、病例审核培训班、疟疾疫情分析会。并组织向世界卫生组织上报 2014—2016 年间我国杀虫剂耐药性相关数据。

【加强西藏包虫病防控的技术支持】 组织专家多次讨论制定《西藏包虫病防控工作示范点工作方案》。派员参与西藏自治区包虫病防控、犬粪检测试剂现场应用调研。为做好包虫病防治试点前期准备工作，2017 年 11 月 6—16 日派出人员赴西藏昌都市左贡县和那曲地区那曲县开展调研。

【加强全国土源性线虫病和肝吸虫病监测和重点地区肝吸虫病防控工作】 组织专家参与制定《全国肝吸虫病和土源性线虫病监测方案（试行）》，并于 2017 年 4 月印发执行。多次派人参与《全国第三次人体重点寄生虫病现状调查报告》的修改和审核工作。在广西横县和宾阳县组织开展华支睾吸虫病重复感染调查，多次开展现场督导和指导以保障项目按期保质保量完成。

（周晓农、王汝波、陶苾颖、官亚宜、刘琴、钱门宝、陈木新、丁玮、黄璐璐）

艾防中心

【艾滋病、丙肝等防治工作总体情况】 贯彻落实《中国遏制与防治艾滋病"十三五"行动计划》，继续积极开展艾滋病、性病、丙肝防治相关的技术指导和技术支撑工作。聚焦艾滋病疫情监测、检测发现、感染者随访管理、抗病毒治疗、高危人群干预、耐药监测和分子流行病学调查等领域，开展技术方案制定、人员培训、督导检查与质量控制等技术工作。提高宣传教育针对性、综合干预实效性、检测咨询可及性和随访服务规范性。全面落实血液核酸检测、救治救助政策、社会组织培育引导措施.

协助国家卫生计生委制定《中国病毒性肝炎防治规划（2017—2020 年）》，完成全国丙型肝炎哨点监测。

继续在辽宁等 11 省（直辖市）62 县（区）109 家医疗机构开展性病就诊者艾滋病和梅毒检测示范工作，并开展现场督导。

【宣传贯彻《中国遏制与防治艾滋病"十三五"行动计划》】 落实国务院领导指示精神，撰写《中国遏制与防治艾滋病"十三五"行动计划政策解读》、《专家"十三五"行动计划解读》，采取多种形式开展艾滋病防治政策宣贯。

【艾滋病哨点监测】 继续加强艾滋病哨点监测工作。对黑龙江等 9 省的国家级艾滋病监测哨点开展现场督导，包括吸毒者（7 个）、暗娼（16 个）、男男性行为者（2 个）、性病门诊男性就诊者（8 个）、孕产妇（5 个）、青年学生（3 个）共 5 类人群哨点。抽查哨点的样本来源质量合格率为 97.6%（40/41），90.2%（37/41）的哨点按要求完成调查样本量，问卷合格率为 97.1%（199/205）。

【艾滋病咨询检测】 推动落实扩大检测工作，完成检测咨询规定工作任务。截至 2017 年 12 月底，2017 年全国开展 HIV 抗体检测 200 720 919 人次，新报告 HIV/AIDS 134 512 例，较 2016 年同期检测人次数（169 004 715 人次）增加了 18.8%，新报告 HIV/AIDS（124 555 例）增加了 8.0%。

【艾滋病数据质量核查】 2017 年继续开展了艾滋病病例报告、哨点监测、感染者 / 病人管理、检测咨询、抗病毒治疗和高危行为干预等四类数据信息质量的全面评估工作。2017 年 7 月至 10 月，组织对天津、黑龙江、安徽、江西、湖南、广东、广西、重庆和陕西 9 省（自治区、直辖市）的 27 个县（区）进行了国家级核查，形成《2017 年全国艾滋病防治数据质量评估报告》并印发至各省、自治区、直辖市疾病预防控制中心，要求各地针对本次评估的结果，及时采取相应促进措施，进一步提高艾滋病防治数据的质量。

【实验室网络化建设】 全国艾滋病检测实验室网络建设持续加强，其中确证兼筛查中心实验室、确证实验室、检测点、CD4 细胞检测实验室、HIV 病毒载量检测实验室的增幅均在 10% 左右。截至 2017 年底，全国共有艾滋病检测确证实验室 586 个（包括确证中心实验室 35 个、确证兼筛查中心实验室 367 个、确证实验室 184 个），覆盖了 80.3% 的地市；艾滋病检测筛查实验室 35 532 个（包括筛查中心实验室 286 个、筛查实验室 12 071 个、检测点 23 175 个），覆盖了 98.3% 的县区。已开展艾滋病相关 CD4 细胞检测的实验室共有 834 个（贵州、新疆等省份配置了较多的便携式检测设备），开展 HIV 病毒载量检测的实验室 243

个，覆盖所有省份。同时，继续针对全国艾滋病检测实验室网络开展血清学、病毒学、免疫学、耐药、丙肝等检测项目的能力验证工作，并积极参加国际能力验证，包括：血清学检测能力验证、CD4 细胞检测能力验证、病毒载量检测能力验证、耐药及婴幼儿早期诊断检测能力验证等；完成 2017 年全国 HIV 抗体诊断试剂临床质量评估工作。

【艾滋病随访管理与抗病毒治疗】 继续加强随访管理和抗病毒治疗工作。截至 2017 年 12 月底，艾滋病病毒感染者 / 艾滋病病人随访及 CD4 检测比例达到 91.1%；艾滋病病毒感染者 / 艾滋病病人的配偶 / 固定性伴 HIV 检测比例达到 92.3%；艾滋病病毒感染者 / 艾滋病病人接受至少一次结核病相关检查的比例达到 97.5%。

在治艾滋病病毒感染者病毒抑制率达到 90%。在国家临床进修基地组织为期 2 个月的医生进修培训班 29 期和为期 45 天的护理培训班 4 期，累计培训 28 个省的 387 名医生和 86 位护理人员。组织 20 个省的艾滋病临床治疗师资力量共计 57 人参加艾滋病临床师资提高培训班，进一步提高学员解决临床实际问题的能力。举办儿童（及青少年）抗病毒治疗培训班，来自近 10 个省份 30 位代表参加培训。结合临床工作经验，组织专家开展科学论证，完成调整艾滋病抗病毒免费药品目录的相关工作。完成艾滋病综合防治信息系统抗病毒治疗子系统安全升级改造的基础工作，开展安全性评价与测试。

【艾滋病耐药监测】 完成《艾滋病抗病毒治疗耐药工作框架（2017）》，指导全国耐药检测和耐药监测工作开展。

在北京、江苏、山东、湖南、广东深圳、广西南宁、广西柳州、四川凉山、云南德宏等 13 个地区开展抗病毒治疗前人群的耐药株传播调查。部分地区抗病毒治疗前 HIV 感染者耐药株监测调查的耐药率达到 6.9%，高于以往调查的未治疗人群耐药传播率（2015 年为 3.9%，2012 年为 2.7%）。7 个省市耐药传播率超过 5%，四川凉山等个别地区治疗前人群中耐药传播率超过 10%。2017 年总体监测调查结果显示，耐药率达中度水平，与 2016 年耐药传播监测结果相比有升高趋势。

【艾滋病宣传教育】 推进学校艾滋病防控工作，会同北京大学医学部等单位组织收集相关试点高校工作材料，并于 2017 年 3 月开展高校艾滋病防控试点工作集中调研。完成《高校艾滋病防控试点工作阶段性总结》，《高校艾滋病防控工作试点试点经验汇编》，《青年学生艾滋病病毒感染者案例汇编》等技术文件。

优化宣传教育形式内容，开展全国艾滋病宣传教育作品征集活动，征集到文字图片类作品 159 份，音视频类作品 115 份，互联网媒体设计类作品 11 份，在艾防中心网站建成艾滋病健康教育素材资料库。

【吸毒传播途径干预】 继续加强美沙酮维持治疗及针具交换工作。截至 2017 年底，全国共有 29 个省（区、市）开展了戒毒药物维持治疗（以下简称“维持治疗”）工作，共有 762 个门诊，其中包括 20 辆流动服药车。截至 2017 年底，全国共有 14.7 万人正在接受维持治疗，治疗人员年保持率为 83.8%。全国门诊平均在治人数为 193 人。在治人员 HIV、HCV 和梅毒检测率分别为 88.2%、87.0% 和 88.2%。全国门诊在治人员尿检阳性率平均为 17.2%。开展美沙酮维持治疗工作以来，参加维持治疗吸毒人员艾滋病病毒新发感染率从 2006 年的 0.95% 下降到 2016 年的 0.06%，下降幅度为 93.7%。据估计，2004 年到 2017 年，维持治疗工作共避免了约 1.8 万名吸毒成瘾者感染艾滋病病毒，累计减少海洛因滥用约 130 吨，减少毒资交易约 840 亿元。

2017 年 5 月，维持治疗国家级工作组在北京召开了第 43 次工作组会议，分别赴陕西和新疆开展了现场督导调研。先后在天津、银川、厦门等地举办 3 期维持治疗门诊综合干预及管理技能培训班，在云南昆明举办了 2 期维持治疗门诊专业人员培训班，来自全国 25 个省（区、市）的 285 名维持治疗门诊工作人员接受了系统培训，提高基层卫生计生工作人员和公安民警开展维持治疗的工作能力。

清洁针具交换工作方面，截至 2017 年 12 月底，全国月均有 741 个针具交换点开展工作，覆盖 458 个县（区），参加针具交换的月均人数为 30 639 人。2017 年全年参加针具交换的吸毒人员中共有 39 948 人进行了 HIV 抗体检测，HIV 检测阳性 358 例，阳性检出比例为 0.90%。

【性传播途径干预工作】 使用“互联网 +”模式开展性传播高危人群综合干预，上线运行易感染艾滋病人群风险评估工具，为目标人群提供个性化咨询检测、预防性用药、安全套推广服务，探索预防控制性传播的有效模式和手段。

针对高危人群开展以安全套推广使用为主的综合干预措施。2017 年 12 月底，全国 31 个省（自治区、直辖市，不包括建设兵团）2876 个县（区）开展了高危人群干预工作。

2017 年，全国月均干预暗娼 43.96 万人，较上年（44.57 万人）下降了 1.37%；月均干预覆盖率为 82.8%，较上年（83.4%）略有下降；本年暗娼人群 HIV 阳性检出比例为 0.089%（872/979 652），较上年 0.087%（867/986 033）基本持平；累计发放安全套约 3791 万只，宣传材料约 850 万份。

2017 年全国月均干预男男性行为者 242 453 人，较上年（228 014 人）上升 5.82%；月均干预覆盖率为 76.4%，较上年同期（78.3%）略有所下降。2017 年，全年男男性行为人群 HIV 阳性检出比例为 3.2%（17 018/524 860），与上年 3.5%（17 937/511 807）相比略有下降。

【艾滋病综合防治示范区建设】 2017 年示范区工作以探索控制经性途径传播模式探索为重点，组织专家研讨制定了“第三轮示范区控制经性途径传播试点工作方案”。确定了 14 省 23 个试点示范区（11 个城市及 12 个县区示范区）。成立了 4 个破解经性途径艾滋病传播全国技术专家组，分片包干指导试点地区破解防控难题。组织召开“艾滋病综合防治示范区控制艾滋病性传播综合防控试点工作启动会”、“示范区控制艾滋病性传播综合防控试点专家研讨会”。各试点示范区按时制定了适宜当地开展的破解经性途径传播工作实施方案，2017 年年底前完成了至少覆盖一轮次的包片示范区现场督导和技术支持工作。

持续对 5 个国家级支持的“一地一策”示范区开展现场督导和技术支持，提高基层疫情研判能力及精准防控理念，弥补现阶段防控工作薄弱环节。

【四川省凉山州艾滋病防治与健康扶贫攻坚行动】 为“凉山州艾滋病防治与健康扶贫攻坚行动”提供全方位技术支持，协助起草攻坚行动计划、承担国家专家组秘书处工作，及时建立工作站，派出中心专家给予指导并提供技术支持，全力支持凉山攻坚行动的实施。

【艾滋病防治国际合作与交流】 协助国家卫生计生委成功举办艾滋病防治国际研讨会。成功举办首期南南合作艾滋病防治技术交流及培训会，来自埃塞俄比亚、肯尼亚、塞拉利昂等非洲国家，柬埔寨、老挝、泰国等东南亚 11 个国家 17 名艾滋病工作者参加，向国际同仁分享中国防治工作经验，贡献中国智慧。翻开了深化中非艾滋病合作的重要一页，为进一步拓展实质性合作奠定良好的基础。

【丙肝、性病预防控制工作】 协助国家卫生计生委制定《中国病毒性肝炎防治规划（2017—2020 年）》，开展政策解读，完成规划风险评估、宣贯要点说明、指标说明、开发宣传要点。完成丙肝病例报告数据质量核查，重点核查本年度报告的急性、确诊、15 岁以下儿童病例以及 HCV-RNA 阳性漏报四部分数据。完成全国丙型肝炎哨点监测，监测肾透析等 5 类人群 12.0 万人，丙肝阳性率 0.37%。继续开展丙肝综合防治试点工作，推动基层丙肝防治工作。

结合第三轮全国艾滋病综合防治示范区工作，在 2014—2016 年试点工作基础上，继续在辽宁等 11 省（直辖市）62 县（区）109 家医疗机构开展性病就诊者艾滋病和梅毒检测示范工作，先后到 9 个试点省开展了现场督导工作。

【科学研究与研究生教育】 新获准科研项目 / 课题 5 项（合作研究 3 项），总经费约为 91.8 万元。其中，国家自然科学基金项目 2 项（合作研究 1 项），省部级资助项目 2 项（合作研究 2 项）。

在研科研课题 25 项（合作研究 7 项），总经费达 1884.55 万元。其中，牵头科技支撑项目 1 项，国家自然科学基金项目 8 项（合作研究 2 项），传染病预防控制国家重点实验室课题 3 项，其他国家级项目 2 项，其他省部级项目 8 项（合作研究 3 项），传染病重大专项 2 项（均为合作研究），青年基金 1 项。

获准专利 1 项，专利名称“基于 EIAV 减毒活疫苗的氨基酸突变而构建的抗 HIV 疫苗（ZL200810097471.3）”。

出版书籍 1 本，书籍名称“HIV/AIDS in China Beyond the Numbers（ISBN 978-981-10-3745-0）”。

发表中文论文 50 篇，英文论文 58 篇，英文论文皆为 SCI 论文。其中 SCI≥20 的文章 1 篇，影响因子数为 47.831，SCI≥10 的文章 1 篇，SCI≥5 的文章 10 篇，平均影响因子约为 6.49。

至 2017 年底，在读研究生共 67 名。2017 年共招收博士 8 名，硕士 11 名，非全日制 MPH 2 人，新毕业博士 6 人，全日制硕士 17 人，在职 MPH 3 人。

【举办重要会议、开展基层调研、开发技术指南、参与应急事件处理】 举办全国性会议、培训班 23 次，涉及综合监测、检测、干预、抗病毒治疗、示范区等多个领域，提升了各级艾滋病防治工作人员技术能力；赴基层调研 147 次，284 人次参加了调研；撰写技术指南、研究报告等 49 份；处理浙江省中医院医源性感染事件，四川成都市特殊病例等 2 起突发公共卫生事件。

【外事管理】 共报批因公临时出国（境）组团数 33 批次（计 46 人次），其中计划内任务 15 批次，实际成行 15 次，完成全年计划内任务的 50%（15/30）；计划外任务 18 批次，包括卫计委派遣 2 批次，国际会议邀请 15 批次和访问学者研究 1 批次，其中实际成行 18 批次。

接待来访 21 批次，103 人次，其中下发接待函 9 批次，36 人次；承接全球公卫中心邀请中国驻非盟使团 1 人，缅甸卫生官员代表团 19 人，蒙古国卫生部代表团 3 人访问交流活动各 1 次；接待商务部主办的“2017 年非洲法语国家公共卫生管理与疫情防控官员研修班”非洲法语国家代表团 25 人；接待中国疾控中心邀请的赞比亚卫生代表团 7 人；以上来访均以技术交流和培训学习为主。

【文秘管理】 共发上报文 99 件，平行文 49 件、便函 217 件，收文 1693 件，处理内部请示 2897 件。

【固定资产管理】 2017 年对日常固定资产的登记进行核对，截至 12 月 31 日，在用固定资产在用设备 5353 台（件），资产总值 93 558 524.08 元。2017 年新增资产 324 台（件）、价值

4 905 769.67 元。处置资产 396 件，价值 9 160 725.87 元。对所有固定资产标签进行了更新。

【实验室与生物安全管理】 完成实验室安全检查 12 次；完成 2 次实验室安全员安全培训，组织实验室人员进行培训百余人次，配合疾控中心生物安全周的检查工作，积极进行整改，全年无生物安全事故发生；完成实验室人员年度健康体检工作。

【监察审计】 推进反腐败宣传教育工作，按照中共中央、国务院《关于实行党风廉政建设责任制的规定》的要求，与科室负责人签订党风廉政建设责任书。积极开展惩治和预防腐败体系建设工作，采取一系列具体措施检查和考核党风廉政责任制和反腐败工作落实情况。建立完成中层干部"干部廉政档案"。在办公系统（OA）中搭建权力运行信息公开网络平台，党风廉政建设平台，系统收集展示了 13 篇主流媒体刊登的党风廉政建设文件和评论文章。对 2016 年 12 月—2017 年 9 月发生的 3569 份凭证进行了凭证抽查审计，共抽查凭证 224 张，占每月总凭证数的 6.3%。办理信访举报案件，开展纪检监察调研工作和惩防体系检查。

【人事管理】 截至 2017 年 12 月底，在职工作人员 156 人（除学生外），其中编制内职工 125 人，聘用人员和借调人员 31 人（含合同制聘用 27 人、返聘 4 人）。临时人员 14 人。年内编制内人员进出 7 人（调出 6 人，退休 1 人），办理离岗创业 2 人。编制外人员进出 24 人，临时人员进出 50 人。劳动合同签订率为 100%、社会保险缴纳率为 100%。完成各类奖项和人选的申报工作 12 项。组织职工及聘用人员 156 人进行了全面健康检查。

【党、团、群、工会工作】 召开党委会、党政扩大会及联席会等会议共 14 次，其中党委会 6 次，党政联席会 5 次，党委扩大会 3 次；继续做好党员的组织发展工作，预备党员转正发展 2 名，办理党员流转手续 20 人次；继续举办艾防中心午间论坛，组织学习十九大精神，交流专业技术知识；举办第八届职工运动会。

（韩孟杰、陈清峰、刘玉芬）

慢 病 中 心

【工作概况】

1．死因监测、慢病及其危险因素等监测工作。慢病中心继续开展全国死因监测常规信息收集，对疾病监测点加强质量控制，编制全国死因监测数据集。开展全国培训、督导，并开展漏报调查工作。

整理分析2015年中国成人慢性病与营养监测数据，联合营养健康所完成监测报告的撰写。参与2016—2017年中国儿童与乳母营养健康监测的培训、现场调查和督导工作。对各省级疾控中心进行培训，加强省级监测数据分析和利用能力，促进监测数据的有效利用。承担卫生公益行业专项—常见消化系统疾病流行病学调查研究项目，首次在全国11个省（自治区、直辖市）的32个县（区）完成27 000余人的调查任务。完成开发中国慢性病及其危险因素监测数据展示平台，为我国和各省慢病防控工作提供数据支撑。

完成2016年全国回顾性心脑血管事件数据的初步汇总和整理，初步完成2014年全国心脑血管疾病监测数据核查与分析，撰写完成《2014年全国心脑血管疾病监测报告》。与中国心血管健康联盟联合发布《中国心血管健康指数（2017）》。

完成《中国居民慢阻肺监测报告》。初步完成《中国慢性病及其危险因素监测口腔健康专题报告2013》撰写。提前完成17万人的第四次全国口腔健康流行病学调查全部数据的统计分析，并撰写部分调查报告。

2．慢性病综合干预工作。受原国家卫生计生委疾控局委托，组织完成第四批国家慢性病综合防控示范区建设和第一批示范区复审工作，确定了现场调研和技术评估区县名单和现场评估的重点内容，开展示范区现场调研和技术评估工作，顺利完成了2016—2017年度示范区年度评估既定工作计划。完成了第一集示范区优秀案例的定稿工作。开发示范区动态管理信息系统和网站，开展过程评估，加强示范区工作人员信息交流、经验分享和优秀案例推广。

撰写减盐防控高血压项目试点干预评价项目终末评估方案，组织山东、浙江省的干预点终末调查，开展减盐防控高血压工作经验交流。

开展主要慢性病风险评估体系研究项目、慢性病高风险人群健康管理工作、心脑血管疾病综合干预工作、大庆糖尿病预防研究三十年随访研究项目、淮河流域癌症综合防治项目等慢性病干预研究、叶酸干预人群队列随访、“万步有约”职业人群健走激励大赛、职业人群慢性病高风险人群干预对照实证研究试点等项目。

继续开展中国儿童口腔疾病综合干预项目、局部用氟预防儿童乳牙龋成本效果评估项目等，以及“健康口腔，健康宝宝”全国爱牙日主题活动。完成老年期重点疾病预防和干预项目的追踪随访，开发阿尔茨海默病及帕金森病患者康复锻炼指导及照料人员培训教材；出版《骨质疏松症防控指南》和《骨质疏松症防治》。

3．疾病负担研究。完成了2005—2015年五省相关指标估计，并撰写报告。针对各省从事疾病负担的业务骨干开展技术培训。配合美国华盛顿大学健康测量与评估中心，完成了1990—2016年中国分省疾病负担结果估计，并向国家卫计委提交了《中国疾病负担研究报告（2016）》。

4. 伤害与心理预防控制工作。继续实施全国伤害监测和产品伤害监测工作。启动第三轮全国伤害干预试点工作（2017—2019 年）和覆盖 10 万儿童的 2016—2020 儿童伤害预防项目。开展八段锦对老年人平衡功能影响研究和儿童安全乘车立法促进项目等。编撰、出版伤害预防专业技术出版物。同时，还开展了气象敏感性伤害、心理 / 精神疾病预测预警和干预技术研究、基于临床医学研究协同网络的情感认知障碍综合诊疗关键技术研究、慢性病患者心理健康促进工作等心理健康防控工作。

5. 慢性病防控的信息技术探索。慢病中心继续承办 2017 年中国慢性病与信息大会。积极与信息技术领域相关机构合作：与国家信息中心呼叫中心和电子商务发展研究院等机构联合成立中国慢病大数据应用发展联盟；与中国通信研究院信息标准所联合成立慢性病信息技术委员会；与中国科学院重庆绿色智能研究院联合成立慢性病创新服务研究中心；在湖北省宜昌市建立慢病中心首个慢性病大数据研究基地，开展技术推广，推进慢性病与信息技术的深度融合。

6. 科研合作。承担多项国家重点研究项目：

（1）2017 年国家重点研发计划“精准医学研究”重点专项之一“乳腺癌专病队列研究”。

（2）科技部国家重点研发计划重大慢性病预防控制研究—子课题“2 型糖尿病多种危险因素多中心临床干预与评价”。

（3）技部国家重点研发计划重大慢性病预防控制研究—子课题“基于全国大规模队列和区域信息化的脑血管病大数据仓库及分析平台建设”。

（4）科技部国家重点研发计划大气污染成因与控制技术研究—子课题“大气污染物对人群死亡急性效应的暴露—反应关系研究”。

（5）财政专项“脑卒中高危人群筛查与干预项目管理专项”。

【死因监测】 编制《全国疾病监测系统数据集》，出版《人口死因监测工作指导手册》，并开发分级培训教材和网络培训视频。2017 年 5 月分别在成都和苏州召开全国疾病监测点的培训会议。2017 年 8—11 月，完成了对西藏、河南、湖南、内蒙古、陕西等省的督导工作。

【中国居民慢病与监测】 对 2015 年中国成人慢性病与营养监测的数据库进行导出，共计导出不同人群各类数据库 38 个，对近 200 个核心变量进行反复清理和核对，将数据库合并成个人膳食调查和非膳食调查的 5 个库、孕妇调查库 3 个，并完成核心变量的变量字典编写。对核心变量进行清理后，与营养健康所共同撰写报告初稿一部。将各类数据库按省分割，并逐一给 31 省（自治区、直辖市）和新疆生产建设兵团反馈数据，同时解答各省提出的相关问题。

参与 2016—2017 年中国儿童与乳母营养健康监测的四期培训班的问卷和身体测量等内容授课和实习等培训工作，负责协调 15 个省（自治区、直辖市）的现场调查工作，派出督导人员 12 人次对 8 个省进行了督导和技术指导，以确保监测工作质量。

邀请国内相关领域专家从数据分析方法、监测质量控制数据的应用、监测数据如何促进政策制定、信息传播、监测数据展示等方面进行培训，共培训 100 余人，加强各省级疾控中心监测数据分析和利用能力，促进监测数据的有效利用。

【心脑血管疾病监测】 完成全国 100 个监测点 2016 年度回顾性上报的心脑血管事件数据的初步汇总和整理，上报心脑血管事件约 30 万余。初步完成 2014 年全国心脑血管疾病监测数据核查与分析，撰写完成《2014年全国心脑血管疾病监测报告》。针对全国31个省份疾控机构和医疗机构心脑血管疾病防控技术骨干完成2期国家级心脑血管疾病监测培训，培训人数约170余人次。组织专家对云南、辽宁等省份完成5次现场督导，推进心脑血管疾病监测工作开展。

【全国慢性阻塞性肺疾病监测】 完成《中国居民慢阻肺监测报告》。在2014年全国慢阻肺监测信息收集与管理平台的基础上，结合全国慢阻肺监测管理及综合干预方案对系统进行升级和完善，形成《慢阻肺监测与随访信息收集与管理平台》，平台增加了患者登记与随访功能模块、增加了监测随访工作模块、加强了数据安全等。

【慢病综合防控示范区建设工作】 受原国家卫生计生委疾控局委托，2017年共完成了全国30个省（自治区、直辖市）105个第四批示范区建设和39个第一批示范区复审申报材料的收集、上报和专家评审工作，确定了现场调研和技术评估区县名单和现场评估的重点内容。从52个单位抽调104名专家分216人次先后赴30个省（自治区、直辖市）的94个区县开展示范区现场调研和技术评估工作，顺利完成了2016—2017年度示范区年度评估既定工作计划，为“十三五”示范区建设工作“开好头、起好步”奠定了良好基础。

召开示范区案例撰写培训班，全国31个省份合计80人参加了培训。组织征集示范区精选案例，对70篇上报案例组织专家修改、研讨、筛选、返修和再修改，最终完成了第一集43个优秀案例的修改和定稿工作，示范区第一本精选案例集将于2018年正式出版发行。

开发示范区动态管理信息系统，收集各示范区自创成以来每年的工作动态，并作为示范区复审的重要依据，开展过程评估，进一步推进示范区工作持续、有效开展。同时，开发示范区网站，加强示范区工作人员信息交流、经验分享和优秀案例推广。

【省部联合减盐防控高血压项目】 组织实施山东减盐项目数据分析和经验总结。重点开展终末调查报告撰写和经验总结和推广。组织山东省疾控中心、北京大学临床研究所和美国疾控中心等多个单位开展调查数据分析，共同撰写完成终末调查评估报告。开展定性调查，针对相关领导、村医、居民和学生等关键人群，组织个人访谈和小组访谈，撰写完成减盐项目定性评估报告。开展减盐项目卫生经济学评价，对减盐项目实施以来的成本、效果和效益进行调查分析，完成卫生经济学评价报告。

组织制定浙江省减盐防控高血压项目干预实施方案，重点针对不同人群、不同场所开展减盐干预工作，探索适宜的减盐干预技术。

开展减盐项目试点干预评价工作，组织撰写减盐项目试点干预评价项目终末评估方案，在江苏省2个对照点和山东省2个干预点开展减盐终末调查，10月在山东烟台市举办终末调查培训班，11月四个调查点现场调查工作启动。

2017年11月在重庆市举办减盐防控高血压经验交流会，山东、浙江、江苏、重庆等项目点介绍了减盐防控高血压工作，并交流了减盐防控高血压的关键技术。

【淮河流域癌症防治项目】 依托淮河项目开展基层人员癌症防控能力建设，2017年3月在安徽安庆市召开淮河项目专业人员癌症预防干预能力培训班，培训项目技术骨干75人，提高了项目人员的癌症预防理论水平和实践技能。

在项目地区常规开展多种形式的居民防癌健康教育活动，组织开展2017年肿瘤防治宣传周活动，下发倡议开展活动的通知和策划书，宣传期间项目县/区共开展形式多样的活动40余次，促进了肿瘤防控科学知识传播和居民的癌症预防意识提高。同时，完成所有项目县区的第二次居民健康行为及知识调查的现场工作、11 200 人份问卷录入、数据初步清理等。在 14 个项目县区不同乡镇开展三种消化道肿瘤重点（高危）人群的主动发现和预防干预工作，并完成基线调查和随访调查的 epi-data 数据库建立，以及 12 000 余份调查问卷数据录入、收集等；制作并发放肝癌、食管癌、胃癌预防干预系列手册，共 18 000 册，支持各地开展消化道肿瘤的防控工作；2017 年 4—5 月，联合河南、安徽省疾控中心专业人员，分别对江苏、山东三个项目县区的癌症防控工作进行了现场调研和指导。

【口腔卫生工作】 完成第四次全国口腔健康流行病学调查全部数据分析工作，并承担调查报告部分撰写工作。完成中国儿童口腔疾病综合干预项目数据系统业务管理、培训等工作。继续在重庆等地开展局部用氟预防儿童乳牙龋成本效果评估项目，完成 2400 余名儿童基线调查和两次局部用氟干预活动。组织开展 15 省市强化口腔健康教育效果评估工作，完成基线调查和终线调查。完成 2013 年中国慢病监测口腔数据分析。

【老年健康工作】 开展老年期重点疾病预防和干预项目的追踪随访，对项目队列人群开展了 2017 年的追踪随访、确定高危人群名单和综合干预策略以及阿尔茨海默病和帕金森病患者名单和社区管理方案。开发阿尔茨海默病及帕金森病患者康复锻炼指导及照料人员培训所用教材各 1 种，为开展老年期重点疾病预防和干预项目做技术支撑；完成《骨质疏松症防控指南》和《骨质疏松症防治》出版，发布《骨质疏松症防控指南》一图读懂，两本专著出版为开展骨质疏松症防控、管理提供了技术规范和参考。完成中国骨质疏松症流行病学调查方案和预调查，并完成方案的最终修订和全国项目地区的培训，启动了现场调查工作。开展养老机构老年人群健康指导及跌倒预防试点工作，共开发项目方案 1 种、完成养老机构老年人调查问卷 300 份。开展了针对不同地区不同类型养老机构的老年健康状况及需求调研，初步形成了养老机构老年人的健康指导与跌倒预防指导意见。

【伤害监测与干预工作】 继续实施全国伤害监测和产品伤害监测工作。启动第三轮全国伤害干预试点工作（2017—2019 年）和覆盖 10 万儿童的 2016—2020 儿童伤害预防项目。开展八段锦对老年人平衡功能影响研究和儿童安全乘车立法促进项目等。编撰、出版伤害预防专业技术出版物。

【心理健康防控工作】 开展气象敏感性伤害、心理 / 精神疾病预测预警和干预技术研究、基于临床医学研究协同网络的情感认知障碍综合诊疗关键技术研究、慢性病患者心理健康促进工作等心理健康防控工作。

【健康教育与健康促进工作】 继续组织编撰《慢性病防控与健康》。利用网站、微信、杂志等多种渠道开展慢性病健康促进工作。组织开展第二届“万步有约”职业人群健走激励大奖赛，全国 419 个区（县）组队参加，参赛选手超过 14 万人，掀起了全民健康与全民健身的热潮；开展“健康口腔，健康宝宝”全国爱牙日主题活动，与多家媒体和机构合作，利用微信 + 网络 + 现场的形式，线上线下共同推进，完成对 3006 名孕期妇女的口腔健康教育和问卷调查。

【加强科研管理，提高科研能力】 为了规范和加强科研项目管理、简化管理审批流程、提高管理效率，中心建设并试运行科研课题项目管理平台。2017 年中心在研项目共计 81 项，其中国内项目 65 项，国际合作项目 16 项。组织申请纵向课题 6 项，成功申请科技部项目子课题 2 项。加强制度化建设，修订科研管理制度 3 项；组织伦理审查 13 次；举办和组织参加学术活动 10 余次。

【抓好教育培训，培养优秀学生，提高人员能力】 慢病中心在读研究生 23 名，毕业 4 名，其中优秀毕业生 1 名；顺利组织完成了《慢性非传染性疾病》和《社区卫生与初级卫生保健》两门课程的授课与考试任务。组织《慢性病预防与控制》教材编写工作；开展研究生学位点评估；组织学生参加学术活动和爱国主义教育活动。

2017 年慢病中心接收了来自湖北、陕西、青岛、江苏、广西、辽宁、云南、河南等进修人员 11 名。进修人员纷纷表示，通过参加各类学术报告、培训班以及参与科室相关工作，收获颇丰，获益匪浅。2017 年开展继续医学教育项目 7 项，组织申报 2018 年继教项目 10 项。

【开展机构设置调整、人才队伍建设，积极推进养老保险实施】 2017 年，因职能扩充，伤害防控室更名为：伤害防控与心理健康室。开展干部选拔任用工作 2 批次，任用干部 8 人，其中提拔到副职 5 人，由副职提拔到正职 3 人。完成在职学历学位教育 2 人，博士和硕士各 1 名。成功申报人才工程项目 1 人次，派往美国 CDC 开展专业交流和学习。全年实施社会公开招聘 11 次，新增派遣人员 5 人。当年发生人员离职共 7 起，其中派遣职工 3 人、在编职工 4 人（含系统内交流 1 人）。

中心主任、法人代表王临虹同志达到退休年龄，于 2017 年 12 月 21 日免去中心主任、党总支委员职务（中疾控党发〔2017〕88 号文）。任命吴静同志为中心副主任（五级职员、主持工作）、党总支委员（中疾控党发〔2017〕88 号文）。

按照国家对中央在京单位正式参保工作的部署，积极组织实施养老保险参保工作。中心成立了养老保险参保工作领导小组，人资处组织核查中心全体职工（含在职和退休）参保信息并登记造册，按时按要求完成中央国家机关事业单位养老保险参保登记，待央保中心审核通过。

（李志新、蒋炜）

营　养　所

【工作概况】 营养与健康所（以下简称“营养所”）2017 年中国 0～17 岁儿童与乳母营养健康监测、食物营养成分监测、全国碘缺乏病实验室外部质量控制考核、碘营养状况评估及甲状腺疾病调查、国家营养标准体系建设、农村义务教育学生营养改善计划及贫困地区儿童营养改善项目监测评估等任务按计划开展。新获准课题 37 项（其中国家重点研发计划 2 项，科技基础资源调查专项 1 项，国家自然科学基金项目 2 项，国家卫生计生委及其他省部级 10 项，中心青年基金课题 2 项，横向课题及其他课题 20 项）。2017 年新获科研经费 5000 万元。开展南疆肺结核病人膳食营养状况调查，提出营养改善建议。举办了“2017 年食品安全宣传周机构开放日”活动、健康中国行—2017 年全国营养科普演讲大赛。2017 年共发表科研论文 156 篇，其中 SCI 文章 45 篇，平均影响因子为 3.33；主编及参编的论著共 8 部；获批的专利 3 项；获中华预防医学会科技奖三等奖 1 项。

【营养与健康监测工作进展】 2017 年 5 月在北京召开了 31 个省 / 市 125 个监测点共 158 名负责人参加的 0～17 岁儿童与乳母营养健康监测工作启动会。分别在北京、西安、海口和宁夏举办了 4 期 0～17 岁儿童与乳母营养健康监测技能培训班，来自 31 个省 / 市 125 个监测点的 474 名代表参加了培训。截至 2017 年底，28 个省 46 个监测点已完成现场调查和实验室生化指标的检测工作。完成 2017 年中国 0～17 岁儿童青少年与乳母营养健康监测生物样本收集，包括儿童青少年血样 7.9 万管、尿样 3.9 万管、乳母血样 2.8 万管。向省级、第三方实验室和各监测点发送质控品 160 套。完成近 9000 份糖化血红蛋白检测。组织各省完成约 5.4 万人份的血红蛋白、血脂（4 项）、血糖、尿酸、白蛋白、维生素 A、维生素 D、锌、铁蛋白、C- 反应蛋白、叶酸、维生素 B_{12} 等项目的检测，完成数据清理并及时反馈受试者。完成了 2015 年中国成人慢性病与营养状况监测中成人和孕妇的营养健康相关指标的清理并建立数据库。分析了成年居民膳食营养素、体质状况与超重肥胖、食物频率、贫血、维生素 A、维生素 D、甲状腺功能、锌等相关指标分析和数据反馈。撰写了《2015 年中国成年居民营养与健康状况报告》。该项工作将反映我国居民的膳食营养状况存在的问题，为政府制定相关干预策略提供基础数据。

【食物成分监测及预包装食品分类管理】 2017 年利用食物成分监测直报系统实现了工作进展的在线评估；完成了近 2000 个监测样品的数据呈报及审核，包括福建、广西、云南、湖南、四川、浙江、江苏、河南、安徽、山西、天津、黑龙江、新疆重点开展地方特色食品 / 成品菜营养成分监测，北京、辽宁、深圳重点监测水产、奶及奶制品脂肪酸图谱，上海重点监测粮豆类氨基酸图谱，湖北、陕西重点监测全谷物米面及加工产品的营养对比，以及广东重点监测茶及茶多酚，共上传 3884 条食品的数据和图片。另外，针对预包装食品建立了预包装食品营养标签标准化数据库；完成了 8 类食品糖含量分析及不同年龄人群摄入量评估；分析整理了食品钠和脂肪含量分布范围；根据食品类别 / 工艺 / 口味建立了适用于钠含量评估的食品分类细则，在比较检测结果与标示数值一致性前提下，完成“预包装食品营养标签及钠含量状况的监测与评估”，为《中国食品工业减盐指南》制定提供了依据。

【全国碘缺乏病实验室外部质量控制考核】 碘缺乏病实验室外部质量控制考核外质控

网络运行20年。完成了对陕西、内蒙古、湖南、江西、青海、山东、安徽的网络运行督导和技术支持。举办1期省级和4期县级碘缺乏病实验室技术培训班，培训检测人员近200人。生产了近5000套考核盲样和检测用国家一级标准有证物质。

【"农村义务教育学生营养改善计划"（以下简称"计划"）工作进展】 完成2016年度数据清理和分析，形成2016年度学生营养健康状况监测报告。编制2017年度监测评估工作手册，收集"计划"22个省及所辖669个国家试点县8000余所学校130余万名学生的身高和体重数据。为50个重点监测县制备和发放血红蛋白质控样品，统一检测血清维生素A和维生素D。在5个深入监测县开始膳食调查和体成分检测，并测定2000余名学生的血清维生素B_1、B_2、维生素C以及血脂。结合监测评估发现的问题，提交并由国家卫生计生委发布《学生餐营养指南》（WS/T 554—2017），升级《学生电子营养师》，为深入持久开展"计划"之学生营养健康宣传教育和膳食指导提供有力的技术支持。

【开展贫困地区儿童营养改善项目监测评估及营养包质量监测】 2017年贫困地区儿童营养改善项目监测评估完成21个省100余个贫困县200余名工作人员培训；组织19个省（自治区）142个县项目监测评估现场工作，完成贫困地区4.3万名6～24月婴幼儿问卷调查、体格测量、血红蛋白检测和数据录入工作。设计开发贫困地区儿童营养改善项目监测评估系统，其中数据采集、数据预处理及生成监测报告等部分已完成。开展2017年项目营养包的质量监测工作。质量监测覆盖七家企业的项目营养包产品，采样地点包括企业库房、项目实施点营养包存放库房以及村医处，完成101个样品的采集和检测，并形成项目2017年营养包质量监测报告。同时，营养所根据2016年项目营养包质量监测结果，申请GB 22570—2104《食品安全国家标准　辅食营养补充品》标准的修订并获批准。

【中国居民营养状况变迁的队列研究工作进展】 在前期2万人调查数据收集及生物样品（血样、尿样、粪便样、趾甲样和口腔黏膜脱落细胞）采集、横断面及纵向队列数据清理和生物样品检测工作基础上，完成各年龄段居民膳食结构、营养素摄入及营养状况等基本内容分析及相关文章的撰写；启动1000份血样的代谢组研究抽样及检测；完成浙江、云南和陕西3个省新建队列人群慢性病相关血液生化指标、微量元素及肠道菌群检测的招标。计算机辅助营养调查系统增加调查结果的评价、问题库和食物图片库的建设。

【中国母婴营养与健康队列研究工作进展】 江苏省太仓市和河北省武强县母婴队列目前已纳入并随访约2500名孕妇及已出生的婴幼儿。在太仓市完成孕妇的纳入，继续在武强县纳入孕妇。开展两个现场的督导并给予技术支持。对河北省疾控中心、武强县疾控中心和妇幼保健院、太仓市妇幼保健院和各乡镇卫生院近100余名工作人员进行了培训。在河北省武强县开展互联网+膳食评价的方法学研究。分析孕妇孕期体重增长和贫血状况的发生、发展与转归。

【国家营养标准体系建设】 作为国家财政新增支持的项目，2017年确定5项标准修订项目和7项标准研制与应用类项目。召开了国家营养标准宣贯师资培训班，在广东省、黑龙江省等进行了调研工作。完成《血糖生成指数测定方法及规范》起草；完成WS/T 423—2013《5岁以下儿童生长状况判定》、WS/T 424—2013《人群健康监测人体测量方法》、WS/T 428—2013《成人体重判定标准》、WS/T 429—2013《成人糖尿病患者膳食指导》和WS/T 430—2013《高血压患者膳食指导》的修订；完成WS/T 577—2017《高温作业人群膳食指导》等12项标准的发布。

【碘营养状况评估及甲状腺疾病调查】 在深圳、银川两地大学生中完成了“膳食中钠、碘、锌等元素吸收利用与尿液排出关系研究”。采集膳食和代谢样品，进行检测和分析。完成尿样、食品样检测4000余份。在浙江省开展儿童青少年和乳母人群的碘营养状况监测和评估，检测和分析了1113名中小学生的甲状腺功能情况、尿碘水平和膳食碘摄入状况。在云南昆明开展孕妇人群的碘营养状况监测和评估，分析了310名不同孕期孕妇的甲状腺功能情况和尿碘水平。在山西、安徽、山东、江苏、河南和河北6个省饮用水源性高碘县进行了水碘调查，完成水源碘分型检测10 000份，完成22项水质分析指标506份和水HPLC/ICP-MS分型检测标准1份。

【儿童、老年个性化营养设计和营养健康食品创制及产业化】 作为现代食品加工及粮食收储运技术与装备“十三五”重点专项2016年度“儿童、老年个性化营养设计和营养健康食品创制及产业化”课题负责单位，召开了课题启动会；完成我国儿童和老年人群营养素摄入量的分析，并指导食品营养强化剂使用标准和辅食营养补充品国家食品安全标准的修订；初步构建了人源肠道菌群无菌鼠模型（HFA-小鼠），并应用于开菲尔菌降脂功能的评价；筛选快速致衰老模型细胞和动物模型；完成婴幼儿的电解质饮料配方的设计。

【转基因生物食用饲用安全评价及科普宣传工作有序进行】 在前期研究的基础上，转基因生物食用饲用安全评价项目在2017年系统开展毒理学、营养学、致敏性和非期望效应研究，从评价内容、关键技术、敏感指标、测评影响等方面，进一步完善了转基因作物食用饲用安全评价程序、技术方法和规范，应用于重点产品抗虫/除草剂玉米、抗旱小麦、大豆等产品的安全评价。正在系统开展9种转基因生物食用和饲用安全性评价，完成了6项安全评价报告。研制安全评价国家标准2项，修订1项；建立了基于斑马鱼的毒理学评价模型，筛选了致敏分子的生物标记物；完成了1种玉米的三代繁殖试验和2种长期慢性毒性试验。在安全评价工作的基础上研制了转基因食用安全性评价技术规范，推动安全评价的规范化。此外，还顺利完成了对长春、深圳两地大学生近300人次的转基因科普宣传教育。

【马铃薯主粮化产品对消费者营养功效分析】 2017年重点针对老年人群开展马铃薯米粉的干预工作。在广西天等县选取2个乡镇6个自然村分别抽取300名60岁及以上老年人作为干预组和对照组，通过开展基线调查—干预组6个月马铃薯米粉食用—终期调查，收集干预前后两组人群的膳食营养摄入、体质状况及贫血状况等相关数据，分析评价马铃薯米粉作为主粮化产品对老年消费者的营养功效。

【开展“营养校园”试点，启动营养社区创建工作】 2017年3月，营养所在北京市顺义区、辽宁省盘锦市大洼区、河北省石家庄市新华区、山东省青岛市黄岛区、浙江省金华市义乌市、广西南宁市隆安县、甘肃省平凉市庄浪县和四川省成都市蒲江县的8个区/县的12所中小学校启动“营养校园”综合干预试点。针对学生、家长、学校教师、食堂工作人员以及管理者，开展以营养健康教育、身体活动促进、营养供餐、创建校园营养支持环境为内容的必做和选做活动，以探索有效的、以学校为基础的、适合不同地区的预防和控制学生多种形式营养不良综合干预模式。同年，在河北、浙江、新疆、内蒙古召开基层营养工作研讨会，启动营养社区创建试点工作。

【加强实验室能力建设】 完成LIMS硬件设备的安装、LIMS系统终端的网址固化，推进实验室检测信息化管理。通过11次13项参数CNAS能力验证和7项测量审核考核，23次66项指标实验室间比对（包括12项国际比对指标）全部合格。通过国家卫生计生委临床检验中心实验室间盲样比对。参加国家卫生计生委临床检验中心多项能力验证计划，完成了 17 个国标新方法的方法学验证；探索全麦标志性成分烷基间苯二酚及其代谢产物的分析技术，为后续的功能学评价打下基础。承担卟啉铁检测方法的研制和检测，开展新的微量碘检测研究。进行无砷化的食品碘理化检测方法学研究；完成液质 / 超高压液相等多台新仪器的购置、安装、调试、验收与建档。

【检测检验工作】 完成了 5 个保健食品样品的急性毒性试验、微核试验、精子畸形试验、AMES 试验、30 天喂养试验的毒理学评价，3 个保健食品样品的卫生学、稳定性、功效成分等 36 个理化检测项目指标检测，4 个食品样品的 57 个理化检测项目指标的检测，51 个食品中元素九项的理化检测，3 个保健食品样品的 24 个微生物检测项目的检测；完成了 1 项对化学性肝损伤具辅助保护作用功能评价试验，3 个增强免疫力保健食品功能检测，并出具检验报告，为相关机构申请保健食品资质提供重要的数据支持。

【实验室安全管理工作】 坚持“一日两查”的实验室日常管理制度，组织实验室骨干参加中心实验室管理处监督检查员培训。在第十一届实验室安全周期间营养所举办了“认证认可法律法规、体系文件及实验室安全知识竞赛”活动，在竞赛中点评和授课相结合，以赛代训，取得良好的培训效果。

【全国营养领域检验能力考核】 启动全国营养领域检测能力考核工作，组织全国 30 个省及 10 余个省会城市的亚油酸、α- 亚麻酸、维生素 B_1、维生素 B_2、钙、铁、锌、铜、磷、钾、钠、镁的检验能力考核，提升了疾控系统营养领域检测技术能力。

【全国营养工作领导能力培训】 2017 年 7—8 月举办全国营养工作领导能力培训一第四期营养与流行病学培训班，来自 15 个省 / 自治区和地 / 市疾病预防控制中心及营养所的 19 名学员参加培训。136 学时理论知识培训包括营养与流行病学概论及研究方法、营养学最新研究进展、营养政策与标准、调查研究方法案例介绍、数据分析及统计方法、科研写作与宣教材料制作等。在 1 个月现场实践活动中，学员进入到营养所业务科室，了解所里的工作内容和方法，把理论知识和技能应用于实践，参与了现场调查、动物实验、数据录入、学术会议筹备等工作，了解到营养学最前沿的发展动态。

【加强国际合作与交流】 邀请外宾来华 1 批 1 人次，接待顺访外宾 3 批 22 人次。接待联合国世界粮食计划署（WFP）Svante Helms 先生和 WFP 中国办公室副代表 Caroline Legros 女士来访，交流学校供餐和农村学生营养改善可能的合作，探讨学龄前儿童营养改善的可行性；接待香港理工大学食物安全及科技研究中心一行来所交流了各自的研究领域并探讨了合作的方向；接待了美国 Metabolon 公司副总裁 Jay Tolley 先生和 Shaun Lonergan 先生，交流了代谢物检测方法及其在队列研究中的应用；接待了农业部国际交流服务中心技术合作处承办的柬埔寨来华交流团，交流了中国食物强化概况、食物强化国家标准及食物强化项目。2017 年派出因公出国（境）共 17 批 37 人次，进行国际学术交流。

【科研项目及经费持续增加】 “十三五”课题研究领域取得突破，主持及参与项目涉及农业、慢性病防控和医学基础调查领域。2017 年新获准课题 37 项（其中国家重点研发计划 2 项，科技基础资源调查专项 1 项，国家自然科学基金 2 项，国家卫生计生委及其他省部级 10 项，中心青年基金课题 2 项，横向课题及其他课题 20 项），2017 年新获科研经费 5000 万元。

【人才培养】 2017 年营养所有在读研究生 60 名，博士后 2 名。录取学术型硕士和全日制 MPH 共计 10 人；博士研究生 6 人。15 名硕士研究生通过论文答辩并取得硕士学位；5 名博士研究生通过论文答辩并取得博士学位。

【科研论文及相关成果产出】 2017年共发表科研论文156篇，其中SCI文章45篇，平均影响因子为3.33；主编及参编的论著共8部；获批的专利3项。

【开展南疆肺结核病人膳食营养状况调查，提出营养改善策略】 2017年3月，赴新疆喀什地区开展肺结核病人膳食营养状况调查工作，通过现场调查、体格测量、血红蛋白测定等方法，了解当地的饮食习惯，完成了喀什地区肺结核病人的膳食营养状况综合报告。根据新疆南疆肺结核病人膳食营养状况和营养需求，设计了改善其营养状况的专用营养包，并提出营养干预综合策略。

【积极落实国民营养计划】 2017年6月30日国务院印发《国民营养计划（2017—2030年）》后，营养所高度重视，加强组织机构，强化组织保障，成立国民营养计划工作领导小组，按分工要求将国民营养计划相关工作落到实处。营养所多次组织职工学习讨论，研究中长期发展规划。继续发挥营养所业务优势，做好相关工作并拓宽领域，强化营养监测与评估，积极推进营养政策法规工作，加强国家营养标准体系建设，推进营养所青年职工自主研究能力，并对基层疾控系统工作人员持续开展专业技能培训，加强营养能力建设，不断提升营养健康科普信息供给和传播能力，普及营养健康知识。营养所积极参与国家卫生计生委组织的陕西榆林营养扶贫工作调研，完成营养扶贫工作方案，支持上海、浙江和江苏等省《计划》实施方案的制定和工作开展，并加强《国民营养计划（2017—2030）》在本行业及相关行业各种学术团体会议中的宣传。

【利用媒体传播营养健康知识】 在运维"营养进万家"和"食今不昧"微信公众号的基础上，2017年4月28日所官方公众号"中国营养与健康"正式上线。2017年共发布营养科普等原创微信217篇，总阅读量达82万余次，单篇阅读数最高2万余人次，转发总计13万余次，收藏次数1万余次。与北京卫视《养生堂》栏目合作，打造最强营养团，在2017年9月10日连续三天播出"不要把食物妖魔化""老年人膳食指南""中国人该怎么吃"，并与中央电视台《人口》栏目、北京青年报等多家媒体合作。2017年5月，积极开展全民营养周活动，在全国疾控系统进行部署、联络和技术支持，全国共开展7000余场活动，覆盖人数达1千万。出版《中国居民营养与健康状况图集》《中国家庭营养指南》，完成"一节特别的营养课"专家视频的制作，于学生营养日向社会公布。

【举办健康中国行—2017年全国营养科普演讲大赛】 2017年6月举办了健康中国行—2017年全国营养科普演讲大赛，来自全国29个省（市、自治区）疾控中心的代表参赛。选手们在赛场上展现了营养人的新风采，突出了热爱营养、献身营养的责任意识和进取精神。另外，有超过17万人参与网络评选，5万余人观看了现场比赛的网络直播。该活动营造了"学营养、讲营养、比营养"的浓厚氛围，有力地推动了营养科普工作的开展。

【李新华书记来营养所调研】 4月18日，中心李新华书记、王健副书记一行来营养所调研，在所领导班子陪同下考察了实验室和办公区后，王健副书记主持召开了营养所全体中层干部座谈会。丁钢强所长介绍营养所整体工作和业务发展情况，李新华书记肯定了营养所近年来所取得的工作成绩，并对今后工作提出了更高的要求。要求营养所能够在新形势新要求下，以"一纲要两规划"为发展蓝图，探寻自身发展的新思路新模式，不但要培养更多国内一流的营养专家，还要在世界营养领域树立起权威。

【组织食品安全宣传周机构开放日活动】 2017年7月10日，举办了"2017年食品安全宣传周机构开放日”活动。国家卫生计生委食品司刘金峰司长和张磊时副司长以及宣传司新闻处刘哲峰处长等一行 14 人出席，来自人民日报、新华社、健康报、人民网、北京电视台等 27 家媒体参加了活动。来访嘉宾们参观了营养所展室，听取营养所 70 余年的历史沿革；参观实验室，了解了三重四级杆液相色谱串接质谱仪、电感耦合等离子体发射光谱质谱仪、ICPMS、全自动生化仪等仪器在生物样本及食物成分分析与评估中的应用，体验了便携式血红蛋白快速分析仪，观察了显微镜下益生菌和致病菌的形态，观摩了实验动物的微核试验。在营养展示体验区域，参观了膳食宝塔模型、减盐减糖展板、不同食物血糖生成指数挂图、全生命周期营养书签、营养状况评价转盘等科普宣传材料和工具，品尝了国家项目用婴幼儿营养包，体验了体成分测量，参与了“食物重量猜猜看”等精彩活动，充分感受了营养科研创新成果如何转化成为公众健康服务的工具。此次开放日活动加深了媒体和公众对营养健康重要性的认识。

【王国强副主任来营养所调研营养健康工作】 2017 年 9 月 15 日，国家卫生计生委副主任王国强来营养所调研，实地了解和指导营养健康工作。国家卫生计生委疾控局、中国疾控中心领导陪同调研。王国强副主任首先参观了所展室、中心实验室、国家卫生计生委微量元素营养重点实验室及营养成果展示区。在随后召开专题座谈会上，丁钢强所长汇报了营养所基本情况、营养健康工作开展情况及下一步工作设想。王国强副主任充分肯定了营养所在改善国民营养状况、保障国民健康方面做出的积极贡献。王国强副主任要求，要充分发挥国家级单位的技术优势和引领作用，加强机构和人才队伍建设，当好行政部门的助手，做好监测评价、健康科普等工作，重视中医药的优势作用，持续推进营养健康工作向前发展。

【加强预算执行管理】 为加强预算执行管理，营养所领导班子与项目负责人签订了预算执行目标责任书。责任书规定了预算完成时间点，并建立了预算执行定期通报和约谈制度。截至 2017 年 12 月 31 日财政拨款预算执行率为 99%。按照营养所的中长期规划编制 2018—2020 年滚动项目预算，组织评审上报。为了更好地开展项目预算管理工作，2017 年营养所使用了“用友预算管理系统”，对项目预算执行进行实时监控。

【党建工作】 营养所党委组织全所党员干部职工观看十九大开幕式盛况，层层抓好学习宣传贯彻，抓好党员领导干部的学习。注重发挥好支部的主体作用，各党支部陆续开展了学习党的十九大精神专题会议。集中开展学习教育，开展了学习贯彻党的十九大精神党员大会暨专题讲座。聚焦专题开展学习研讨，结合年度民主生活会征求意见座谈会，分专题深入开展学习研讨。营养所党委制定“两学一做”学习教育常态化、制度化实施方案，并成立领导小组，及时召开工作部署会。召开庆祝建党 96 周年党员大会暨“两学一做”学习教育常态化制度化工作部署会，党委书记刘开泰以“不忘初心，继续前进——回顾党的十八大以来的辉煌成就”为题讲党课。2017 年 7 月 5—7 日，所党委将主题党日活动与“两学一做”学习教育有机结合，与中心机关第一党支部、北京市疾控中心党委联合开展了“两学一做”学习教育“联学联走”，前往河南省林州市开展红旗渠党性教育专题培训。面向全所党员开展了“支部工作”APP 使用情况评比表彰活动，共表彰获一、二等奖党员 13 人。开展“联学联做”。深度挖掘营养所“两学一做”学习教育中的先进典型，推选优秀党员 3 人、优秀党务工作者 1 人，营养所党委还被评为先进基层党组织。规范党员管理，做好与党组织失去联系党员规范管理和组织处置工作，按照国家卫生计生委直属机关党委和中心党委部署，根据“全程纪实、一人一档”的工作要求，为30位失联党员分别填报了《失联党员处置情况登记表》，报送了所党委《关于失联党员规范管理和组织处置自查工作报告》。

【家风助廉活动】 组织职工参加中心“家风建设在行动”演讲交流活动，会上营养所军嫂王丽媛以“当好贤内助 共育幸福花”为题发言；开展六一儿童节“幸福传承——画画我的家族树”亲子活动，收到并在所内展出职工子女绘制的家族树作品42幅，上报中心12幅优秀作品；制作并向所领导班子、全体中层干部发放家风助廉倡议书和宣传册36份；组织营养所军嫂参加中心“八一”建军节交流活动，提交反映良好家风的书信手札7封。

（王志宏、孙静、武洁雯、丁钢强）

环 境 所

【工作概况】 2017 年，环境所按照国家卫生计生委、中国疾控中心有关要求，根据国家环境健康工作发展的形势与任务，围绕落实《环境所发展规划（2017—2020 年）》和环境所 2017 年工作重点，明确环境与健康领域工作发展方向，全面提升工作思路、工作方法、工作能力和工作效率，讲求工作效果，圆满完成了自然灾害、突发公共卫生环境污染事件的卫生应急处置工作，以及重要场所、重大活动卫生保障任务。协助国家卫生计生委和中国疾控中心全面开展环境与健康监测项目督导、调研和技术支持工作，全国城市饮用水卫生监测项目深入开展，空气污染对人群健康影响数据质量明显提升，公共场所健康危害因素监测试点工作顺利启动，国家人体生物监测项目现场调查和实验室建立快速推动，典型地区环境健康综合监测与风险评估项目、全国重点地区环境与健康专项调查项目稳步开展，生活饮用水中抗生素等新型污染物风险监测、环境卫生突发事件健康影响后评估工作得到中心领导的积极肯定，全国医院消毒与感染控制监测网络进一步扩大和加强。环境卫生标准体系建设受到重视，标准立项制修订步伐加快。科研方面在研课题 20 项，申请专利 2 项，发表科技论文 140 篇，SCI 收录论文 15 篇。国际合作与学术交流频频，视野与影响力不断扩大，与大专院校合作建立研究生教学科研基地，设立了第一批中国疾控中心环境与健康研究基地。《环境卫生学杂志》入选中国科技核心期刊。

2017 年环境所全面学习贯彻党的十九大精神，继续落实“两学一做”，全面贯彻并严格执行党风廉政建设责任制和廉政风险防控；以党建、文化建设为抓手，开展职工之家建设、文化长廊设立、所志编撰、宣传视频制作等系列文化活动。强化制度管理，落实安全责任制，引进高端人才，培养提拔青年技术骨干，科学调整机构设置，完善岗位聘任和绩效考核。关心职工民生，换届选举出新一届工会委员会委员，成立工会经费审查委员会和女工委员会。

【《环境所发展规划（2017—2020）》实施】 为进一步适应国家对环境健康工作的需求，明确环境所 2017—2020 年发展方向和主要工作任务，2017 年 1 月 26 日向全所印发了《中国疾病预防控制中心环境所发展规划（2017—2020 年）》（以下简称《规划》）。为保证《规划》的顺利实施，推进环境所重点工作持续、协调、深入开展，6 月制定下发了《中国疾病预防控制中心环境所发展规划（2017—2020 年）实施方案》（以下简称《方案》）。《方案》设立了《规划》的实施组织机构，对加强人才队伍能力建设、推进重点工作、搭建科研、技术、信息综合服务平台、加强重点领域科学研究、加强对基层疾控机构的技术指导、拓展国内外交流合作、完善运行管理机制和建设和谐单位文化等工作任务进行分解细化，并责任到部门。《方案》还制定了保障措施，以推进《规划》的运行与执行。

【城市生活饮用水卫生监测】 按照国家卫生计生委疾控局的总体工作安排，2017 年，环境所对全国各省份上报的 6 万余条 2016 年水样监测结果，共计 220 多万个监测指标数据进行汇总、整理、清洗。对水样总体达标情况、单项指标达标情况、供水单位基本情况等进行分析，撰写上报了《全国城市饮用水卫生监测工作 2016 年度总结报告》。对 2016 年全国疾病预防控制机构生活饮用水水质检测能力调查数据约 33 万条进行了梳理分析，撰写上报了《全国疾病预防控制机构生活饮用水水质检测能力调查报告（2016 年）》。通过分析监测结果得出：不同城市级别水样达标率存在差异，随着城市级别降低逐级下降；二次供水和自建设施供水是城市饮用水安全的相对薄弱环节；消毒剂指标和微生物指标为影响城市饮用水卫生安全的主要风险指标。工作组还参与编写了《全国城乡饮用水水质监测工作方案（2017 年版）》。根据《方案》，继续在全国 31 个省（自治区、直辖市）和新疆生产建设兵团开展对丰水期和枯水期，出厂水、末梢水和二次供水，市政供水、自建供水的水质监测。目前监测覆盖全国所有省份 99.7% 的地级和 99.4% 的区县。根据国家卫生计生委工作要求和任务安排，对监测工作开展质量控制与技术培训，在培训中强化水样采集、样品运输及保存、样品前处理到检测分析及数据处理等全过程的质量控制，并在省、市、县三级疾控机构开展了水质监测实验室间比对工作；通过数据审核会议、数据复核、工作群交流等方式，加强对监测数据质量的管控。

【空气（雾霾）污染对人群健康影响监测】 2017 年，项目监测范围为全国 31 个省份 64 个城市，共设立 126 个监测点，重点设置在京津冀区域（23 个）、长三角区域（21 个）及珠江三角洲（10 个）。环境所根据国家卫生计生委工作要求和任务安排，对监测工作开展全过程质量控制与技术培训。细化、强化质控要点，修订工作手册（4 本），编制《问卷调查实施手册》，推进 $PM_{2.5}$ 成分检测实验室能力建设，建立大气 $PM_{2.5}$ 多环芳烃气相色谱—质谱方法，确定技术指标，强化采样前准备、采样、样品运输及保存、样品前处理到分析及数据处理等实验室质量控制；提高监测数据上报质量，分别利用 EXCEL 和 SQL 数据库软件开发 2 个版本的数据审核清理工具，改版升级空气污染人群健康影响监测信息系统；实行系统数据准入规则，设置系统自动审核数据报表功能、统计功能和可视化功能。3—10 月，项目组对安徽，四川，西藏，吉林，黑龙江，湖北，广东等 7 省进行项目督导，深入到医院、急救中心、社区、学校和大气 $PM_{2.5}$ 采样点进行调研。项目组对 2016 年度空气污染特征，空气污染对死亡、门诊、急救接诊、社区居民和小学生发生疾病和症状以及小学生肺功能等的急性影响，重污染事件空气污染特征及健康影响分析，以及空气污染健康风险评估等进行分析，撰写上报了 2016 年监测数据分析报告和工作报告。

【公共场所健康危害因素监测试点】 2017 年，根据国家卫生计生委印发的《公共场所健康危害因素监测试点项目监测工作方案》，环境所继续在 32 个试点项目省份（包括新疆生产建设兵团）开展监测试点工作，并确定 34 个城市（区）为监测试点，选择宾馆（酒店）、游泳场（馆）、沐浴场所、理发（美容）店、候车室等 5 类重点公共场所按季度开展健康危害因素监测。2017 年共监测公共场所 1557 家，收集监测数据 27 万条，并对 12 015 名从业者健康状况进行了 23 834 次问卷调查。为提高监测质量，项目组组织修订 2017 年公共场所健康危害因素监测试点项目操作手册（理化和微生物手册，4 万余字），对省级和地级试点城市疾控中心开展公共场所健康危害因素监测能力调查，召开 2 次全国性培训班，完成相关人员培训 300 人次，收集监测试点项目信息管理系统登录人员信息（130 人），完善信息管理系统，对监测能力薄弱地区，特别是新疆、甘肃等中西部地区开展了专项调研和培训，共培训人员 200 多人。编写公共场所健康危害因素监测试点项目督导考核评估方案。组织撰写上报了《2016 年公共场所健康危害因素监测试点项目技术总结报告》和《2016 年公共场所健康危害因素监测试点项目监测工作总结报告》。

【国家人体生物监测】 2017 年，环境所完成对北京、上海、湖北、云南、重庆、江苏、山东、甘肃、山西、陕西、广东、海南、贵州 13 个省份人体生物监测全部现场调查工作，包括现场问卷调查、体检和样本采集。生物样本已入库9213人份，主要为全血、血清、血凝块、尿标本等。为加快监测工作进展，项目组举办三期全国培训班，并开展项目现场技术指导和督导，为相关省份提供耗材、设备和冷链运输等支持。为完善和加强样本库及数据管理，项目组购置7台大容量冰箱增加样本贮存能力，修订和升级样本分装入库软件，完成国家人体生物监测系统安全等级保护的定级备案工作，国家人体生物监测系统安全等级被定为二级。项目组还对系统内数据管理实行双因子认证，为每个监测省份省级数据审核员和监测点数据管理员提供数字证书认证。为提高监测质量，对样本环境化学物质检测，重金属检测部分编制统一的作业指南书和质控方案，并完成三次实验室间盲验考核和能力验证；有机物检测部分完成4类有机物方法建立，组织实验室间方法验证。截至2017年底，共有24个省份启动了人体生物监测现场调查工作。

【全国医院消毒与感染控制监测】 2017年，全国医院消毒与感染控制监测继续扩大监测范围，监测项目已覆盖全国19个省份20个省级监测点，哨点医院65家。监测内容主要为医院感染、医疗器械、手卫生、医院环境等方面的具体指标。常规监测工作每季度监测1次，医院感染每月监测。监测工作获取监测数据1万余条，监测指标完成率96%。项目组为强化监测工作，进一步完善监测方案、工作指导手册等体系文件，开展对医疗机构“飞行质控”督导调研，及消毒实验室比对工作。完成了“医院十二指肠镜消毒及微生物污染现况专项”、“医院超声检查相关微生物污染专项”和“医疗机构消毒负效应监测”3个专项调查研究项目，并组织新立项“ICU环境物体表面与医务人员手致病微生物综合监测与传播影响因素研究”、“医院供应室外来器械高风险因素调查”和“供应室和其他重点科室医疗用水专项调查”3项专项调查研究。

【生活饮用水中抗生素等潜在污染物调查与监测】 2017年，环境所继续在长江、黄河、珠江、松花江、淮河、辽河、西北诸河、太湖、滇池、巢湖等重点流域，以及三峡库区、南水北调水源地（丹江口库区）及用水区的典型城市开展生活饮用水中抗生素等潜在污染物调查与监测工作。采集水样264份，检测指标57项，其中抗生素类药品40项，其他类药品17项，获得监测数据约3万余条。撰写上报了《饮用水中抗生素等潜在污染物调查与监测工作技术报告（丰水期）》。《饮用水中抗生素等潜在污染物调查与监测工作技术报告（枯水期）》已被国家卫生计生委采纳并将相关内容上报国务院，得到中央领导批示。

【突发事件供水短期暴露风险与应急管控技术研究】 “突发事件供水短期暴露风险与应急管控技术研究”是水体污染控制与治理科技重大专项，合作单位是清华大学中国城市规划设计研究院。2017年，项目建立了饮用水污染物短期暴露健康效应的研究框架，编制完成了饮用水污染物短期暴露健康参考值编制指南。项目在南京、镇江、兰州、株洲等4个典型城市开展了原水水质风险识别与监管试点研究。城市供水水质风险管理信息系统开发完成第三方测试。项目还开展了化工类、嗅味物质、新型农药类、药品和个人护理品等多种常见突发污染物应急处理技术扩展研究，应急期居民简易净化措施去除效果评价，突发事件应急管控程序研究等，初步确定50项污染物健康参考值，完成技术文档初稿编制，并对15种重要污染物短期暴露健康参考值进行验证实验。《城镇供水水源水质突发污染风险识别与监测管理实施办法》（初稿）和《城市供水突发事件应对管理办法》（送审稿）编撰完成。

【我国大气污染的急性健康风险研究】 由环境所牵头，多家单位参与合作的“我国大气污染的急性健康风险研究”为科技部国家重点研发计划。2017年，各项目单位结合我国污染地区分布现状，依据人口普查数据、死亡率数据、数年空气污染数据，在全国范围内开展十余次调查点位匹配及甄选工作，最终选择符合选点要求、死亡数据质量高并且能体现我国不同污染水平、污染类型的点位进行研究。完成全国8省份3000余人次症状调查工作以及2000余人次数据质控工作；建立空气污染症状调查2000余人阶段性标准数据库。项目研究地区主要分为三类：①全国监测地区：根据我国大气污染浓度梯度以及复合暴露特征，开展"全国大气污染对人群健康影响监测"研究。②污染典型地区：以京津冀、长三角、珠三角为重点，涵盖全国大气污染防治"三区十群"。③加强研究地区：从污染典型地区选择北京、广州、西安、武汉和哈尔滨等城市作为加强研究地区，分别代表京津冀、长三角、珠三角、西北地区和中部地区不同大气污染水平和污染类型的城市。

【雾霾天气人群健康风险评估和预警关键技术研究】 2017年，由环境所牵头的2014卫生行业专项"雾霾天气人群健康风险评估和预警关键技术研究"顺利结题。项目完成了我国雾霾天气特征污染物人群暴露评价技术规范、雾霾天气PM2.5遗传毒性体外测试技术规范、雾霾天气特征污染物人群健康风险评估技术规范和雾霾天气人群健康风险预警技术规范、雾霾天气人群健康指南等多项技术规范和指南。建立了"雾霾天气人群健康影响综合信息平台""ICD编码匹配及统计分析软件""数据库版空气污染人群健康影响监测数据清理审核工具包"等技术平台及操作手册。项目基于广义线性模型，评估了十一个城市42个区县PM2.5暴露对不同疾病别死亡（包括非意外死亡、心血管系统疾病死亡、呼吸系统疾病死亡等）、不同性别人群死亡、不同年龄组人群死亡的暴露——反应关系；完成健康风险预警工作。

【面向海量数据实时采集的PM2.5个体暴露评价方法研究】 2017年，国家自然科学基金重大研究计划"面向海量数据实时采集的PM2.5个体暴露评价方法研究"已完成课题全部开发及现场工作。根据项目目标，完成所选室内PM2.5采样器进行比对和校正，产出测试报告1本。不断测试和完善基于可穿戴实时定位设备和定点PM2.5监测的PM2.5个体暴露科研集成平台，并开发PM2.5个体暴露监测APP及管理员APP。基于PM2.5个体暴露科研集成平台完成了98名调查对象的个体暴露监测，产出个体暴露监测报告98本。

【典型地区环境综合监测】 2017年典型地区环境综合监测点增选了包括石家庄辛集市、廊坊市广阳区、无锡市滨湖区等18个监测试点区县，目前全国试点地区共29个。根据项目计划，项目组完成数据采集、清理、暴露反应关系、数据可视化、标准数据集等模块的开发和部分模块的对接工作；完成环境健康综合监测基础平台的安全等级保护备案工作，确立系统为二级等保，通过系统平台上传数据551份，共计1811万条，获得X、X和X3项自主知识产权软件著作权。

【重点地区环境与健康专项调查】 2017年，全国重点地区环境与健康专项调查工作通过建立协作机制、编制调查实施方案和技术规范等，对重点地区开展了环境污染来源、特征污染物类型、影响范围以及人口分布的调查，初步摸清调查地区的基本情况。在调查中，污染源调查主要调查了企业基本情况、三废特征污染物测算情况，确定了污染来源及源强；环境质量调查主要调查了大气、水、土壤等，明确了污染水平及范围；暴露调查主要调查了室内外空气、饮用水、农作物、禽畜水产等，了解了暴露水平及途径；健康调查进行了问卷调查、内负荷、体格检查等，掌握了健康效应及分布。项目组还对9个省份调查问卷、体格检查、临床检测、内暴露等4大类29种报告结果的数据进行三级审核。在全面掌握环境健康调查关键环节，分析调查点位环境健康状况，采纳相关行业政策对策建议后，汇总形成《全国重点地区环境与健康专项调查技术报告》。

【典型地区农用土地土壤污染对人群健康调查】 2016年12月26日，环境保护部、财政部、国土资源部、农业部、卫生计生委联合印发了《全国土壤污染状况详查总体方案》，明确卫生计生委的工作任务是在部分典型地区开展土壤污染物人体内负荷调查，初步分析土壤污染对人群健康的影响。按照国家卫生计生委总体工作部署，环境所开展了项目立项与组织实施工作。拟通过对典型地区的农用地土壤污染情况的调查，获得土壤镉污染与人体内负荷水平关联性分析、不同污染水平地区人群镉暴露负荷水平比较，人体内负荷水平与健康效应相关性分析，达到对土壤镉污染的健康风险评估，研判典型地区农用土地土壤镉污染对当地人群健康的潜在影响。2017年7月31日，五部委在北京联合召开全国土壤污染状况详查工作动员部署视频会议。项目根据会议精神，组织召开各类专家咨询会、专家论证会、部门联席会及项目讨论会，并通过卫生计生委和环保部门的多次对接与沟通，明确项目工作机制和任务分工，初步确定了调查区县、调查指标、调查对象、调查内容、组织实施、进度安排等内容，完成《典型地区农用地土壤污染对人群健康影响调查》实施方案和经费预算的编制，编写《实施方案编制说明》《项目管理办法》《经费管理办法》《现场调查技术指南》《实验室分析测试技术规定》《质量控制技术规定》《数据管理技术规定》《数据采集表》等8类配套管理办法和技术文件。

【淮河流域肿瘤综合防治项目】 2017年，淮河流域肿瘤综合防治项目有14个区县参与了城市饮用水监测、农村饮用水监测、死因监测项目，13个区县参与肿瘤登记项目。项目组走访14个区县，对走访区县主要污染来源、主要工业企业、各区县水源类型、水厂工艺等，及各区县主要肿瘤类型、早诊早治项目情况进行了了解；对水源地及地表水、水厂、医院、基层卫生室，网络直报系统等进行现场调研；发现了关于水质检验能力、水厂、行政区划、农村生活环境、环境污染类型、数据收集等方面的问题，完成14个县地图集绘制。10月，项目组在北京召开“2017年HRC项目重点地区样品采集与检测工作方案”专家咨询会。撰写上报了《淮河流域生活环境与健康综合发展试点暨“健康淮河”工作方案》、《淮河重点流域癌症综合防治技术实施方案（2016—2020年）》。

【典型城市室内环境健康影响调查与防护措施效果评估】 为获取我国部分城市室内环境质量基线数据，识别主要健康危害因素，初步探索室内空气污染对居民健康的影响，了解我国居民环境健康知性行现状，评估室内空气防护措施的效果，环境所启动城市室内环境危害调查与防护措施效果评估项目。项目组完成了项目实施方案的编制论证、调查表的设计、现场指导手册的编写、调查方案的培训、耗材采购洽谈、网络调查平台的采购等准备工作，并对6个城市12个监测点进行积尘采集、室内空气检测、空气微生物检测、实验室分析测试，同时组织完成对600名调查对象的采样和问卷调查。项目组还对监测点位开展现场调研和指导，实行质量控制，完成布点与样品编号，下发数据报送模板、现场工作指导手册等。目前哈尔滨、南宁、深圳、宁波已完成非采暖季家庭和学校采样工作。

【城市室内环境不吸烟女性肺癌危险因素调查】 国家卫计委项目“中国不吸烟女性肺癌危险因素调查研究”完成了项目总体设计后顺利启动。2017年3月，项目组撰写实施方案（初稿）；5月邀请美国NCI两名专家来华，对方案（初稿）进行评价，随后邀请国内相关领域专家，以方案论证会的形式再次对方案进行论证，在此基础上形成了中国女性肺癌危险因素调查总体实施方案，并通过了项目的伦理学审查。项目组还编制完成了项目系列SOP

手册，并汇总完成《现场工作手册》印发至各项目单位。8 月和 10 月，项目组在辽宁省葫芦岛市和安徽省马鞍山市启动质控培训和预调查。收集新发病例相关信息 42 例（问卷、生物样本及病例报告采集）。

【我国区域人群气象敏感性疾病科学调查】 由环境所牵头，多家单位参与合作的“我国区域人群气象敏感性疾病科学调查”项目为科技部科技基础资源调查专项。项目执行时间为 2017 年 2 月—2021 年 1 月。项目拟通过建立调查基地，收集基础数据，建立预测预警模型和综合数据平台，制定干预策略，开展预测预警和干预服务。项目已确定 15 省 19 个调查基地。目前，项目组制定了项目和课题实施方案；完成了基地建设方案和工作手册培训；并按计划收集调查基地 2014—2016 年死亡、医院诊疗、气象和大气污染等基础数据。

【京津冀及周边地区大气污染对人群的健康影响研究】 “京津冀及周边地区大气污染对人群的健康影响研究”为大气重污染成因与治理攻关项目（总理基金）。项目执行时间为 2017 年 3 月—2019 年 9 月。项目目标是：评估京津冀及周边地区大气污染尤其是重污染天气对普通人群、儿童和老年敏感人群的急性健康影响，揭示京津冀及周边地区大气污染对人群健康影响状况和健康风险；评估京津冀及周边地区大气污染尤其是重污染天气对心肺疾病患者与高危人群的急性健康影响，分析大气污染与肺癌等主要癌症发病和死亡的相关性以及归因风险与疾病负担；掌握京津冀及周边地区居民重污染天气下健康防护现状，评估口罩、空气净化器、新风系统和中药代茶饮等防护效果，提出大气污染健康防护和干预手段，科学指导公众健康防护。项目内容包括：大气污染对普通人群影响研究、大气污染对特定人群影响研究、防护效果评价与科学普及。项目主要开展大气污染对人群健康影响加密调查、死因回顾性调查、轻重污染天气下人群健康效应变化对比调查、大气污染对人群健康影响定群研究、大气污染致肺癌等癌症归因风险与疾病负担研究、人群健康防护与干预研究、大气污染对人群健康影响与风险评估等工作。

【冬季重污染天气应急应对】 为有效应对冬季重污染天气，特别是北方重污染天气，及时回应社会关切的健康问题环境所成立了由 8 个部门共 31 人组成的重污染天气应急工作组。开展空气采样、实验室检测分析等工作。开展数据收集、分析和专题报告撰写工作。开展舆情监测和媒体沟通工作。开展健康防护宣教工作。

【九寨沟地震抗震救灾】 2017 年 8 月 8 日 21 时 19 分，四川阿坝州九寨沟县发生 7.0 级地震。姚孝元副所长带领中国疾控中心专家组前往九寨沟地震灾区开展灾后防疫工作。专家组协助四川省疾病防控工作组修订完成《九寨沟 7.0 级地震灾区安置点卫生防病技术方案》和《九寨沟 7.0 级地震灾后疾病预防控制工作方案》等技术文件，完成《四川九寨沟 7.0 级地震重灾区九寨沟县漳扎镇灾后公共卫生状况与需求评估报告》等评估报告。

【环境卫生和消毒标准体系建设】 环境所是环境卫生和消毒标准专业委员会挂靠单位。2017 年，环境所确定了标准预研究重点领域，公开征集环境卫生和消毒标准研究重点领域项目 32 项，专家投票评审，资助 15 项；完成广州 CDC、北京 CDC 等 7 个项目研制单位的现场督导调研；环境卫生标委会秘书处审查通过标准文本 3 项，消毒标准 12 项；完成《手消毒剂卫生要求》（GB 27950—2011）、《一次性使用卫生用品卫生要求》、《生活饮用水标准检验方法》（GB/T 5750—2006）的标准追踪评价报告；完成环境卫生标准舆情监测 10 期；编写公共场所标准实施指南丛书环境卫生标准分册（送审稿）和消毒标准分册（送审稿）。

【第一届中国环境与健康大会】 由中华预防医学会主办，中华预防医学会环境卫生分会和环境所承办的第一届中国环境与健康大会，于2017年8月24—26日在北京召开。会议以“减少环境危害，促进公众健康”为主题，设立环境化学物质的健康效应，饮水安全与健康，空气污染、气候变化与健康，环境与妇儿健康，新技术与新方法5个分会场与青年学者论坛。来自国家卫生计生委疾控局、WHO驻华代表处、联合国儿基会、美国CDC驻华项目办、大学及科研机构的460余名代表参会。本次大会是我国环境健康学术领域的一次盛会，充分体现了环境所为全国同行搭建环境与健康学术交流平台的意愿。

【援疆援藏】 2017年3月6—10日，由中国疾控中心王健副书记带队，殷大鹏副主任、营养所丁钢强所长、环境所王林副书记、结防中心赵雁林副主任分别带领相关领域专家赴喀什联合开展结核病高发影响因素调研。3月8—10日，环境所王秦、武利平参加的环境因素调研组在中国疾控中心南疆工作站、喀什地区结防所以及调研当地疾控中心、卫生院等工作人员配合下，赴叶城县和莎车县的2乡4村，采取查阅资料、现场走访、召开座谈会等方式进行实地调研，了解结核病发病现况、查看人群聚集场所、结核病患者和普通居民居室内的环境卫生状况。调研结束后，向中心提交了《新疆喀什地区环境因素与结核病调研报告》。

2017年7月6—7日，环境所在拉萨市举办了“突发环境卫生事件应急处置技术培训班”，来自西藏自治区疾控中心和西藏各地市疾控中心共计110余人参加了此次培训。2017年11月28日—12月8日，为帮助西藏疾控中心开展“国家人体生物监测”项目，提高其专项监测工作能力，环境所组织来自吉林、陕西、河南、湖北四省的专家共7人、环境所专家共6人，由施小明所长带队赴拉萨开展项目现场相关工作。

【成立环境卫生应急队伍】 为有效应对环境健康突发事件，加强本环境所卫生应急队伍建设，按照《中国疾病预防控制中心环境所发展规划（2017—2020年）》的相关要求，由环境所各处室推荐，2017年8月3日环境所卫生应急队伍正式成立，应急队员共22人。

【洪涝灾害环境健康防护指南】 为了提高洪涝灾害卫生应急技术支撑能力，环境所组织编写了《洪涝灾害环境健康防护指南》，并于2017年2月在北京召开了“洪涝灾害环境健康防护指南专家评审会议”。该指南是将环境健康领域科研成果转化为公众健康防护实际应用的具体技术指导，重点指导公众个人、居室内外、避难场所加强有关洪涝灾害的健康防护能力，对于提高我国公众洪涝灾害卫生应急能力将会发挥一定的支撑作用。

【全国疾控系统环境健康工作会议】 为贯彻落实2017年全国饮用水和环境卫生监测工作会议精神，交流环境与健康工作进展，推动环境与健康科研工作发展，2017年12月7日，全国疾控系统环境健康工作会议在大连召开。各省、自治区、直辖市、计划单列市疾控中心分管主任和环境卫生科所长，中国疾控中心环境所部分处室负责人共计110余人参加了本次会议。中国疾控中心副主任梁晓峰出席会议并作重要讲话。

【全国疾控系统消毒工作会议暨全国医院消毒与感染控制监测项目十年工作总结会】 2017年11月21—22日，全国疾控系统消毒工作会议暨全国医院消毒与感染控制监测项目十年工作总结会在北京召开。中国疾控中心相关领导、各省疾控中心消毒工作分管主任和负责人等114人参加了会议。会议强调，疾控系统消毒和感染控制工作者应以十九大精神为指引，做好消毒与感染控制工作，为人民美好生活的需求提供专业的服务。

【科研研究与管理】 2017年，环境所获得科研和国际合作项目10余项，以第一完成单位和通讯单位发表论文140篇，其中SCI论文15篇。科研项目（课题）包括：大气重污染成因与治理攻关项目（总理基金项目）课题2项，科技部科技基础资源调查专项项目1项，科技部重点研发计划“大气污染成因与控制技术研究”重点项目课题 1 项、任务 1 项，科技部重点研发计划“绿色建筑及建筑工业化”重点项目任务 1 项，国家自然科学基金青年科学基金项目 3 项，北京市自然科学基金面上项目 2 项，世界卫生组织和联合国儿基会小额度国际合作项目 3 项。

【国际交流与合作】 为加强国际合作与交流，促进专业队伍建设，2017 年办理短期因公出访任务 12 批次共 27 人次（实际执行 12 批次 26 人次），出访地涉及韩国、美国、日本、荷兰、比利时、瑞典、澳大利亚、瑞士及菲律宾等国家。积极组织开展了 2017 年度“中美环境与健康人才培养项目”选拔工作，遴选出 3 位青年技术骨干前往美国知名高校和研究机构开展学术交流学习。邀请世界卫生组织西太区、蒙古国卫生部、美国国家癌症研究所、耶鲁大学、华盛顿大学、澳大利亚昆士兰科技大学、莫纳什大学、英国卫生署、法国国家公共卫生所等国际机构和知名院校专家学者开展学术交流，积极探讨可能的合作领域与合作方式。制定并印发了《环境所客座研究员（教授）聘任管理办法（试行）》，聘请了 Nathaniel Rothman 教授等 5 位环境与健康领域国际知名专家作为客座研究员。举办外事管理和涉外国家安全工作座谈会、与世界卫生组织专家研讨推进 WHO 环境健康合作中心申请工作。提高青年人才英语交流水平，邀请美国外教组织开展“英语角”活动 40 期。

【环境与健康研究基地建设】 根据《中国疾病预防控制中心环境所发展规划（2017—2020 年）》2017 年，环境所启动了中国疾控中心环境与健康研究基地的遴选工作。通过通知发布、前期申报、初步审核、答辩考核及现场调研等严格程序，认定无锡市疾控中心和深圳市疾控中心为第一批中国疾控中心环境与健康研究基地建设单位，并于 11 月底在两地分别举行了签约及授牌仪式。无锡环境与健康研究基地将重点围绕生活饮用水卫生安全、大气污染与健康等主要问题开展相关基础和应用研究，深圳环境与健康研究基地将重点聚焦气候变化与健康、环境化学污染物的暴露识别及检测技术等主要领域。通过研究基地建设，为当地环境与健康突出问题的解决提供技术路径，为整体推动全国环境与健康工作开展提供可以借鉴的经验和模式。

【研究生教学科研基地】 2017 年，环境所被列为北京大学公共卫生学院和吉林大学公共卫生学院研究生教学科研基地。通过共建研究生教学科研基地，致力于环境与健康领域的人才培养和科学研究平衡发展，强化理论与实践的结合，建立长效、稳定的合作机制，全面提升环境与健康后备人才的综合素质和能力。

【信息宣传、媒体采访和舆情监测】 2016 年，环境所网站发布稿件 138 篇，向中心推送 90 篇。针对洪涝灾害、高温热浪等对人群健康影响等热点问题先后组织专家接受媒体的采访 11 次，在线访谈 1 次。完成环境与健康舆情监测发布 12 期，完成环境卫生和消毒标准舆情监测 12 期。

【健康防护与宣传】 2017 年，环境与健康微信公众号共推送微信稿件 110 篇，长期关注用户 3705 人，年增长 3 倍。朋友圈转发 52 860 次，阅读人数 50 余万次。组织开展第一届环境健康宣传周活动，在北京光明小学、潘家园南里社区开展环境健康主题活动，推动环境健康宣教进学校、进社区，并启动了第一届全国中小学生环境与健康征文比赛，推动环境健康素养培育工作的进展。

【实验室管理】

1. 成功通过 2017 年度资质认定扩项复评审，获得新版资质认定证书及证书能力附表，检测能力包括13类检测对象458项参数，有效提升环境所的检验检测能力。

2. 组织召开2017年度全国环境与健康监测和检验检测质控技术培训班，全国各省疾控涉及质控、环境卫生、检验检测共105人参加，主要培训测量不确定度评定与表示、方法的技术验证和确认等内容，有效提升了全国疾控系统的质控技术水平，确保相关监测与检验检测结果的准确可靠。

3. 组织开展国家认监委2017年能力验证A类计划“饮用水中溴酸盐、氯酸盐、阴离子合成洗涤剂的检测”项目，全国31个省，涉及质监系统、卫生健康委系统、住建系统、水利系统、环保系统以及第三方验检检测机构等不同行业共779家机构参加，有效提高全国疾控系统的相关检测能力，为提升环境所在全国相关领域的权威地位奠定基础。

4. 2017年，围绕“提高安全意识　保障疾控事业”的主题，环境所组织开展第十一届实验室安全周活动。安全周活动不仅开展了专题培训，还进行自查互查及整改、应急演练、综合评优等系列活动。

5. 组织开展本所3个季度4次实验室安全监督检查及其整改工作（问题70项），并组织完成北京市环保局督察组的实验废物专项检查及中心4个季度的监督检查与整改工作（问题15项），持续改进本所实验室安全管理工作。

6. 组织完成9次15名新入实验室人员、7名病原微生物运输管理人员、4名特种设备作业人员、9名实验动物从业人员的培训与考核工作，有效控制实验室安全管理的关键风险环节。

7. 组织全所检测科室完成21项37个参数的能力验证工作，有效提升本所检验检测能力。

8. 组织完成潘家园工作区实验室工作人员（87人次）的健康体检监测工作，建立从事病原微生物与动物实验人员的健康监测档案。

9. 按照中心实验室管理处的委派，针对喀什地区疾控中心在国家认监委组织的2017年度专项监督检查中发现的6项严重问题，指导其梳理优化实验室管理体系、开展全中心《检验检测机构资质认定管理办法》及相关准则重点条款培训，有效完成整改工作。

【信息化建设】 2017年，环境所完成计算机机房的全面升级改造工程。确保有线局域网、无线局域网、OA系统办公系统、门户网站、业务应用系统等基础网络和信息系统全年正常运转。完成7个信息系统的信息安全等保护备案。获得1项软件著作权。环境所门户网站在2017年中心直属单位网站评测中获得第一名。

【文化建设】 2017年，环境所结合环境与健康业务工作的实际，以文化建设为抓手，学懂弄通做实党的十九大精神，坚持将学习十九大精神和环境与健康的实践深度融合，围绕在建设美丽中国过程中如何更好地发挥专业引领作用，践行“健康中国”建设的新要求，结合业务发展推进文化建设，通过环境所文化建设方案的制定和广泛征求意见，开展处室核心竞争力讨论、职工之家建设、文化长廊设立、所志编撰、宣传视频制作等系列文化活动，凝练出“敬业、创新、求真、严谨”的环境所职业精神及“构建国际一流的环境与健康专业机构”的环境所愿景，激发全体职工干事创业的内生动力，更好地为人民日益增长的美好生活需要提供环境与健康服务。

【工会改选换届】 2017年8月30日，环境所第二届工会会员大会暨委员会换届选举大会在南纬路工作区召开，132名环境所工会会员参加了会议，施小明所长主持了预备会议，通过了大会议程，宣读了中心工会同意环境所换届选举的批复，推选了大会执行主席。王林书记作为大会执行主席主持了正式会议。会议听取了李信和同志代表上届工会做的工会工作报告，以及黄润洪同志代表上届工会做的工会财务收支情况的报告。会议通过无记名投票方式差额选举了环境所第二届工会委员会，以及新的工会经费审查委员会和女工委员会的成员。

【环境卫生学杂志】 由环境所承办的《环境卫生学杂志》创刊后先后被《中国学术期刊网络出版总库》(CNKI)、《中文科技期刊数据库》(维普网)、《中国生物医学文献数据库》(SinoMed)收录。2017年，《环境卫生学杂志》经过多项学术指标综合评定及同行专家评议推荐，成功被“中国科技核心期刊”(中国科技论文统计源期刊)收录。

2017年3月，为提升《环境卫生学杂志》的学术质量，积极推进杂志的影响力，经换届工作委员会研究，在全国范围内遴选环境卫生领域专家，组成新一届《环境卫生学杂志》编辑委员会。

【机构设置】 2017年，环境所工作人员总人数259人，其中专业技术人员204人，管理人员5人，工勤11人，中心托管人员39人。年内接收博士毕业生1名，本科毕业生1名，调入人员7人、调出人员6人，3人试用期满转正定级，9人办理退休手续。

2017年，环境所根据业务工作要求和重点工作内容，完善了机构设置。经第2次所长办公会研究决定，撤销环境影响评价室；经第3次所长办公会研究决定，更名消毒检测中心为消毒与感染控制中心；经第15次所长办公会研究决定，成立了检验与样品管理室，撤销健康相关产品受检室。

【资产管理与基建】 2017年环境所资产存量4221个，新增资产338个。全年处置资产6批，共计414件。完成南纬路小楼装修、潘家园门禁系统改造、潘家园行政楼楼道粉刷、南纬路实验楼部分房间装修等基本建设工作。治理归顺了潘家园工作区电线、电缆，并在工作区大门前安放石墩解决了门前及周边便道乱停放车辆的问题。

【制修订规章制度】 2017年，环境所加强内部管理，全面梳理修订规章制度，制修订规章制度12项，其中新制定8项，废止4项。

(耿莉、张伟、朱文玲)

职业卫生所

【工作概况】 2017年，职业卫生所围绕疾病预防控制工作，以职业病防治与中毒控制技术支撑工作为依托，适应新形势，迎接新挑战，协助国家卫生计生委和中国疾控中心做好《职业病防治法》配套规章及标准制修订、重点职业病监测报告、职业健康风险评估、职业病防治宣传与健康企业创建、全国卫生应急技能竞赛突发中毒事件处置单元筹办、中毒应急处置与能力建设等技术支持工作，开展“十三五”科技支撑、卫生行业科研专项、国家自然科学基金等科研工作，加强国际合作，推动职业卫生与中毒控制工作稳步开展。

【为《职业病防治法》配套规章和防治规划制修订等提供技术支撑】 配合2016年新修订的《职业病防治法》，组织修订完成《职业病诊断鉴定管理办法》《职业健康检查管理办法》；协助疾控局开展国务院尘肺病防治工作督办。

【以重点职业病监测与职业病报告为抓手　做好职业病防治工作】 上报年度全国重点职业病监测与职业健康风险评估报告；修订《重点职业病监测与职业健康风险评估项目工作方案》《重点职业病监测考核评分表》；编制《职业病监测与报告信息化建设实施方案》；开发全国重点职业病监测信息系统（一期）和全国职业病防治机构能力摸底调查网报系统；对18个省份重点职业病监测和职业病报告开展技术指导和督导。

起草完成《职业病报告工作规范》，修订《职业病报告卡》；撰写职业病报告年报、季报4册；举办1期职业病报告技术培训班；配合疾控局开展全民健康保障信息化工程疾控业务信息系统建设。

【继续开展职业危害因素健康风险评估】 围绕卫生计生部门职业健康风险评估职能，探索职业健康风险评估方法。选定对邻苯二甲酸二辛酯、1，3-丁二烯、甲苯、大棚农药、锰、水泥粉尘、硝基多环芳烃、2-丁氧基乙醇、异氰酸酯和氯乙烯10种危害因素，开展职业健康风险评估。

【加强职业卫生标准制修订和宣贯培训】 组织职业卫生和职业病诊断标准复审9项，预审34项，审查27项，函审47项，终止101项，报批161项，发布118项。清理现行标准、制修订计划334项。举办标准宣贯培训2次，培训师资210人。

【依托“健康城市”推进健康企业建设】 协助爱卫办，完成《健康企业建设工作规范》及配套技术文件、《关于推进健康企业建设的意见（上报稿）》起草报送。

【加强职业病防治宣传培训】 协助疾控局开展2017年度《职业病防治法》宣传周工作，起草实施方案并制作宣传海报；完成职业卫生健康教育核心信息编写、发布。

【积极开展职业危害专项调查】 开展全国重点地区环境健康、典型行业噪声危害、电力行业高温危害、女职工生殖健康、互联网视屏作业人员职业紧张状况、职业紧张监测、风力发电场运行维护人员职业危害等调查工作。

【组织开展全国实验室检测能力考核比对】 组织开展职业健康检查机构实验室检测能力考核（46家机构参加）和职业卫生检测实验室比对（192家实验室参加）工作。

【中毒卫生应急技术支持】 受国家卫生计生委应急办委托，承担全国卫生应急技能竞赛突发中毒事件处置单元筹办工作，编制《突发中毒事件桌面推演系统开发与应用》技术文件，获国家卫生计生委和全国总工会联合授予的竞赛特殊贡献奖、孙承业、周静、张宏顺、马沛滨、袁媛、郎楠等6人获个人特殊贡献奖。

启动全国突发中毒事件卫生应急基本情况调查，全国400余家机构通过改版的突发中毒事件卫生应急信息平台填报、审核调查资料。

【中毒应急救治技术指导、监测与风险评估】 赴现场处置辽宁、吉林、黑龙江、广西、重庆等地发生的中毒事件；为20余起毒蘑菇中毒事件处置提供标本鉴定及救治指导等技术支持；提供24小时中毒热线咨询服务2020条，微信、邮件等其他形式咨询300余次；密切跟踪媒体热点和敏感信息，及时续报重点舆情，搜集报送职业病与中毒事件网络舆情信息约800余条。

【国家中毒救治基地和中毒卫生应急队伍建设】 完善远程会诊系统，推进“突发中毒事件卫生应急信息平台”信息填报和数据统计工作，年度填报中毒病例数据18 040条；远程会诊讨论2起典型中毒事件的应急处置，指导山东等地远程会诊系统建设；开展中毒卫生应急队员培训与业务交流活动，举办1期“全国中毒事件卫生应急理论与技能培训班”，培训150人。

【有毒动植物数据库及标本库工作】 整理、导入中毒病例文献1600条，审核中毒病例信息340条，新增毒素信息70条，毒品信息40条，军事毒剂90条。维护更新有毒动植物标本库，赴云南等地采集毒蕈及乌头等标本、样本1500余份。

【中毒检测鉴定技术储备】 完成2种毒蘑菇的形态学和分子生物学鉴定、15种乌头生物碱高分辨质谱筛查以及生物材料（胆汁、尿液等）中鹅膏肽类毒素检测等实验室鉴定检测方法研制；开展乌头重点毒物现况调查；制定、修订部分生物监测标准方法。

【开展科学研究　扩大国际合作】 在研课题17项，其中卫生行业专项课题1项、国家重点研发计划课题2项，国家自然科学基金课题8项、国家科技基础性工作专项2项、国际合作课题1项、北京市自然基金项目1项、中心青年科研基金项目1项、广州市环境污染与健康风险评价重点实验室开放基金1项。

世界卫生组织（WHO）职业卫生合作中心。成立WHO职业卫生合作中心项目办公室，组建合作团队；完成《工人健康全球行动计划》国家调查问卷填报。

全年办理因公出访9批14人次，接待外宾来访8批16人次；组织外宾学术讲座2次；与美国弗雷德哈钦森癌症研究中心签署科研合作备忘录。

【技术指导与帮扶】 答复职业病诊断鉴定来函3件，接待电话咨询16件（次）。协助举办3期省级尘肺病诊断资格培训考核。

赴西藏拉萨、四川甘孜开展职业卫生调研3次、现状调查2次；赴新疆乌鲁木齐开展职业卫生调研1次，举办培训班1期；为喀什疾控中心提供血铅标准物质、尿镉质控样各2套；汇集报送月度援疆援藏工作信息；起草本所2018—2020年援助新疆疾控中心工作实施方案；在乌鲁木齐市举办1期援疆职业卫生培训班；1名专业技术人员在新疆疾控中心开展援疆技术指导。

【重要会议】 配合国家卫生计生委疾控局举办职业卫生与放射卫生工作总结会和全国职业病防治技术工作会，交流职业病防治工作经验，探讨职防体系建设和未来发展方向。

（张文翠、聂武、倪方）

辐射安全所

【工作概述】 中国疾控中心辐射安全所作为国家级放射卫生技术机构，在 2017 年度重点开展并完成了如下工作：

1. 辐射危害监测与风险评估取得新进展。按计划完成了医用辐射防护监测、职业性放射性疾病监测、食品饮用水放射性监测与风险评估工作和全国放射工作人员个人剂量监测等四项监测任务，监测范围进一步扩大，市级和县级覆盖率较 2016 年大幅度提高。其中，在全国医用辐射防护监测工作中，地市级监测覆盖率（以完成 2 家医院视为覆盖）达到 91%。全国职业性放射性疾病监测与职业健康风险评估哨点工作，报告了 17 例职业性放射性疾病。全国食品放射性监测与风险评估工作共组织全国有关技术机构上报数据 8860 个。国家卫生计生委放射工作人员个人剂量监测登记子系统运行良好，2017 年，共有 168 家机构通过计算机信息系统报告监测数据系统。

2. 全国放射卫生管理工作成绩显著。2017 年 8—11 月间，我所按照国家卫生计生委疾控局工作部署，从全国有关省级疾控中心和省职防院选调 56 名专家，组成督导组与国家卫生计生委一起，分别对全国 31 个省、直辖市、自治区和新疆生产建设兵团开展放射卫生监测项目进行了跨区域交叉督导工作。通过督导，详细了解了全国省级放射卫生工作开展情况，发展了放射卫生工作亮点，交流了放射卫生工作经验，寻找出了制约放射卫生发展的瓶颈问题，对省级机构起到了互相学习、取长补短的作用，同时，也收集了促进放射卫生工作不断发展的宝贵建议。

3. 精心组织开展“组团式”援藏、援疆工作。为充分落实国家卫生计生委和中国疾控中心支援西藏计划，精准开展支援西藏放射卫生工作，有效落实国家卫生计生委“组团式”援藏工作方针，在国家卫生计生委疾控局统一安排下，我所根据国家对口援藏要求，精心准备，并协调辽宁省、河北省和福建省放射卫生技术机构，组织 25 名专家于 2017 年 7 月下旬赴拉萨市、昌都市、那曲地区和阿里地区开展技术培训和医疗卫生机构医用辐射防护监测工作。2 年间，通过连续的援藏工作，弥补了西藏在全区放射卫生防护领域的空白，做到了地市级全覆盖，对西藏放射卫生事业发展和保障放射工作人员健康具有重要意义。受新疆疾控中心的委托，我所科技人员赴新疆疾控中心，以“放射卫生监测项目”为契机，以“对口支援”的形式对新疆进行放射治疗和核医学装置质量控制检测技术帮扶，援疆期间还在乌鲁木齐、石河子市、伊犁州进行了放疗设备输出剂量 TLD 核查现场质控工作。

4. 核辐射卫生应急工作取得新成效。为科学、有效应对朝核事件，规范卫生应急处置程序，我所编制了 7 个技术方案，并首次报送国家卫生计生委应急办。2017 年 9 月 3 日，朝鲜进行了第六次核试验，我所根据上级有关部门指令在第一时间赶赴中朝边境地区开展监测工作，有效地化解当地公众恐慌心理，保障了公众健康，掌握了核试验对我国影响状况，为国家决策提供了技术支撑。快速、有效的应急监测工作得到国家领导人、国家卫生计生委和有关部委的充分肯定和高度评价。

5.《中华放射医学与防护杂志》取得突破性进展。我所承办的中华医学会放射医学与防护专业委员会会刊《中华放射医学与防护杂志》学术质量和出版时效成绩卓然，2017 年取得多项突破性进展。办刊37年来，首次荣获“百种中国杰出学术期刊”称号，在2008种中国科技核心期刊中排名第64位，入选“第四届中国精品科技期刊”。杂志刊登的3篇论文，入围“2017年中华百篇优秀论文”，其中我所专家的1篇论文入选“第二届中国科协优秀科技论文”。

6. 持续开展全国放射卫生能力建设工作。全国个人剂量监测、放射性核素γ能谱分析、总α总β放射性测量和生物剂量估算等4项放射卫生技术机构检测能力考核工作，得到了国家卫生计生委疾控局的高度重视。回顾8年来持续进行的全国放射卫生技术质量控制比对可以看出，参加比对机构数量已从2009年的几十家增到2017年的337家。参加能力考核的机构级别也从以省级机构为主，扩展为以地市级和卫生系统以外的机构为主，2017年省级机构参加项目只占总参加机构项目数的23.3%，而地市级机构和外系统机构分别占到了36.4%和40.3%。我所组织的这项能力考核工作已成为全国放射卫生技术质量控制的重要平台，已被包括卫生系统、核工业系统、军队系统和大专院校、科研院所在内的放射卫生技术机构认可，具较高声望和权威性，已成为全国放射卫生技术保证的公认品牌。

7. 持续开展科学研究工作。围绕国家疾病预防控制重点任务，积极推进辐射防护与核应急中国疾病预防控制中心重点实验室建设工作，通过近4年的努力，初步达到了构建高水平科技平台，培养和造就优秀的疾病预防与控制领域专业技术人才，提高辐射防护与核应急科学研究能力的建设目的。2017年，共组织申报了国家级课题17项，已获得批准2项；21项在研课题按照计划顺利进行。组织指导、培养研究生39名；8名研究生顺利完成学业。

【机构设置】 目前共设有7个行政管理部门，分别是所办公室、党群工作处、人力资源处、财务处、纪检监察审计室、后勤管理处和安全保卫处；5个专业技术管理部门，分别是科技处、质量管理办公室、核事故与放射事故应急办公室、信息中心和政策标准研究室；9个业务部门，分别是放射诊疗设备质量控制实验室、辐射检测与评价室、辐射流行病学研究室、辐射防护研究室、放射化学研究室、毒理学研究室、学术期刊编辑部、放射生物学研究室和放射生态学研究室。

【人力资源管理】 截至2017年末，现有在职职工155人，其中所领导4人，中层干部26人；离退休职工190人。年内接收新进“三生”2人，引进工作人员4名。现有专业技术人员134人，其中正高级职称人员23人，副高级职称人员42人，中级职称人员49人，初级职称人员20人。

在2017年度绩效考核中，经各处室绩效考核评议、所联合评议会绩效考核评议和党政联席会审议，1名所领导、5个处室、6名中层干部和25名职工获得绩效考核“优秀”等次。

绩效考核为“优秀”等次的所领导是：刘青杰；绩效考核为“优秀”等次的处室为后勤管理处、安全保卫处、学术期刊编辑部、辐射检测与评价室、放射化学研究室；绩效考核为“优秀”等次的中层干部是：张科、蔡文祥、胡京钢、郭鲜花、拓飞、吉艳琴；绩效考核为“优秀”等次的职工是：冒煦、赵江远、齐玉梅、王宏涛、姚竹、王岩、余晨、周羿、李馥秀、王宝忠、杨义、付熙明、鞠金欣、毛玲、王燕君、廖京辉、徐辉、宋颖、朱卫国、梁婧、丁艳秋、李小亮、阮建磊、邵帅、陆雪。

【财务预算管理与政府采购】 2017年度，辐射安全所继续加强部门预算管理和预算执行管理，规范预算收支统计流程，优化内部审批程序，提高工作效率并保证各项支出严格按预算执行。建立并启用了预算执行管理系统，利用信息化手段提高本所的预算执行管理工作水平。全年实现总收入 9501.41 万元，总支出 8827.72 万元。全年财政拨款总计收入 7381.48 万元，上年结转 105.66 万元，全年实际支付 7331.08 万元，实际财政经费执行进度为 97.92%；财政补助支出中基本支出 4666.48 万元，项目支出 2715.00 万元。

严格遵守国家政府采购法规，坚决执行计划采购。2017 年度，该所进一步规范了物资采购管理，简化了定点采购低值易耗物资审批程序，统一招标确定了试剂 / 耗材定点采购合格供应商范围。全年共采购仪器、设备和物资 1120.8 万元；其中，通过政府采购公开招标的方式，完成了 391.5 万元大购项目的招标采购工作。

【内部管理制度建设】 根据国家和上级单位要求，结合辐射安全所实际情况，2017 年度重点加强了工作规则和技术服务管理等方面的规章制度建设，《中国疾控中心辐射安全所科学技术贡献奖励管理办法》（2017 年修订版）、《中国疾控中心辐射安全所在岗职工教育培训管理办法》、《中国疾控中心辐射安全所公务用车费用报销管理办法（试行）》、《中国疾控中心辐射安全所公务用车使用管理规定（试行）》、《辐射安全所综合治理管理办法》、《中国疾控中心辐射安全所重大科研基础设施和大型科研仪器开放共享管理办法（暂行）》等 6 个规章制度；截至 2017 年 12 月 31 日，该所已制定各类规章制度 79 部。

所领导班子重视权力运行的有效监督，带头按制度办事，凡属重大决策、重要干部任免、重要项目安排和大额度资金的使用等"三重一大"事项，均按照会议制度要求，集体研究后决定。2017 年度召开所务会、所长办公会、党政联席会等 31 次所办公会议，做出 248 项会议决定。

【事项审批和公文管理】 2017 年度，辐射安全所近一步规范了事项审批和公文管理工作，凡属所内出差审批、申请事项审批、合同审批、提交会议研究事项审批等均需通过所内办公自动化系统提交，充分做到了公开、公正，按规定程序办事，加强了权力运行的监控力度。其中，通过办公自动化系统进行了 280 个文件的发文管理和 1188 个文件的收文管理，发布了 110 个工作通知，下发了 248 个会议决议，审批各类请示 251 个；通过合同管理系统对 222 份合同草本进行了审查，法律顾问出具审查意见 198 份，科技处、质管办、后勤管理处、办公室的负责人和审计人员严格把关，依据工作职能加强了送审合同的相关内容与程序审查，从根本上杜绝各类违纪违法行为的发生。

【保密和档案管理】 辐射安全所是国家卫生计生委的保密要害部位，逐年逐级签订保密协议和计算机安全保密责任书，定期组织专人对所内涉密计算机和涉密载体进行安全检查。在该所保密委员会和全体职工的共同努力下，2017 年度未发生保密安全责任事故。

为充分利用档案资源，保证档案安全，本年度共归档了 852 件文书档案、3 个科研课题档案和 3 件实物档案归档。

【质量体系管理】 完善质量管理体系，保障科学研究和技术服务的有效开展。2017 年度，北京市卫生计生委对我所开展的放射卫生技术机构甲级资质延续评审工作，并取得北京市放射卫生技术服务机构资质证书，保证了相关评价与检测工作的正常开展。同时，按计划组织完成了 134 台仪器设备检定 / 校准工作。

2017 年度，辐射安全所对外检测和校准报告共计 618 份，其中检测报告 452 份，校准报告 166 份；编写的建设项目职业病危害放射防护评价报告 16 份，其中，预评价报告书 6 份，控制效果评价报告书 10 份。

【实验室安全管理】 实验室安全和放射源安全是辐射安全所安全生产管理的重要环节。2017年度，该所组织开展了第十一届实验室安全周活动，共接受了环保、公安、卫生等主管部门10次实验室和辐射安全检查，未发生辐射安全事故和实验室安全事故。截至2017年12月31日，该所放射性同位素总计111件，其中非豁免水平放射性同位素40件，豁免水平以下的放射性同位素71件；有射线装置3台。

【后勤保障与安全保卫管理】 辐射安全所作为中国疾控中心独立的办公区域，在后勤保障和安全保卫工作中，除负责该所业务保障管理职责外，还承担办公区和家属区管理工作，任务重、责任大。2017年度，后勤和保卫人员克服重重困难保障了该所工作正常运转。按计划完成了国有资产管理、公费医疗服务管理、物资供应、供暖、供电、供水、车辆运行、综合治理及安全保卫等工作。

【绩效工资改革与离退休人员津贴补贴调整】 根据中国疾控中心统一安排，组织实施了我所的2017年度个人和处室绩效考核工作，本年度首次对考核优秀候选人征求了所在支部意见。

所领导班子十分重视离退休职工管理，全年共慰问看望离退休职工64人次，并组织离退休职工开展了丰富多彩的业余生活。

【核与辐射突发事件卫生应急工作】 通过全国核辐射卫生应急能力现状调查，掌握各省情况，提出进一步完善能力建议。2017年重点加强了军地联合培训演练工作，辐射安全所联合吉林省卫生计生委，开展“核卫—2017”警地联合核辐射突发事件卫生应急演练，明确了地方与军队的职责任务，进一步提高了国家核辐射卫生应急队伍的处置能力；另外，我所参加了ConvEx-3（2017）国际公约演习，表现得到WHO的充分肯定及赞扬，出色完成国家核应急办和WHO两方面的任务。

在突发事件应对方面，2017年编制了《核事故伤员分类及救治指南》等7项应急技术方案，为相关核辐射卫生应急机构和队伍提供朝核事件卫生应急处置工作技术指导。9月3日，朝鲜进行了第六次核试验。辐射安全所根据上级部门指令乘专机第一时间赶赴中朝边境地区开展监测工作，有效地化解当地公众恐慌心理，保障了公众健康，掌握了核试验对我国影响状况，为国家决策提供了技术支撑。

【放射卫生法规标准修制定工作】 2016年7月2日，全国人大常委会再次修订了《职业病防治法》，进一步明确了医疗机构放射性职业病危害建设项目评价和审查等职业病危害前期预防措施，强调了医用辐射危害控制监管内容，增加了国家卫生行政部门职责。在此法修订期间，辐射安全所作为国家级专业技术机构，积极参加修法工作，提出了进一步加强医用辐射危害控制工作建议。此建议被国家卫生计生委和国家人大常委会采纳，充分体现了国家对医用辐射危害控制和保障公众健康工作的高度重视，这对全国放射卫生工作的有序开展和可持续发展具有重要意义。

2016年，国务院加强了标准化工作改革，全面清理现行国家标准，放射卫生标准作为国家卫生标准体系中的重要组成部分，开展了以强制性标准为重点的精简整合工作，通过此次标准清理，64项放射卫生标准将整合为15项，加强了标准的可操作性，更加有利于放射卫生工作的监督管理。

国家卫生标准委员会放射卫生标准专业委员会，2017年度审查放射卫生标准11项，通过审查已报批标准7项。2018年标准制修订计划项目3项。

【辐射危害监测与风险评估】 为全面深入了解辐射危害对健康影响，根据国家卫生计生委要求，我所2017年已按计划完成了医用辐射防护监测、职业性放射性疾病监测、食品放射性监测与风险评估工作和全国放射工作人员个人剂量监测等四项监测任务，实现了包括西藏在内的全国31个省份及新疆建设兵团辐射危害健康影响监测工作的全覆盖。

在全国医用辐射防护监测工作中，地市级监测覆盖率达到93.3%，有20个省份地市级监测覆盖率达到100%。全年共监测了2345家医疗机构的10 624台放射诊疗设备。

全国职业性放射性疾病监测与职业健康风险评估哨点工作，2017年度总结分析了4971条数据信息，7个省份报告了17例放射性职业病。

全国食品放射性监测与风险评估工作共组织全国有关技术机构上报数据8860个，采集、检测和分析了1069份样品。

国家卫生计生委放射工作人员个人剂量监测登记子系统运行良好，2017年度共有169家机构报告监测数据，全年收入了35 746家放射工作用人单位的316 580人的放射工作人员个人剂量监测数据。

通过以上四项全国辐射卫生监测工作的有效开展，进一步掌握了全国医用辐射防护与质量控制、食品和饮用水放射性水平、放射工作人员职业健康监护现状，较深入地了解了放射卫生发展的关键问题，为发挥大数据在放射卫生决策和健康风险评估中的作用打下了基础。

【全国放射卫生管理工作】 2017年8—11月间，我所按照国家卫生计生委疾控局工作部署，从全国有关省级疾控中心和省职防院选调56名专家，组成督导组与国家卫生计生委一起，分别对全国31个省、直辖市、自治区和新疆生产建设兵团开展放射卫生监测项目进行了跨区域交叉督导工作。通过督导，详细了解了全国省级放射卫生工作开展情况，发展了放射卫生工作亮点，交流了放射卫生工作经验，寻找出了制约放射卫生发展的瓶颈问题，对省级机构起到了互相学习、取长补短的作用，同时，也收集了促进放射卫生工作不断发展的宝贵建议。

【组织开展援藏工作】 为充分落实国家卫生计生委和中国疾控中心支援西藏计划，精准开展支援西藏放射卫生工作，有效落实国家卫生计生委“组团式”援藏工作方针，在国家卫生计生委疾控局统一安排下，我所根据国家对口援藏要求，精心准备，并协调辽宁省、河北省和福建省放射卫生技术机构，组织25名专家于2017年7月下旬赴拉萨市、昌都市、那曲地区和阿里地区开展技术培训和医疗卫生机构医用辐射防护监测工作。2年间，通过连续的援藏工作，弥补了西藏在全区放射卫生防护领域的空白，做到了地市级全覆盖，对西藏放射卫生事业发展和保障放射工作人员健康具有重要意义。受新疆疾控中心的委托，我所科技人员赴新疆疾控中心，以“放射卫生监测项目”为契机，以“对口支援”的形式对新疆进行放射治疗和核医学装置质量控制检测技术帮扶，援疆期间还在乌鲁木齐、石河子市、伊犁州进行了放疗设备输出剂量TLD核查现场质控工作。

【组织开展第三次全国医疗照射剂量与频度调查工作】 为掌握我国医疗照射的基本情况和发展趋势，加强卫生监督管理，提高医疗照射防护水平，原卫生部分别于1981年和1998年组织有关省、自治区、直辖市的放射卫生机构开展了两次医疗照射调查。2016—2017年，在国家财政专项经费支持下，辐射安全所组织开展了第三次全国医疗照射调查工作。共有25个省份参加了此次调查工作，经过两年的调查，基本摸清了我国医疗照射频度、剂量水平和现状，收集了不同类型检查和治疗对患者的输出剂量。为制定国家防护标准和措施，最大程度保护医护人员、受检者和公众权益提供了技术支持。

【全国放射卫生专业培训与技术指导工作】 2017 年度辐射安全所组织了“全国核和辐射应急医学救治培训班”等 8 个专业培训班，参加培训人员 864 人，其中 706 人取得国家级继续医学教育项目学分证书，639 人获得培训合格证书。

为不断加强放射卫生技术能力，辐射安全所在 2017 年度继续组织开展全国个人剂量监测、放射性核素 γ 能谱分析、总 α 总 β 放射性测量和生物剂量估算等 4 项全国放射卫生技术机构检测能力考核工作，共有全国 337 家技术机构参加，参加机构比上一年度增加 73 家。全国参加能力考核的省级疾控和职防机构 36 家，地市县级疾控或职防机构 141 家，其他机构 160 家（包括 1 家香港特别行政区的机构）。自 2009 年以来，该所已经连续 9 年组织全国放射卫生技术机构检测能力考核工作，参加机构数和考核优秀 / 合格率也呈逐年增加或提高的态势。通过连续的检测质量比对考核工作，对全国放射卫生技术机构规范检测工作、保证检测质量、保持和提高放射卫生检测能力起到了重要作用。

2017 年度，辐射安全所接收了来自青海疾控中心、贵州省疾控中心等单位的 16 名进修人员。

【全国放射白皮书编写工作】 为及时汇总分析放射卫生各领域监测数据，总结 2017 年度放射卫生技术工作，经辐射安全所相关部门共同努力，已按计划完成了《全国医用辐射防护监测年度报告（2017）》《全国核辐射突发事件卫生应急年度报告（2017）》《全国放射卫生技术机构检测能力考核年度报告（2017）》《全国饮用水放射性风险监测年度报告（2017）》《全国放射工作人员个人剂量监测年度报告（2017）》《全国食品放射性监测与风险评估年度报告（2017）》《全国职业性放射性疾病监测年度报告（2017）》等 7 部放射卫生年度报告的编写工作，并已上报国家卫生计生委和中国疾控中心。

【国家放射卫生重点专项工作】 2017 年，经过辐射安全所职工的共同努力，共申请到《中国疾控中心辐射安全所医疗照射辐射防护与质量控制》、《放射工作人员职业照射风险监测与危害控制》、《中国疾控中心辐射安全所公共卫生应急反应机制的运行》、《中国疾控中心辐射安全所国家卫生应急队伍演练经费》、《中国疾控中心辐射安全所放射卫生标准化工作建设》等 5 项国家财政支持项目，申请到国家财政支持经费 2720 万元。以上国家放射卫生重点专项工作的有效开展，对辐射安全所全面细致开展放射卫生工作既是机遇，也是挑战。截至 2017 年底，已按照计划，圆满完成了各项任务，取得了丰硕成绩。

【信息交流和媒体监测工作】 辐射安全所承办的《中华放射医学与防护杂志》作为中文核心期刊和中国科技论文统计源期刊，2017 年成为“中国百种杰出学术期刊”，全年推选 7 篇论文成为 F5000 中国精品科技期刊顶尖学术论文，一篇入选中国科协第二届优秀科技论文，2 篇为中华百篇医学优秀论文。全年出版 12 期，收稿 562 篇，刊出 198 篇。继续获得中国科协精品期刊工程期刊学术质量提升项目支持。

为相关部门和领导及时了解国内外和该所放射卫生工作动态，全年编辑印制了 12 期《辐射与健康通讯》和 21 期《辐射安全所工作通报》，并通过辐射安全所网站及时发布了 57 条该所工作动态。

【科学研究与学科进展】 2017 年度，辐射安全所共申报了 17 项国家科技基础性项目、国家自然基金等科研项目，获得批准 2 项；按期完成科研项目 3 项；21 项在研课题和 10 项标准制定按照计划顺利进行。

2017年度，辐射安全所“辐射防护与核应急中国疾病预防控制中心重点实验室”继续完善，研究讨论开放课题内容及申请合作方式。该实验室紧扣辐射防护与核应急领域内的国家需求，实现了预期建设目标，具有一定特色。

为能更加紧密围绕国家赋予辐射安全的职责和任务，科学梳理制约疾病预防控制与公共卫生发展的瓶颈问题，凝练放射医学与放射卫生领域的关键技术问题，辐射安全所组织开展了2017年度我国放射卫生及辐射安全所发展战略研讨活动。此项活动的开展，为提高该所技术能力、使其学术水平始终处于本领域本专业的前沿、充分发挥一锤定音作用起到了积极作用。

【国际合作与学术交流】 2017年组织本所科研人员出访美国、奥地利、韩国等国参加国际会议及双边交流等任务共10批20人次。组织接待来自日本大阪大学、国际原子能机构（IAEA）、世界卫生组织（WHO）等科研机构及国际组织外宾共6批9人次。2017年度组织签署合作备忘录一项。

2017年度，辐射安全所科技人员发表论文73篇，其中SCI论文5篇。为表彰2016年度取得的科研成绩，组织召开了“2016年度辐射安全所科技奖励暨学术年会”，对2016年度的9项获资助的课题组、6名研究生导师、3个颁布的国家标准、1部出版物、3项获准专利，以及在正式刊物上公开发表的79篇学术论文作者给予了奖励。

【研究生培养】 加强放射医学与防护学科的发展，充分利用辐射防护与核应急中国疾病预防控制中心重点实验室条件，辐射安全所2016年度继续开展研究生培养工作。目前该所在职博士研究生导师5名、硕士研究生导师8名。本年度该所共指导、培养研究生39名，其中指导在站博士后2名，培养博士研究生12名，硕士研究生25名；毕业研究生8名；新招博士研究生3名，硕士研究生6名。

【职工在职教育】 辐射安全所积极为在职职工提供多渠道的学习教育机会，每年都有职工考取硕士、博士和获得各类专业技术证书。2017年度，所领导参加十九大系列精神学习、处级干部轮训班和党务工作培训班等，进一步提高履职能力；对全体中层干部进行法律知识、保密安全和团队建设能力以及执行力培训，进一步加强了管理能力和执行能力；组织全所放射工作人员进行辐射安全和放射卫生管理岗中复训，加强放射防护能力建设。

（冒煦、秦斌）

农村改水技术指导中心

【工作概况】 改水中心2017年继续围绕农村饮用水卫生、农村环境卫生以及相关的健康影响和疾病预防控制，组织开展监测、科研、技术指导和技术支撑工作。

由改水中心负责的农村饮用水水质卫生监测和全国农村环境卫生监测工作完成了包括方案制定、人员培训、数据库管理与维护、督导检查与质量控制、数据审核、报告编写和年度总结等工作在内的日常管理维护和技术支持。完成2017年淮河流域癌症综合防治项目农村饮用水水质卫生监测工作。

开展农村供水设施消毒效果及其可行性研究的项目培训、现场调查工作；开展南方某地娱乐用水隐孢子虫污染与儿童感染现状评估；参与《中国农村饮水战略研究报告》编写；开展《农村黑水集中收集利用模式》工作；继续开展“中国农村供水发展研究”工作。

承担2013—2015年卫生行业科研专项水质检测、监测、风险评估与预测预警课题的延续项目：儿童氟斑牙患病现状及其影响因素的研究，已完成调查方案设计，在山东济南市召开了启动培训会，山东、河南和陕西3个项目省的10个县的省级、市级和县级人员参会。目前项目调查工作正按照计划进行。

根据国家卫计委的工作要求，完成了《全国城乡环境卫生整洁行动中期考核评估方案》《2016年全国农村环境卫生土壤监测报告》《2017年“全国农村环境卫生监测”工作进展情况报告》等技术文件的编写工作。

2017年，改水中心共有博士研究生导师1名、硕士研究生导师6名，在读学术型硕士研究生5名、公共卫生硕士（全日制MPH）1名。完成了2017级硕士研究生的招生录取工作，共招收3名全日制硕士研究生。组织完成2017届2名毕业研究生的课题答辩及毕业相关工作。组织2015级硕士研究生进行课题的中期考核工作及2016级硕士研究生的课题开题工作。

改水中心接收1名来自云南省疾控中心的青年专业技术骨干进行为期6个月的进修，进修内容围绕饮用水水质监测数据的清洗及统计分析、SAS统计软件运用等方面。

改水中心与美国加州大学伯克利分校合作举办为期3天的“环境流行病学和现场研究方法培训班”，邀请外方专家5人来华授课。全国省级疾控中心环境卫生专业的50余名专业骨干参加了培训。

同年2人次赴美国进行为期3个月的中长期培训，3人次赴澳大利亚开展短期学术交流访问，邀请外国专家来华交流8人次，接待朝鲜大使馆来访2人次。

【农村饮用水水质卫生监测】 农村饮用水水质卫生监测工作是改水中心负责执行的一项医改重大公共卫生服务项目。2017年组织完成了全国31个省（自治区、直辖市）和新疆生产建设兵团的农村饮用水枯水期和丰水期的水质卫生监测工作，监测覆盖全国2571个县、31 318个乡，乡镇覆盖率为94.9%。全国共采集农村饮用水水样193 787份，完成计划任务量的115.3%，其中枯水期完成96 734份，丰水期完成97 053份。对全国6个省份在2017年枯水期水质监测中重金属指标及其他一些毒理学指标超标的约480份水样进行复核。开展3期水质监测培训，总共培训人员300人。

【全国农村环境卫生监测】 按照国家卫生计生委疾控局的安排，继续组织开展中央财政转移支付全国农村环境卫生监测项目。2017 年全国农村环境卫生监测实际开展监测工作 723 个县，监测工作量是任务量的 104.18%，监测县占监测地区涉农县的 31.68%，监测乡镇占监测县扣除城关镇以外乡镇的 13.96%，监测行政村占监测县行政村总数的 4.10%。2017 年全国农村环境卫生监测数据的收集、录入、审核工作全部结束，进入全国监测数据的分析和技术报告撰写阶段。对西藏、江西和安徽的 2017 年全国农村环境卫生监测工作进行了督导；组织国家级专项技术培训班 2 次，培训各级技术人员 100 人次。

【农村集中式供水工程卫生学评价项目】 开展“农村集中式供水工程卫生学评价项目”，在全国 28 个省份完成约 160 个农村集中式供水工程的现场卫生学评价并形成评估报告，开展现场督导和技术支持 3 次。在 8 个省 10 个县组织开展“农村集中式供水工程风险管理项目”，完成约 200 个集中式供水工程风险数据的调查、录入和分析，开展现场督导和技术支持 2 次。

【淮河流域农村人群生活环境与卫生行为综合干预试点研究需求评估】 2017 年继续按照《淮河流域癌症综合防治技术实施方案》的要求做好淮河流域癌症综合防治项目农村饮用水水质卫生监测工作，完成 2016 年度淮河项目农村饮用水监测数据整理、分析，做好项目的日常管理，组织 14 个项目县开展 2017 年枯水期、丰水期监测工作。目前正在进行 2017 年度淮河项目农村饮用水监测数据整理、分析工作。

【饮水安全及环境介质中重金属污染影响】 组织开展了“干旱地区农村居民饮用水安全及其对人群健康的影响研究”，2017 年，完成了项目研究方案设计、专家论证和现场预试验。项目计划于 2018 年进行现场调查和数据收集工作，研究工作于计划 2019 年全部完成；开展“典型农村地区环境介质中重金属污染现状与健康风险评价项目”，2017 年完成了项目研究方案设计、专家论证和现场预试验和样品的收集工作，目前正在进行样品的检测工作，项目计划于 2018 年完成。

【“恶性肿瘤危险因素监测及控制关键技术研究”项目】 改水中心作为项目参与单位，参加 2016 年重大慢性非传染性疾病防控研究专项“以精准防控为导向基于大数据的主要恶性肿瘤危险因项目素监测及控制关键技术研究”项目研究任务一“主要恶性肿瘤危险因素监控新技术、新模式开发与应用研究”的研究工作。项目周期 2016—2020 年。2017 年，完成项目专项技术方案的设计，完成项目实施的资源配置，并进入项目实施阶段。同时，按照项目总体计划，参加项目研究，完成项目管理的年度工作。

【农村环境卫生全覆盖项目】 开展《整乡环境卫生全覆盖项目（2016—2020 年）》，项目选择在河南省栾川县和四川省泸县开展。完成项目基线调查报告及 2017 年项目实施方案、组织召开项目工作会议及培训、设计制作全球洗手日及世界厕所日宣传材料、指导项目地区建设示范卫生厕所等。

（陶勇、郭超）

妇幼保健中心

【工作概况】 2017 年，中国疾病预防控制中心妇幼保健中心认真贯彻落实党的十九大精神和习近平总书记系列讲话精神，根据国家卫生计生委对妇幼卫生工作的统一安排和中国疾控中心的明确要求，围绕妇幼保健工作发展大局，全面推进妇幼健康服务各项工作。

协助国家卫生计生委工作，完成《已建立托幼机构卫生保健工作评估细则》初稿、国家卫生行业标准《0～5 岁儿童睡眠卫生指南》（WS/T 579—2017）制定，以及“互联网＋妇幼健康”发展状况研究等各项评审、报告撰写、手册开发等 10 余项工作；完成国家重大公共卫生服务项目，包括贫困地区儿童营养改善项目、“两癌”检查项目、预防艾滋病、梅毒和乙肝母婴传播项目组织管理和技术支持；开展人类辅助生殖技术质量监测信息系统完善及其他人类辅助生殖技术专项课题；完成“母婴三证”发放及师资培训，实现各省与国家级出生医学证明信息联通。开展孕产期心理、青少年健康与发展、更年期保健、妇女保健专科等 10 多项课题项目。开展儿童营养干预、过敏预防研究，完成爱婴医院复核与母乳喂养促进，推广新生儿早期基本保健等适宜技术，提升新生儿保健能力。开展 10 余项与儿基会、WHO、人口基金等合作项目，承担儿基会、WHO 项目管理工作，完成对发展中国家学员的妇幼保健专业培训，撰写中国—WHO“一带一路”卫生合作领域项目建议书。开展妇幼健康信息化建设项目，配合全民健康保障信息化建设工作；修订妇幼健康信息标准与技术规范。完成母婴健康动态追踪监测等各项监测工作，开展相关信息系统建设及信息安全建设工作。完成常规科研管理及研究生管理工作，修订妇幼中心《伦理审查委员会章程》，组织健康教育材料评审，开展母婴信使—公益短信项目。搭建行业交流平台，召开妇幼保健院院长年会、办公室主任会等。承办出版《中国妇幼卫生杂志》，完成《中国妇幼卫生（英文版）》初稿。加强制度建设，进一步规范工作流程，完成公务用车制度改革，成立中心安全工作领导小组。完成财务检查及专项审计工作。完成工资调整、职称申报等工作。完成“两学一做”工作，组织学习十九大精神；落实纪委监督责任，完成审计整改；开展妇幼“十大品牌”等表彰交流活动。积极开展支援新疆、西藏工作，再次派出 1 名业务骨干继续援疆，在新疆、西藏开展技术指导、培训。

【《妇女常见病筛查指标评价研究报告》出炉】 为了解我国妇女常见病筛查数据来源和收集上报情况，以及《中国妇女发展纲要（2011—2020）》中妇女常见病筛查评价指标实现的可行性及影响因素，受国家卫生计生委妇幼司委托，中国疾病预防控制中心妇幼保健中心于 2017 年开展了妇女常见病筛查评价指标研究项目。该项目采取文献研究、专家咨询、信函调研（31 省 93 县）和现场调研（2 省 3 县）相结合的方法，最终形成《妇女常见病筛查指标评价研究报告》。报告的出炉为推动妇女常见病筛查工作开展、促进阶段性目标的实现提供了依据。

【启动农村地区宫颈癌监测试点项目第二周期】 为配合国家重大专项全国农村妇女宫颈癌检查项目的有效实施，探索和建立适宜、长效的宫颈癌信息管理模式和监测系统，中国疾病预防控制中心妇幼保健中心于 2013 年—2016 年开展农村地区宫颈癌监测试点项目（以下简称“监测项目”）第一周期工作，初步建立了宫颈癌监测机制，形成了智能信息系统辅助下的监测工作模式。在巩固第一周期经验和成果的基础上，该中心于 2017 年 6 月启动了监测项目第二周期工作，本周期将对监测范围和监测内容等方面进行调整，并着手开发乳腺癌监测系统，最终形成适宜、长效的“两癌”信息管理模式和智能的监测系统。

【完成首批孕产期保健专科示范单位建设工作】 为推动各级各类开展孕产期保健服务的医疗机构丰富服务内涵，改进服务流程，创新服务模式，提高服务质量，确保保障母婴安全各项要求得到落实，2017 年中国疾病预防控制中心妇幼保健中心在国家卫生计生委妇幼司的领导下，在全国范围启动了孕产期保健专科示范单位建设工作。制定了《孕产期保健专科示范单位评审标准》，并于 10 月份完成了对全国 20 余家申报机构材料的形式审核工作，于 12 月完成了书面资料评审和现场答辩工作。借助孕产期保健专科示范单位的典型引路作用，将进一步带动各地孕产期保健工作的发展。

【互联网 + 多中心孕产妇心理干预课程效果评价研究项目完成正念分娩师资培训】 中国疾病预防控制中心妇幼保健中心于 2016 年在全国 30 家医疗保健机构启动了互联网 + 多中心孕产妇心理干预课程效果评价项目，旨在通过互联网网络课程形式开展正念分娩课程并进行效果评价和推广。2017 年，该中心制定了网络及现场师资培训课程大纲，并对项目负责人员开展了 4 期身心减压网络课程培训、2 期医务人员心身减压（MBSR）网络课程培训及 1 期医务人员正念分娩课程（MBCP）现场课程培训，完成了正念分娩师资培训的相关内容，为后续各项目单位实施项目活动奠定了良好的工作基础。

【制定“国家卫生计生委—联合国儿童基金会青少年健康与发展项目”的项目方案并开展选点】 为促进我国青少年健康与发展，中国疾病预防控制中心妇幼保健中心于 2016 年起开展青少年健康与发展项目。2017 年制定出台了国家级项目方案，包含项目总体目标以及项目执行策略和活动以及职责分工等内容，为项目地区实施开展项目活动提供了依据。将联合国儿童基金会原定资助的 3 个项目省份推广到 11 个项目省份并完成了 3 个省份的需求调查评估。

【国家卫生计生委—联合国儿童基金会青少年健康与发展项目成功启动】 2017 年 6 月中国疾病预防控制中心妇幼保健中心成功举办了“青少年健康与发展交流研讨会”，来自国内外的 240 多名代表参加了会议。在会议期间，由国家卫生计生委妇幼司牵头组织召开了国家卫生计生委相关司局（妇幼司、宣传司、疾控局）、教育部、共青团中央相关负责同志、儿基会专家、特邀国家级专家、青少年代表等人员参加的有关多部门在青少年健康与发展中角色作用的圆桌会议，促进了各级政府和多部门对青少年健康与发展的重视，是项目多部门合作的良好开端。

【国家卫生计生委—联合国儿童基金会青少年健康与发展项目完成基线调查】 2017 年 9—10 月，根据国家卫生计生委—联合国儿童基金会青少年健康与发展项目工作计划，中国疾病预防控制中心妇幼保健中心组织完成了 11 个省 14 个项目县共计 15 000 余名青少年问卷调查和 43 家妇幼保健机构和卫生服务机构调查和访谈。此次基线调查，有助于了解全国青少年的健康行为 / 心理的流行情况、青少年保健的现状与需求，为青少年保健综合服务包的制定、服务包干预效果的评价、“青少年健康与发展项目”的实施和政策制定提供科学依据；并对建立政府相关管理部门、妇幼保健机构、社区卫生服务机构和学校在青少年健康与保健工作中的有效联动机制提供依据。

【构建国家卫生计生委—联合国儿童基金会青少年健康与发展项目心理与行为发育服务包并完成初稿】 2017 年中国疾病预防控制中心妇幼保健中心组织了包括北京大学精神

卫生研究所、中科院心理所等单位的儿童青少年精神心理专家和省级妇幼保健机构专家在内的专家团队，引进了国内外适宜的先进技术，初步完成了青少年心理与行为发育服务包，包括青少年心理与行为发育、积极心理学、筛查与预警、团体辅导、系统式家庭治疗、校园危机干预及青少年心理健康服务网络等内容，同时还基于服务包设计了开展深入扎实的服务包系列培训计划。

【完成联合国人口基金第八周期性与生殖健康政策框架项目相关报告】 2016年起，中国疾病预防控制中心妇幼保健中心与联合国人口基金联合开展第八周期性与生殖健康政策框架项目。2017年，该中心完成了项目总体方案设计和中国性与生殖健康政策问题与挑战报告框架设计，最终确定优先领域，并撰写了中国计划生育政策问题与挑战报告和中国性与生殖健康政策孕产期保健的良好实践报告；完成了国际性与生殖健康政策框架的收集汇总、妇幼保健机构性与生殖健康领域心理保健的工作现况调研方案及调查工具的开发以及预调查和部分地区现场调查工作，并起草了青少年保健专科建设指南框架。

【启动我国消除艾滋病、梅毒和乙肝母婴传播试点项目】 中国疾病预防控制中心妇幼保健中心于2017年9月13—14日在北京召开消除艾滋病、梅毒和乙肝母婴传播试点项目启动会，围绕国际消除艾滋病、梅毒和乙肝母婴传播进展及部分国家消除母婴传播认证经验、项目实施方案和管理要求进行了梳理和讨论。会议召开标志着我国正式在部分地区率先启动了消除艾滋病、梅毒和乙肝母婴传播工作，在未来几年将以试点项目为平台探索我国消除母婴传播工作机制和服务模式，并逐步向全国推广，进一步推动我国预防母婴传播事业发展。

【开展我国预防乙肝母婴传播效果评估研究现场调查工作】 为了解我国预防乙肝母婴传播干预措施落实情况及干预效果，实现消除乙肝母婴传播提供政策建议，中国疾病预防控制中心妇幼保健中心于2017年3月启动了“我国预防母婴传播效果评估研究”工作，并于2017年11月开始组织在河北、浙江、陕西、广东等4省的13个县（市、区）开展了现场调查。通过开展问卷调查、实验室检测、医疗资料查阅以及与相关管理人员和服务人员小组讨论等方法收集调查地区乙肝感染孕产妇及所生儿童接受预防乙肝母婴传播干预服务及干预效果等情况。共调查4100余对乙肝感染孕产妇及所生婴幼儿，访谈医务人员150余人次。

【启动预防艾滋病母婴传播依从性监测项目】 为进一步开展精准预防艾滋病母婴传播干预措施提供有效的科学依据，中国疾病预防控制中心妇幼保健中心于2017年4月在北京启动了“预防艾滋病母婴传播依从性监测”项目，项目周期3年，在新疆、云南、广西等3个省、自治区的8个预防艾滋病母婴传播项目地区开展。该项目采用纵向观察队列研究方法，建立纵向研究队列，艾滋病感染孕产妇自孕早期进入队列，随访至其所生儿童18月龄。2017年，该项目已完成项目方案和调查工具撰写、启动与培训、现场调研与质量控制、问卷审核与录入、实验室检测等工作。

【启动危重孕产妇与新生儿救治体系建设评估项目】 国家卫生计生委妇幼司与联合国儿童基金会联合开展危重孕产妇与新生儿救治体系建设评估项目。该项目由国家卫生计生委卫生发展研究中心、中国疾病预防控制中心妇幼保健中心和陆军总医院八一儿童医院三家机构共同承担，并于2017年11月正式启动，项目周期5年。该项目在全国开展危重孕产妇和新生儿救治中心建设，并选择浙江、江西和四川3个省作为试点省份，通过指导救治中心的规范化管理，开展人员培训，建立健全区域危重孕产妇和新生儿预警、管理、急救、会诊、转诊体系及开展救治中心评估等内容，完善危重孕产妇和新生儿救治体系，提升各级危重孕产妇和新生儿管理救治水平。2017年已完成31个省的危重孕产妇和新生儿救治中心建设情况的调查，3个试点省的省市县卫生行政部门和14个医疗机构的基线调查，培训教材开发，省、市级危重孕产妇和新生儿救治中心师资培训等工作。

【启动婴幼儿过敏性疾病纵向研究】 为进一步探索婴幼儿过敏性疾病的早期预防、早期干预的有效措施，中国疾病预防控制中心妇幼保健中心与雀巢营养科学院合作，在14省(直辖市)的20家医疗机构开展婴幼儿过敏性疾病纵向研究。研究周期3年，该中心于2017年7月完成研究实施方案及调查工具撰写，召开启动暨培训会，正式启动该项研究。该项目主要采取队列研究的方法，从孕早期开始建立队列，随访至婴儿1岁；2017年已完成布署纵向研究专项信息系统、设计电子调查问卷、与研究单位签订项目委托书及拨付首批研究经费工作，并督促所有研究机构开始招募研究对象入组、建立队列、录入问卷及上传数据。2017年12月完成江苏省南京市、扬州市三家研究单位督导工作，及时发现并解决研究过程中出现的问题。

【成功申请并获批国家自然科学基金委面上项目研究课题】 为进一步降低我国的母婴传播率，提高我国艾滋病母婴传播的防治水平、提高抗病毒药物服用的精准性，中国疾病预防控制中心妇幼保健中心联合中国疾病预防控制中心性病艾滋病预防控制中心、贵州省疾病预防控制中心共同申请了2017年国家自然科学基金委员会的面上项目课题——HIV感染孕妇抗病毒药物耐药预测模型研究，并成功获批(批准号：81773447)，将于2018—2021年间在贵州省9个地(市、州)的27个县(市、区)开展。2017年已完成了研究方案设计、研究手册与调查问卷编制，以及实施前的伦理审查等工作。

【2017全国儿童保健工作推进会在海口顺利召开】 2017年4月13—14日，由国家卫生计生委妇幼司主办，中国疾病预防控制中心妇幼保健中心承办的全国儿童保健工作推进会在海南省海口市召开。来自全国各省、自治区、直辖市、新疆生产建设兵团、各计划单列市卫生计生委妇幼处儿童保健工作负责人，妇幼保健机构分管院(所、中心)领导、儿童保健部门主任共130余人参加了会议。会议采用专题演讲和专家提问的形式，每省(区、市)根据自身特点，分别从“儿童保健业务规划与发展思路”、“儿童早期发展基地创建问题与挑战”、“妇幼保健机构大部制改革中儿童保健部的设置规划与管理流程”、“儿童保健科学研究与新技术的推广应用”、“如何做好基本公共卫生服务中的辖区儿童保健服务管理”、“儿童心理保健的学科建设和发展规划”六个主题进行经验交流。会议还安排参观了第二批国家级儿童早期发展示范基地之一的海南省妇幼保健院。通过会议，与会代表及时了解国家儿童保健相关政策，与其他地区充分交流工作经验，将极大推动全国各地儿童保健工作的进一步发展。

【第三周期新生儿复苏项目工作会暨省级师资培训班在京举办】 2017年4月26日，由国家卫生计生委妇幼司主办，中国疾病预防控制中心妇幼保健中心承办的第三周期新生儿复苏项目工作会暨省级师资培训班在北京召开。新生儿复苏项目国家级师资代表、31个省(自治区、直辖市)和新疆生产建设兵团卫生计生委项目管理人员和省级师资代表151人参会，就新周期项目工作重点和新生儿复苏前沿知识进行了学习和交流。这次培训班从项目管理的角度总结经验部署工作，促进各省在制度建设、信息管理、培训创新等层面进行深入思考，因地适宜的制定本省工作方案，促进项目工作落到实处。同时对省级师资提出更高要求，鼓励省级师资在完成培训、督导、管理任务的基础上，积极开展学术探索、开展研究创新，搭建包括管理人员和省级师资在内的、高效的新生儿复苏核心专家组，为未来在本省内推广高质量的新生儿复苏培训奠定良好基础，达到确保每个分娩现场至少有一名受过新生儿复苏培训并掌握复苏技术的医护人员的项目目标。

【2017 年儿童早期发展工作推进会在京举办】 2017 年 6 月 22 日，儿童早期发展工作推进会在北京召开，来自全国 30 个省（自治区、直辖市）的 120 余代表参会。会议围绕如何推动全国及各省儿童早期发展工作开展这一主题，从“提出国家儿童早期发展总体思路”、“提高各省业务领导对儿童早期发展总体认识”、“提升现有示范基地作用”三个维度进行讲座和讨论。

【2017 年世界母乳喂养周微信平台全民知识竞答参与人数突破 14 万】 2017 年 8 月 1—7 日是第 26 个世界母乳喂养周，主题是“母乳喂养，共同坚持”，目的是倡导全社会、多部门、多层次、多方面促进母乳喂养。为促进全民参与，倡导全社会共同支持，中国疾病预防控制中心妇幼保健中心于 2017 年母乳喂养周期间组织母乳喂养咨询项目单位开展基于微信平台的母乳喂养全民知识竞答活动。共有 22 个省，4 个直辖市，4 个自治区的 52 家项目单位参与此次活动。此次活动在内容设计上以公众容易误解的母乳喂养知识为主，通过新媒体互动加强公众对母乳喂养知识的掌握和理解。活动期间共有 142 949 名微信用户参与知识竞答。这次活动为各地开展母乳喂养健康教育提供了抓手，也为推动医疗保健机构母乳喂养和爱婴管理工作的开展提供了数据支持。

【新生儿安全项目启动会在宁夏顺利召开】 为降低新生儿死亡率、改善新生儿健康，探索适合我国的新生儿医疗保健服务模式，国家卫生计生委妇幼司与联合国儿童基金会合作，在四川、贵州、青海、宁夏的 20 个县实施新生儿安全项目（2016—2020 年）。2017 年 9 月 19—20 日，新生儿安全项目启动会暨培训班在宁夏顺利召开。会上就项目背景、全球新生儿行动计划（ENAP）、新生儿安全项目基线调查报告、新生儿早期基本保健（EENC）理论与实践进行了介绍，对项目方案制定及项目管理方法进行了培训，并成立了项目国家级专家技术指导组。各项目地区分组对本地的基线调查报告进行了讨论，在专家的指导下制定了本地的项目实施方案，并在会上进行了方案的介绍、接受了专家的点评。通过此次会议，各项目地区了解了项目的基本情况和内涵，初步制定了本地的实施方案，并学会了问题为导向的项目设计思路。会后，新生儿安全项目在各项目地区快速启动。

【我国爱婴医院发展策略研讨会在北京召开】 受国家卫生计生妇幼司委委托，中国疾病预防控制中心妇幼保健中心于 2017 年 10 月 26 日组织召开了爱婴医院发展策略研究会。会上介绍了我国爱婴医院发展策略研究方案，对我国爱婴医院创建及发展历程进行了回顾，分析了新时期我国爱婴医院面临的机遇与挑战。与会专家针对爱婴医院目前发展形势以及可持续发展问题进行了讨论，提出了建设性意见和建议。爱婴医院发展策略研究具有重要意义，通过本次研究，在推进爱婴医院持续发展的基础上，将爱婴医院打造为妇幼健康领域的优质品牌，以便更好地服务广大妇女儿童。

【中华人民共和国卫生行业标准《0 ~ 5 岁儿童睡眠卫生指南》正式发布】 2015—2017 年，中国疾病预防控制中心妇幼保健中心牵头，由来自 12 家机构的 22 位专家成立的专家组共同起草国家卫生行业标准《0～5 岁儿童睡眠卫生指南》（项目编号 20151002）。通过文献资料查阅、现场调研和专家讨论撰写标准文稿和编制说明，根据国家卫生标准委员会标准制定流程在全国进行了意见征求和多次修改。于2016年12月21日和2017年7月28日分别参加了国家卫生标准委员会学校卫生标准专业委员会和中国疾病预防控制中心标准处的评审，通过了审查。2017年11月国家卫生和计划生育委员会正式发布了《0～5岁儿童睡眠卫生指南》，标准号为WS/T 579—2017。标准规定了儿童睡眠卫生指导、评估方法和问卷、判断标准，适用于我国0～5岁（未满6周岁）儿童睡眠卫生教育和睡眠问题评估。不仅为临床实施儿童睡眠问题筛查、提供科学指导提供了参考，也是广大家庭和父母了解儿童睡眠状况简便直观的评价手段，对于促进我国儿童睡眠问题的早期筛查和早期发现有着重大理论和实践意义。

【2017年全国省级妇幼保健院院长年会在重庆召开】 2017年3月17日由中国疾病预防控制中心妇幼保健中心主办的“全国省级妇幼保健院院长年会”在重庆召开，来自全国省、自治区、直辖市及部分计划单列市共39家妇幼保健院（所、中心）的院长、副院长等83人参加了会议。会议总结了2016年妇幼中心在各业务领域的工作进展和2017年重点工作。会议围绕新颁布的《妇幼保健院评审标准》《妇幼保健院评审管理办法》、专科示范基地建设和医疗质量安全控制、重点学科评审等议题，展开积极讨论。

【第二周期妇幼健康中国行首场启动活动在云南昆明举办】 2017年11月17日，由国家卫生计生委妇幼司主办，中国疾病预防控制中心妇幼保健中心协办、云南省卫生计生委、云南省妇幼保健院、昆明市卫生计生委和昆明市妇幼保健院承办的“2017年妇幼健康中国行走进南部片区”活动启动仪式在云南昆明举办。第二周期“妇幼健康中国行”活动是在第一周期活动的基础上，在妇幼健康领域深入贯彻落实《党中央国务院关于打赢脱贫攻坚战的决定》的具体举措，活动以“保障妇幼健康，助力脱贫攻坚”为主题，将在全国14个集中连片特殊困难地区和国家扶贫开发工作重点县所在的22个省（区、市）分步启动实施，通过社会宣传、健康教育、能力提升、爱心捐赠等内容，着力推进贫困地区妇幼健康事业发展。

【2017年度全国妇幼保健机构医疗设备配置及管理现状调查启动】 2017年10月30日，全国妇幼保健机构医疗设备配置及管理现状调查培训在云南省昆明市举行，此次调查旨在对妇幼保健机构医疗设备配置水平及管理情况进行摸底和了解，随后相关专业的专家分别对调查的调查原则、范围及操作流程进行了具体地讲解。

【《中国疾病预防控制中心妇幼保健中心伦理审查委员会章程》发布】 为落实国家卫生计生委公布的《涉及人的生物医学研究伦理审查办法》，进一步规范伦理审查程序，明确伦理审查委员会责任和义务，2017年11月，《中国疾病预防控制中心妇幼保健中心伦理审查委员会章程》正式发布。该章程明确了项目（课题）接受伦理审查的对象和范围，对伦理审查的程序进行了详细规定，明确了伦理委员会的议事规则，为该中国疾病预防控制中心妇幼保健中心伦理审查工作提供了制度依据。

【第一届“合生元母婴营养与健康研究项目优秀论文评选”结果公布】 2017年11月，第一届“合生元母婴营养与健康研究项目优秀论文评选”结果公布。经过初步审查，共计29篇学术论文进入评审，最终评选出10篇优秀论文分别获得一、二、三等奖。本次活动旨在通过搭建“合生元母婴营养与健康研究项目”平台，促进妇幼保健机构科研工作的开展并产出更多学术论文。

【中国疾病预防控制中心妇幼保健中心赴高校进行研究生教学交流及招生宣传】 2017年6月，中国疾病预防控制中心妇幼保健中心组织研究生导师、副导师分别走进安徽医科大学、四川大学华西公共卫生学院进行教学交流及招生宣传活动，招生宣传活动上，研究生管理人员及导师代表分别向高校学生介绍了该中心研究生教育的概况及特色，并现场解答学生们关于招生的疑问。在与华西公卫学院教学交流活动中，教育工作者们还交流了各自研究生教育的特色，并就未来可能的研究生教育互助合作交换了意见。

【中国疾病预防控制中心妇幼保健中心 6 名博士、硕士研究生顺利毕业】 2017 年 6 月，中国疾病预防控制中心妇幼保健中心 1 名博士研究生，2 名学术型硕士、1 名全日制 MPH 及 2 名在职 MPH 顺利通过毕业论文答辩，完成研究生阶段的学业。

【中国疾病预防控制中心妇幼保健中心安排硕士研究生住宿，发布宿舍管理相关规定】 2017 年 6 月，中国疾病预防控制中心妇幼保健中心首次自行租赁房屋安排研究生二三年级学生住宿。为加强管理，该中心制定出台了《中国疾病预防控制中心妇幼保健中心研究生宿舍管理规定》，从中心研究生管理层面、导师层面和学生个人层面提出了管理要求，并建立了研究生管理部门宿舍巡查制度，在研究生住宿安全方面加强管理。

【开展妇幼健康信息化建设项目】 中国疾病预防控制中心妇幼保健中心编制、修改完善妇幼健康信息化建设项目建设方案、国家出生人口编码管理系统建设方案、国家级妇幼健康信息平台招标技术需求书，以及国家级和省级信数据交换共享文档，并组织专家讨论。2017 年 7 月完成该项目招标和合同签署，开发部署国家级妇幼健康信息平台。2017 年 4 月、10 月分别召开该项目工作会和启动会。

【启动 2017 年度全国妇幼健康信息化现状调查】 中国疾病预防控制中心妇幼保健中心编制、修改完善 2017 年度全国妇幼健康信息化现状调查问卷，多次组织专家讨论，形成正式调查文档；并开发部署 2017 年度全国妇幼健康信息化现状调查网上填报系统。

【继续开展孕产妇及儿童健康管理信息系统建设项目】 中国疾病预防控制中心妇幼保健中心撰写、组织专家讨论、修改完善孕产妇及儿童健康管理信息系统建设项目验收方案。2017 年 6—7 月该中心组织开展终末现场验收，编制该项目现场验收汇总报告、终末验收报告、绩效监测报告和总结报告等。

【开展妇幼卫生信息培训】 2017 年 11 月 21—22 日中国疾病预防控制中心妇幼保健中心在海南省海口市举办了 2017 年全国妇幼卫生信息标准与信息化建设管理培训班。全国 31 个省（市、自治区）妇幼保健机构、3 所医学高等院校等单位的 154 名代表参加了会议。会议围绕“建设妇幼信息安全平台，智慧妇幼促大数据应用”主题，就信息安全、平台建设、智慧妇幼、大数据等内容进行了交流。最后对培训合格的人员发放了国家级继教学分证书。

【开展妇幼保健机构卫生技术人员在职培训规划研究】 中国疾病预防控制中心妇幼保健中心先后组织召开 3 次专家会，并赴东中西部地区 4 个省 11 个妇幼保健机构开展调研，访谈近 150 人，收集卫生技术人员调查问卷余 2000 份，文件资料 30 余份，掌握并分析了各级妇幼保健机构人员在职培训现状、需求、成绩和问题，撰写调研报告，并拟定了“妇幼保健机构卫生技术人员在职培训规划”提交国家卫生计生委妇幼司。

【开展“互联网＋妇幼健康”发展模式研究】 中国疾病预防控制中心妇幼保健中心通过召开 2 次专家会，赴中西部地区 5 个省 18 家机构进行了调研，对妇幼保健卫生计生行政和机构相关人员进行了访谈，回收机构调查问卷 218 份，探索“互联网＋妇幼健康”融合发展在促进分级诊疗、改善就诊体验、推进健康管理、打造健康产业链和促进机构内部绩效等方面的有效模式，撰写“互联网＋妇幼健康”发展模式研究报告，提交国家卫生计生委妇幼司。

【开展县级以上妇幼保健与计划生育技术服务资源整合及运行管理模式研究】 中国疾病预防控制中心妇幼保健中心通过对东中西部地区6个省在妇幼保健与计划生育技术服务资源整合及运行管理方面成绩突出的13个县市开展调查，总结各地经验和亮点，撰写研究报告，提交国家卫生计生委妇幼司。

【完成妇幼保健质量与安全管理研究试点和现场交流】 中国疾病预防控制中心妇幼保健中心组织召开“妇幼保健质量与安全管理—儿童保健”手册试点启动会，组织10个省市级妇幼保健机构进行试点，并在广东、甘肃、河南、大连妇幼保健院开展现场交流，对手册进行修改完善，最终定稿。

【荣获全国妇幼健康科学技术奖】 中国疾病预防控制中心妇幼保健中心组织申报妇幼健康研究会、中国妇女发展基金妇幼健康科技成果奖，该中心政策研究室研究成果“妇幼保健机构规范化建设与管理研究”获得“妇幼健康科技成果奖一等奖”。

【实施国家卫生计生委—联合国儿童基金会母子健康发展综合项目】 2017年6月，国家卫生计生委和联合国儿童基金会合作开展的2017—2020周期“母子健康发展综合项目”启动会在河南省郑州市召开，会议总结了上一周期的项目成效，并对新周期项目的规划和实施进行了重点部署，形成以项目县为主导，专家支持的工作模式。7—11月，中国疾病预防控制中心妇幼保健中心组织开展了十期共六个主题的国家级师资培训并协助项目县开展了逐级培训和复训。期间，该中心组织专家开发、修订了适合项目地区使用的适宜技术指南、培训工具包和项目管理资料；并且各项目县在实施项目过程中，逐渐探索出适合本县的服务模式和管理流程，为目标人群提供了母子健康综合服务。

【实施对外培训项目】 2017年7月29日—8月25日，中国疾病预防控制中心妇幼保健中心对33名发展中国家医务人员、护士以及卫生官员开展了妇幼卫生相关培训，内容涵盖妇女儿童疾病预防与保健、妇科临床、儿科临床和项目管理等知识和技能，增进了各国学员对中国妇幼卫生事业的了解，提升了我国国家级、省级妇幼卫生培训工作者的对外交流、培训能力。此次培训为各国在卫生领域的合作、交流搭建了有益平台。

【全国出生医学证明管理信息系统实现了国家级与各省的联通】 2017年上半年，中国疾病预防控制中心妇幼中心对重点难点省份给予培训、现场指导等技术支持，于6月底实现了全国32个省（自治区）省级信息系统与国家级出生医学证明管理信息系统的联通。开展了9个省的数据质控及自建系统的标准符合性评估，国家级收录个案信息2220多万条。从源头上提升数据质量，提高各省数据的上报率。

【开展出生医学证明管理专项督查并在全国证件管理工作会上通报结果】 2017年，中国疾病预防控制中心妇幼保健中心按照国家卫生计生委办公厅发文要求，组织开展了5个省出生医学证明管理的专项督查，对卫生计生行政部门的管理情况从11方面进行评分，签发机构的管理签发情况从9方面进行评分。督导中及时发现问题，督促各省全流程、全方位加强监管。12月14日，该中心协助国家卫生计生委组织召开了各省卫生计生行政领导参会的全国出生医学证明管理工作会，会上通报督查结果，明确方向，总结经验，解答重点难点问题，进一步明确管理要求。

【人类辅助生殖技术质量监测信息系统CASS1.0研发初步完成】 2017年3月10日，在国家卫生计生委妇幼健康服务司指导下，中国疾病预防控制中心妇幼保健中心组织研发的公益性行业专项任务单元三，即建设覆盖人类辅助生殖技术全技术类别，全周期服务的人类辅助生殖技术质量监测信息系统 CASS1.0 顺利通过了终期验收的专家评审。该系统研发的初步完成标志着我国人类辅助生殖技术管理水平更进了一步。

【全国省级妇幼保健机构健康教育工作会在成都举办】 2017 年 8 月 16—19 日，中国疾病预防控制中心妇幼保健中心在四川省成都市举办了全国省级妇幼保健机构妇幼健康教育工作会暨妇幼健康教育管理培训班。来自全国 34 个省和四川 21 个市州妇幼保健机构的健康教育负责人共 73 人参加。培训分为理论讲解、健康教育材料展示与评审、健康教育管理和现场观摩四个模块。来自广西、河南、海南、宁波、四川、北京、湖南、湖北、江苏、福建的 10 个省级妇幼保健机构展示了健康教育材料，评审专家团队现场进行了评审。

【中国疾病预防控制中心妇幼保健中心完成养老保险首次参保登记工作】 2017 年，根据中央机关事业单位养老保险制度改革总体部署，中国疾病预防控制中心妇幼保健中心成立了养老保险专项工作领导小组，下设办公室，由人事、财务、党群办工作人员共同推进养老保险有关工作。领导小组办公室对养老保险工作进行了安排部署，对经办工作任务进行了细化。在协同办公系统内网门户设立了养老保险政策文件专栏，方便职工了解改革政策；印发了个人信息核定工作通知，请每位职工对本人参保登记信息进行核对确认；同时，还查阅了个人人事档案，对每位职工情况进行核实；并通过微信、电话等形式为职工解读养老保险政策。2017 年 6 月，该中心向央保中心提交了首次参加登记材料，养老保险首次参保登记工作已经完成。

（聂妍、马媛）

第四部分　挂靠单位工作概况

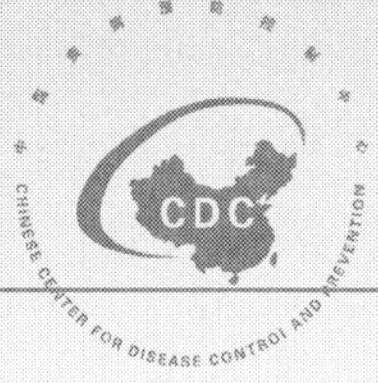

地病中心

【工作概况】 组织全国31个省（区、市）和新疆生产建设兵团完成了2016年度地方病防治项目碘缺乏病监测、水源性高碘地区监测、地方性氟中毒监测、地方性砷中毒监测、大骨节病监测、克山病监测及各项干预措施的落实工作，撰写了2016年度地方病防治项目工作总结；中国地方病控制中心在哈尔滨市隆重举行中国地方病控制中心成立三十周年庆祝大会。在本次会议上，国家地病中心和国家卫生计生委疾病预防控制专家委员会地方病防治分委会对杨建伯等6名同志授予全国地方病防治研究终生成就奖、陈祖培等13名同志授予全国地方病防治研究终生荣誉奖、黎新宇等45名同志授予全国地方病防治研究优秀中青年专家；开展全国生活饮用水水碘含量调查工作，调查结果将为绘制全国生活饮用水水碘含量分布地图提供数据，为采取针对性防治措施和科学调整干预策略提供依据。目前乡级数据已经收集完毕，正在进行核实和清洁；地病中心专家赴新疆喀什地区伽师县、阿克苏地区温宿县、吐鲁番市高昌区和伊犁州伊宁县，开展了育龄妇女应急补碘防治效果评估工作；对碘缺乏病监测信息系统进行了试运行、上线，并征求了部分省份的使用意见，对系统存在的问题，软件开发公司积极修改完善，进行了验收评审；顺利完成了2017年度全国地方病防治机构实验室氟、砷检测质量考核工作。每年召开氟、砷检测质量控制工作会议，并向合格实验室发放了合格证书；协助国家卫计委完成了对9个重点病区省份饮水型氟中毒防治工作进行了督导检查；地病中心分别赴甘肃省庆阳市宁县、定西市渭源县和黑龙江省尚志市亚布力镇开展大骨节病病情和影响因素调查工作；地病中心赴甘肃省陇南市西和县、平凉市泾川县以及庆阳市正宁县3个克山病历史重病县进行现场调研工作；完成2016年度地方病防治工作调查表数据收集、核对、汇总工作，并召开2016年度地方病防治年报统计工作会议；2017年度颁布实施2项标准，分别是《血清中碘的测定　砷铈催化分光光度法》和《改水降氟设施效果评价》上报、审查2项标准，分别是《尿中砷形态化合物测定方法　液相色谱—原子荧光法》和《人群尿砷安全指导值》。

【2017年全国生活饮用水水碘含量调查】 为全面、系统、准确掌握全国生活饮用水的水碘分布现状，进一步落实因地制宜、分类指导、科学补碘的碘缺乏病防治策略，2017年，原国家卫生计生委组织开展了全国生活饮用水水碘含量调查。调查以乡为单位开展。其中，对本次或既往调查发现水碘中位数大于10.0μg/L的乡，以村为单位开展调查。除西藏

自治区和新疆生产建设兵团未参加本次调查以外，全国 30 个省份的 2848 个县、市、区、旗（以下简称县）参加了调查。调查第一阶段为乡级调查，在 2848 个县的 39 366 个乡、镇、街道办事处（以下简称乡）开展。第二阶段为村级调查，在水碘中位数大于 10.0μg/L 的乡，以行政村、居委会（以下简称村）为单位开展，共有 5898 个乡（占总调查乡的 14.98%）的 124 808 个村参加了村级调查。全国调查的 39 366 个乡中，32 787 个乡水碘含量在 10.0μg/L 以下，占 83.3%；4743 个乡水碘含量在 10.0～50.0μg/L 之间，占 12.0%；786 个乡水碘含量在 50.1～100.0μg/L 之间，占 2.0%；878 个乡水碘含量在 100.1～300.0μg/L 之间，占 2.2%，；172 个乡水碘含量大于 300.0μg/L，占 0.4%。

调查表明，全国有 83.3% 乡的生活饮用水水碘中位数在 10.0μg/L 以下，水碘含量较低，当地群众应继续坚持食用碘盐预防碘缺乏病。有 14.0% 乡生活饮用水的水碘中位数在 10.0～100.0μg/L 之间，这一地区要加强人群碘营养监测，根据儿童、孕妇等重点人群的需要，实行分类指导。全国有 2.7% 乡生活饮用水水碘中位数在 100.0μg/L 以上，属于高水碘地区，当地应供应不加碘食盐。水碘中位数在 300.0μg/L 以上的地方，应改水降碘。

【新疆育龄妇女应急补碘防治效果评估】 受国家卫生计生委疾控局委托，由中国疾病预防控制中心地方病控制中心碘缺乏病防治研究所刘鹏、苏晓辉研究员等 8 人，与新疆维吾尔自治区卫生计生委地病办、新疆维吾尔自治区疾病预防控制中心地病科等 7 人组成调查评估组，于 2017 年 6 月 1 日至 6 月 14 日开展了新疆育龄妇女应急补碘防治效果评估工作。此次调查选择四个地区，包括每年投服两次碘油的喀什地区伽师县、每年投服一次碘油的阿克苏地区温宿县、停服碘油 1 年的吐鲁番市高昌区和未补碘油的伊犁哈萨克自治州伊宁县，调查结果认为：①调查地区外环境均处于碘缺乏状态；② 4 个地区碘盐覆盖率均 > 95%，除阿克苏地区外，合格碘盐食用率均 > 90%；③投服碘油丸的喀什地区和阿克苏地区妇女碘营养处于一过性碘过量水平；④ 4 个地区妇女甲状腺肿大率均未超过 5%，甲状腺结节发生率未见明显差异；⑤ 4 个地区妇女甲状腺功能与甲状腺疾病异常检出率总体上未见统计学差异。⑥新疆南部喀什、阿克苏地区采取的贫困人口免费供应碘盐和对特需人群实施投服碘油丸的应急补碘策略是正确的，碘缺乏病病情得到有效控制；⑦在碘盐覆盖率和合格碘盐食用率达标的地区，应采取以碘盐为主的防治措施，逐步停止特需人群投服碘油丸措施；⑧加强防治碘缺乏病的健康教育，在南疆地区推广吐鲁番市的干预模式。

【碘缺乏病监测信息系统】 2017 年中国疾病预防控制中心地方病控制中心碘缺乏病防治研究所对碘缺乏病监测信息系统进行了试运行、上线，研究所对系统使用过程中存在的问题多次对软件开发公司进行反馈、提出修改意见并征求了部分省份对系统使用的意见。对系统存在的问题，软件开发公司积极修改完善，并申请结题。中国疾病预防控制中心地方病控制中心组织验收评审会。评审认为项目材料齐全，内容完整，符合验收要求。目前项目结题工作已经完成。2017 年 4 月 19—22 日，原国家卫生计生委疾控局在广东省广州市召开 2017 年全国碘缺乏病监测技术培训班。原国家卫生计生委疾控局血地处齐宏亮副处长，中国疾病预防控制中心地方病控制中心孙殿军主任，中国疾病预防控制中心地方病控制中心专家，中国疾病预防控制中心营养与健康所专家，各省、自治区、直辖市及新疆生产建设兵团卫计委疾控处和各省、自治区、直辖市及新疆生产建设兵团疾控中心（地病所）碘缺乏病防治工作有关人员共计 120 余人参加了培训。会上，碘缺乏病防治研究所范丽珺副研究员介绍了“碘缺乏病信息系统上报数据的优势及其使用方法”。碘缺乏病防治研究所刘鹏副所长主持上机实践，并对会议代表提出的问题进行了梳理、解答和总结。本次培训班得到了广东省疾病预防控制中心的大力支持，培训班达到了预期目的，取得了圆满成功。

【氟砷实验室质量控制】 为了适应现阶段我国地氟病和地砷病防治工作需要，进一步加强全国地方病防治机构实验室氟、砷测定质量控制，中国疾病预防控制中心地方病控制中心于2017年度继续开展全国地方病防治机构实验室氟、砷测定质量考核，考核范围包括部分省级及承担地方性氟中毒和地方性砷中毒监测任务的地、市、县级氟、砷检测实验室。全国一共发放3556份质控样品。本年度考核结果为：省级实验室氟检测水中氟化物合格率为96.4%（27/28）、尿中氟化物合格率为92.3%（12/13）、砖茶中氟化物合格率为100%（5/5），地市、县级实验室上述3种样品氟化物检测合格率分别为97.3%（544/559）、99.2%（121/122）和87.2%（34/39）；14个省级实验室水中和尿中砷化物检测考核均合格，合格率为100.00%，地市、县级实验室上述2种样品砷化物检测合格率分别为95.3%（102/107）和100%（62/62）。9月份，于内蒙古海拉尔召开了全国氟、砷检测质量控制工作会议，向合格实验室发放了合格证书。通过考核工作发现的问题有：一是部分实验室装备不齐全，开展砖茶氟含量、水砷含量和尿砷含量检测工作存在一定的困难，部分地、市、县级实验室人员不足，或技术人员的检测能力较难满足检测工作需要，导致部分实验室未按要求反馈检测数据。二是还存在部分实验室检测结果可疑或不合格，检测质量有待进一步提高。针对上述问题，建议各省加强各级氟、砷检测实验室的装配和各级实验室技术人员的培训，省级实验室要进一步加强对地、市、县级实验室的技术支持；分析原因，查找不足，采取纠正措施，进而提高检测的精确度和准确度，鼓励实验室建立内部质量控制程序，开展常规的实验室内部质量控制。

【大骨节病历史病区外环境影响因素试点】 为了验证《全国大骨节病历史重病区内、外环境病情影响因素调查方案》的可行性，大骨节病所分别于2017年10月和12月在黑龙江省和甘肃省进行了试点调查工作。一是儿童大骨节病病情调查及发硒含量检测，共对历史重病区黑龙江省尚志市光辉村和甘肃省宁县新华、新城和樊村以及非病区甘肃省渭源县张家滩和杨家咀村的426名7～12岁儿童进行了大骨节病临床检查，未发现临床病例。采集发样167份。光辉村的儿童发硒平均含量为0.168mg/kg，处于硒缺乏状态；宁县的儿童发硒平均含量为0.201mg/kg，处于硒缺乏边缘；渭源县的儿童发硒平均含量为0.281mg/kg，硒营养水平中等。二是粮食样品中硒含量和T-2毒素污染状况调查，共采集粮样192份（玉米、面粉和玉米面等），粮食中硒的平均含量在0.004～0.015mg/kg之间。粮样中T2毒素的含量均在50ng/g以下，但是渭源县张家滩村面粉中T-2毒素的含量相对较高。三是土壤样品中硒和T2毒素含量检测结果，共采集土样46份（玉米、黄豆和小麦的种植地）。甘肃省土壤硒含量为0.065～0.194mg/kg，光辉村土壤硒含量为0.139～0.257mg/kg，均处于低硒水平。除甘肃省新华村一份土样中T2毒素含量（44ng/g）较高以外，其余土样中T2毒素的含量均在0～15.2ng/g之间。

【全国地方病防治终身荣誉奖、终身成就奖、优秀中青年专家表彰】 2017年11月8日，中国地方病控制中心成立三十周年庆祝大会暨2017年全国地方病防治管理培训班在哈尔滨太阳岛花园酒店隆重举行。哈尔滨医科大学校长、地病中心党委书记杨宝峰院士、国家卫生计生委疾控局副局长雷正龙、血地处处长严俊、副处长齐宏亮、地病中心主任孙殿军、黑龙江省卫生计生委副主任邵玉滨出席大会。地病中心副主任申红梅主持大会。杨建伯教授、李广生教授等老一辈地方病防治专家，全国各省份卫生计生委、疾控中心、地方病防治所的领导、专家和代表，以及地病中心的各研究所、部处室的领导和专家共180余人参加了本次大会。在本次会议上，介绍了地病中心30年来在地方病防治工作中取得的成绩，包括地病中心在国内外首次提出了克山病营养性生物地球化学病因学说；揭示了大骨节病病因与T-2毒素的关系；在世界上首次详细描述了大骨节病的空间分布和时间分布；在国内外率先成功复制出接近人类发病特征的大鼠克汀病动物模型；长江三峡燃煤污染型氟中毒病区防治措施研究获国家科技进步二等奖；系统地研究了饮茶型氟中毒的流行特征、发病机制及防治措施，制定了国内外首部砖茶氟含量卫生标准；克山病、大骨节病、地方性氟中毒近20年的全国监测获得了大量调查资料和科研数据，为国家制定有关地方病的政策法规、防治规划与防治策略提供了重要的科学依据；全国7次大规模的碘缺乏病监测，为我国制定碘缺乏病可持续性消除机制提供了基础数据；建立了全国地方病卫生标准体系。在2004年启动的中央转移支付地方病防治项目实施过程中，地病中心发挥了重要的技术指导作用。2007年地病中心又牵头组织了全国10个省份的碘缺乏病高危地区重点调查项目，对重新审视我国碘缺乏病的防治进程和调整防治策略具有重要意义。地病中心还协助国家卫生计生委（卫生部）制定了《全国地方病防治规划（2004—2010年）》《全国地方病防治“十二五”规划》和《“十三五”全国地方病防治规划》。同时地病中心和国家卫生计生委疾病预防控制专家委员会地方病防治分委会对杨建伯等6名同志授予全国地方病防治研究终生成就奖、陈祖培等13名同志授予全国地方病防治研究终生荣誉奖、黎新宇等45名同志授予全国地方病防治研究优秀中青年专家。

（孙殿军、申红梅、魏红联、张璐璐）

性病控制中心

【工作概况】 2017年，中国疾病预防控制中心性病控制中心继续围绕贯彻落实《性病防治管理办法》、《中国预防与控制梅毒规划（2010—2020年）》，积极围绕"一个结合、两个体系和三查一规范"总体防治策略，立足国内、面向国际，以梅毒防治工作为抓手，推动整个性病防治工作迈上新台阶。在政策研究及技术文件制定、疫情预警机制探索、试点布局及经验推广等方面取得了较为突出的成绩。

【起草、制定相关文件】 完成卫生标准跟踪评价、卫生标准工作建议、2017年中国艾滋病监测性病数据、《梅毒诊断标准》和《淋病诊断标准》的反馈意见、中央财政转移支付测算数据等20余个重要的应急性、临时性工作任务。主持制定的卫生行业标准《尖锐湿疣诊断》（WS/T 235—2016）和《性病性淋巴肉芽肿诊断》（WS/T 237—2016）以及参与制定的《生殖道沙眼衣原体感染》（WS/T 513—2016）等3项标准自2017年6月1日起施行；主持制定的《软下疳诊断》（WS/T 191—2017）、《生殖器疱疹诊断》（WS/T 236—2017）将于2018年2月1日施行。印发2017年全国性病防治工作要点、《性病诊断标准知识要点与报告要求》折页，组织编写《梅毒感染危险因素评估方案》、《淋球菌耐药监测方案》等技术文件。

【加强性病监测体系建设】 制定2017年全国性病监测工作要点与工作指标；按月与年度及时对全国梅毒与淋病疫情进行分析与反馈，按季度与年度及时对105个国家性病监测点进行疫情分析与反馈；制定少数民族地区梅毒流行病学调查方案，对甘肃、青海和内蒙3个省份8个县民族地区开展梅毒流行病学现场调查；制定淋病报告疫情异常上升影响因素调查方案，召开专家研讨会，开展淋病疫情上升因素调查；制定国家监测点诊断标准掌握情况和实验室检测现状调查方案，下发文件，开展现场调查。

【加强性病检测体系建设】 加强全国省级性病中心实验室管理、全国性病检测实验室质量管理；开展淋球菌耐药实验室监测、临床耐药监测、淋病诊断与治疗现状调查、梅毒试剂评估等工作；参加卫生部临检中心组织的沙眼衣原体、淋球菌核酸检测项目的能力验证活动，参加WHO、中国CDC性病控制中心组织的梅毒和HIV质控，参加WHO西太区淋球菌耐药监测室间质评考核工作；接受中国合格评定国家认可委员会组织评审组专家对实验室进行现场定期监督评审并通过定期监督评审。

【开展试点地区性病防治工作，推广有效的模式和经验】 继续开展梅毒综合防治、高危人群干预、梅毒筛查与转介、梅毒规范化服务等项目试点工作，及时总结提炼试点经验和有效模式，并向全国推广应用。2017年新增加生殖道沙眼衣原体感染综合防治试点项目，组织有关专家开发《生殖道沙眼衣原体感染综合防治试点工作实施方案》，为开展试点工作的地区提供技术指导和借鉴。深圳市作为该项目的首个试点地区，于2017年3月率先在南山区启动试点项目，并取得宝贵的经验，向全市乃至全国范围推广。

【组织召开全国性会议、培训及重要活动】 年内组织召开全国性工作会5期、全国性培训4期；赴广东、上海、湖北等6个省份12个地区的39家医疗机构组织开展性病防治工作综合技术督导；组织实施性病疫情数据质量核查和督导、淋病报告疫情异常上升影响因素调查、国家监测点诊断标准掌握情况和实验室检测现状调查、高危人群干预督导及医疗机构梅毒规范化服务工作现场技术指导、少数民族地区性病流行及防治专项调研等20余次；参加妇幼中心艾梅乙母婴阻断项目的现场督导、调研以及消除方案的制定；参与中国疾病预防控制中心举办的中美西部现场流行病学培训项目并指导2名学员；通过调研、督导、培训、参会等方式对全国20余省的性病防治工作进行业务指导和技术支持；加强“深圳市医疗卫生三名工程项目”实施，在深圳市启动一系列针对性病防治的重点领域和关键问题的现场防治试点工作，取得部分阶段性进展。

【承担全国性病防治管理信息系统管理维护与信息交流等工作】 年内组织召开国家级信息员专题培训会2次，逐步完善全国性病防治管理信息系统的统计、查询及审核等功能；加强性病控制中心网站建设；完成性病中心成立30周年纪念册、中心对外宣传折页系列（中英文）的印发等。

【科研与学术交流】 新申请获批准的科研项目6项：国家自然科学基金项目1项；江苏省自然科学基金项目1项；美国GAP项目资助1项；医科院创新团队项目资助1项；国外横向合作项目1项；临床评估项目1项。结题1项：协和青年创新基金项目“性社会网络在男性行为者性病艾滋病传播中的作用研究”。

以通讯作者、第一作者发表SCI论文8篇，在国内核心期刊发表论文8篇。

作为副主编出版著作1本《性传播疾病》（人民卫生出版社）。

【国际合作】 年内组织召开高层次“2017年淋球菌感染与耐药国际论坛”，该论坛是全球范围内首次以淋球菌感染与耐药为主题召开的国际性会议。来自世界卫生组织（WHO）、美国疾病预防控制中心（CDC）、美国国立卫生研究院（NIH），英国公共卫生局（PHE）、加拿大公共卫生局（PHAC），以及《柳叶刀传染病》杂志，美国北卡大学、美国埃默里大学、美国马萨诸塞大学、美国塔夫茨大学、澳大利亚悉尼大学、澳大利亚昆士兰大学、日本传染病研究所、印度WHO合作中心等研究机构的国际知名专家22人，加上国内15个省近90位专家参加本次会议。国家卫计委疾控局夏刚副局长、中国医学科学院及北京协和医学院张学副院校长、中国医学科学院皮肤病医院/研究所顾恒副所院长、广东省卫计委疾控处刘师琪副处长、深圳市卫生计生委刘堃副主任等领导出席论坛。

作为WHO性传播疾病预防与控制合作中心，承担对外交流联系等工作。年内1名专家赴菲律宾马尼拉参加消除艾滋病、肝炎和梅毒母婴传播专家咨询会；1名专家赴瑞士日内瓦参加全球消除艾滋病和梅毒母婴传播评估组会议；2名专家赴菲律宾马尼拉参加亚洲和太平洋地区国家艾滋病、肝炎和性病项目管理者会议；1名专家赴瑞士日内瓦参加WHO性病病症处理指南讨论会。

【研究生、进修生教育】 2017年中心有9名在读研究生（博士5名、硕士4名）；新招收研究生3名（博士2名、硕士1名）；毕业1名（博士）。接收各地进修生4名。接收各地性病防治机构参观学习4批次30余人次。

【荣誉表彰】 “预防艾滋病、梅毒、乙肝母婴传播关键技术与整合策略研究”分获北京市科技进步三等奖（联合完成单位之一）和2017年中华医学科技三等奖；该中心获中华医学会皮肤性病学分会颁发的“梅毒研究中心”；王千秋被聘为中华医学会皮肤性病学分会梅毒研究首席专家；郑志菊荣获中华全国总工会授予的2017年度“全国五一巾帼标兵”称号。

（许丹丹、葛凤琴、陈祥生）

麻风病控制中心

【工作概况】 2017 年，中国疾病预防控制中心麻风病控制中心根据国家卫计委疾控局麻风病防治项目要求，按照年初工作计划，围绕落实《全国消除麻风病危害规划（2011—2020 年）》总目标，召开全国高流行现场防治工作推进会和现场疫情分析研讨会，举办两期全国业务骨干培训班，组织专家开展高流行地区现场督导及技术指导，加强防治管理和疫情监测（常规麻风病疫情监测以及复发、耐药、麻风反应的现场专题调研），做好麻风病健康教育宣传，保障全国麻风病治疗药品供应，开展全国麻风病防治管理信息系统（LEPMIS）等级保护与测评等工作。

【防治工作进展】 2017 年，该中心协助国家卫计委起草了由四部委联合下发的关于开展世界防治麻风病日活动的通知、撰写 2017 年全国麻风病高流行地区防治工作推进会上的“十三五”期间加速消除麻风病危害工作报告、制作 G20 部长会议中关于中国麻风病防治成就的幻灯片、完成我国麻风药品生产供应能力的调研报告、提交十八大以来全国麻风防治工作总结报告等材料，参加国家卫计委组织召开的《麻风病诊断标准》修订评审会，完成修订并报送传染病标准委员会。

1. 疫情监测。根据全国 31 个省（直辖市、自治区）和新疆生产建设兵团录入全国麻风病防治管理信息系统（LEPMIS）的数据统计，2017 年全国共报告新发现麻风病人 634 例，报告发病率为 0.046/10 万；与 2016 年相比，报告发病数下降了 5.7%。新发病例数男女性别比为 1.9∶1，以 40～49 岁年龄组（青壮年人群）报告发病数最高，为 163 人（占 25.7%），15 岁以下儿童为 9 例（占 1.4%）；2 级畸残 127 例，残疾比为 20.0%。2017 年全国共报告复发麻风病患者 52 例，其中 28 例为联合化疗后复发，占 53.8%。2017 年底，全国登记现症麻风病例 2697 例，登记患病率为 0.194/10 万，与 2016 年相比，登记现症病例数下降了 7.8%。2017 年报告新发现病例数前 5 位的省份依次为云南、四川、贵州、广东和广西。

2017 年全国麻风病流行形势持续下降，以省为单位，患病率大于 1/10 万的有云南和西藏；以县（市、区）为单位，患病率大于 1/10 万的有 89 个（不包括人口小于 30 万，现症病例数小于等于 3 例的县），较 2016 年底的 113 个减少了 24 个，患病率大于 1/ 万的是西藏自治区芒康县和四川省盐源县。

2017 年 2 月，该中心完成 2016 年度中国麻风病疫情分析报告；5 月，在浙江省德清县召集有关省麻风疫情员和相关技术人员，就优化 LEPMIS 用户与权限分配管理规程、制定 LEPMIS 数据固化标准（草案）和麻风病防治工作报表及标准（草案）进行研讨和修订；7 月，收集、整理、分析 2017 年上半年全国麻风病疫情监测资料。3 月和 6 月，派员参加中国 2016 年传染病监测报告编写工作启动会和传染病信息报告管理工作培训班。根据公安部数据安全的管理要求，完成 LEPMIS 等级保护与测评工作。全年度组织专家赴安徽、湖南、广东、广西、重庆、四川、云南等省开展数据核查工作。

2. 重要会议

（1）2017 年全国麻风病防治管理信息系统会议。2017 年 3 月 16—18 日，在江苏省丹阳市组织召开 2017 年全国麻风病防治管理信息系统会议。国家卫计委疾控局、该中心、各省麻防代表共 65 人参加会议，总结“十二五”期间麻风防治工作情况，并对 2016 年度麻风流行趋势、全国消除麻风病危害规划中期评估结果等进行报告；同时，对 2017 年全国麻风病防治信息管理提出工作要求。

（2）2017 年全国麻风高流行地区防治工作推进会。2017 年 5 月 25—27 日，在云南省昆明市召开 2017 年全国麻风高流行地区防治工作推进会，国家卫计委疾控局、麻风中心、全国麻风高流行地区的 13 个省 45 个地市卫计委和业务代表共计 128 人参会。会议通报全国麻风高流行地区的疫情情况，分析当前高流行地区麻防主要问题并交流工作经验，部署“十三五”期间加速消除麻风病危害工作。国家卫计委疾控局副局长王斌就当前如何进一步做好麻风病早期发现、规范管理、控制传染、预防残疾、促进融合等工作提出具体要求。

（3）麻风病防治管理信息系统专家研讨会。2017 年 8 月 22—25 日，在广东省广州市召开麻风病防治管理信息系统专家研讨会，浙江、江西、湖南等 8 个省级和 2 个市级（广州市、深圳市）麻风防治业务单位共 20 位专家参加。该会议对精准分析麻风病 2 级畸残、流动人口病例、儿童病例及局部高流行影响因素开展经验交流，还就全民健康保障信息化一期工程疾控业务信息系统建设技术需求进行研讨，草拟全国流动人口麻风病调研方案，并对全国麻风病防治管理信息系统（LEPMIS）防治信息报表进行审定。

3. 国家级培训

（1）全国麻风及其他分枝杆菌感染实验室诊断技术学习班。2017 年 10 月 11—14 日，在南京举办全国麻风及其他分枝杆菌感染实验室诊断技术学习班，全国麻风流行地区 18 个省（自治区、直辖市）的省、市、县三级麻风专业技术人员共 51 人参加。该培训班通过专题讲座、病例分析等形式，以麻风病流行分析、诊断治疗、网络报病为主线，重点围绕传统技术的优化改进和多重 PCR 及 ELISpot 等先进技术的引入，分享标本采集、涂片检查、抗酸染色、多重 PCR 诊断技术、麻风抗体 ELISA、病理取材诊断、麻风 ELISpot 等实验室检测技术的相关经验和前沿话题。

（2）2017 年全国麻风病防治管理信息系统培训班。2017 年 11 月 8—11 日，在陕西省西安市举办 2017 年全国麻风病防治管理信息系统培训班。除西藏外，全国 30 个省（直辖市、自治区）和新疆生产建设兵团共 37 名学员参加培训。该培训班针对全国麻风病防治管理信息系统（LEPMIS）病例信息管理、用户和基本信息管理升级、麻风病并发症和畸残预防指标开展培训，并针对麻风防治信息管理报表的使用进行实习操作，核查 2017 年度 LEPMIS 工作进展并对 2018 年度全国麻风疫情工作提出管理要求。此外，特邀陕西省汇报全省的麻风病防治工作情况。

4. 现场督导。2017 年 4—6 月，该中心组织专家深入 2016 年新发病例较多的四川省盐源县、西藏自治区芒康县，入户访视新病人，分析当地疫情问题并提出防治对策；9 月，受国家卫计委疾控局委派，组织专家赴西藏自治区丁青县尺牍镇、仲佰镇、协雄乡、当堆乡开展现场防治调研工作和技术指导，对 11 户家庭的 15 名麻风患者及 49 名家属进行随访，并做临床和实验室检查，现场确诊新病例 2 例，并针对西藏当前的麻风病防治问题提出建议。10—12 月，根据国家卫计委疾控局指示，组织专家分别赴福建、海南、重庆、云南、陕西、江西、广西、广东、四川 9 省（直辖市、自治区）开展麻风病防治工作督导，重点对 2016—2017 年的麻风病防治工作采取的措施和行动、全国麻风病防治管理信息系统（LEPMIS）工作、麻风病愈后监测工作和病人关爱工作进行现场督导，并撰写报告和建议反馈。另外，该中心专家分赴上海、安徽、湖北、湖南、贵州、云南、甘肃等现场开展麻风业务培训和防治技术指导。

【全国麻风药品管理】 2017年2月，该中心向国家卫计委疾控局报送关于接收世界卫生组织（WHO）无偿赠送抗麻风病药品的请示文件和相关资料，并积极沟通协调该批药品的进口工作；7月，向WHO申报中国2018年度麻风药品需求。全年累计向全国15个省（直辖市、自治区）发放麻风联合化疗药品5727板，并免费提供西藏抗麻风反应药品（沙利度胺）100瓶，保障全国麻风病人治疗药物的及时供应，同时做好麻风药品的出入库登记管理工作。

【麻风科普宣传慰问】 2017年元月，该中心在麻风节前夕设计并向全国印发2017年麻风宣传海报1万份；麻风节期间，深入江苏的姜堰和溱湖麻风病院、浙江的上柏麻风病院慰问病人并开展麻风防治知识咨询；配合江苏电视台教育频道制作麻风健康教育宣传片。7月，该中心派员参加在北京市召开的中国大百科全书编写专题培训，完成相关编写任务。

【麻风复发、反应和耐药监测】 2017年，全国报告麻风病复发病例52例，指导现场处置麻风反应重症病例37例；按照全球耐药监测任务和要求，对云南、贵州、湖南、四川等15个省的共204例新、复发患者标本进行麻风耐药检测，共发现12例耐药病例（占5.9%），经分析，在我国新复发患者中氨苯砜耐药比重较大。

【高危人群化学预防服药】 按照卫生公益性行业基金项目“我国麻风病高危人群利福平/利福喷汀化学预防干预研究”（项目编号201502008）要求，2017年该项目主要研究人员先后8次到项目省（云南、贵州、湖南和四川）的现场开展督导。项目研究结果显示：截至2017年底，利福平组、利福喷汀组、对照组分别有3例、1例、17例家内接触者发病；实验组（包括利福平组和利福喷汀组）和对照组的发病率分别为0.53/1000人年、2.64/1000人年，差异有统计学意义，实验组中家内接触者发病率低于对照组；项目实施过程中，未发现服用利福平/利福喷汀的家内接触者出现严重药物不良反应。

【筹建中国麻风博物馆】 2017年3月16日，国家卫计委疾控局副局长王斌赴该中心调研，确定麻风国家馆的功能定位及馆名“中国麻风博物馆”；4月7日，国家卫计委疾控局向各相关单位下发《国家卫生计生委疾控局关于征集中国麻风病防治历史实物和资料的通知》（国卫疾控结防便函〔2017〕20号），截至2017年底共收到北京、浙江、陕西等13个省、直辖市的反馈资料；同时，该中心工作人员分类、筛选、整理麻风史料卷宗750余卷，分赴日本麻风博物馆、西安博物馆、北京协和院史馆、江苏省中医院院史馆、南京市第一医院院史馆等同行业建馆单位和南京市文广局参观学习；8月26—27日、11月21—22日和12月10—13日分别在江苏省的丹阳、泰州、丹阳组织召开了脚本框架讨论会、内容编写会和定稿会，讨论确定中国麻风博物馆的框架布局及脚本内容；12月27日，该中心向各省相关单位下发《关于报送各省麻风国际合作项目及获奖情况的通知》（中疾控麻控发〔2017〕15号）；12月下旬起，中国麻风博物馆设计、施工一体化项目交该中心所在单位（中国医学科学院皮肤病医院（皮肤病研究所））办公会讨论后正式开始招投标流程。

（孙培文、严良斌、余美文、王洪生、葛凤琴）

结核病防治临床中心

【完成定点医疗机构防治服务体系诊疗调研工作】 为了解在新型结核病防治服务体系结核病定点医疗机构能力现状、面临的问题和挑战，受国家卫生计生委疾控局的委托，临床中心组织开展了“结核病定点医疗机构防治服务体系诊疗工作现状分析调查”。本次调查以发放统一问卷调查和现场调研相结合的方式进行。项目于2017年5—6月组织对我国东部（江苏）、中部（湖北）和西部（陕西）三个省开展了结核病定点医疗机构现场调研，向全国284家结核病定点医疗机构发放了调查问卷。于2017年7月形成报告终稿，递交国家卫生计生委，调查结果为制定和出台相关政策提供依据。

【制定全国结核病定点医疗机构临床诊疗质量控制和考核方案】 为贯彻落实“十三五”全国结核病防治规划各项措施，促进结核病临床诊疗质量的提升，受国家卫生计生委委托，中国疾控中心临床中心组织开展结核病临床诊疗质量控制和考核试点工作，以探索适合我国当前防治服务体系的、适宜全国推广的结核病临床诊疗质控和考核模式。2017年完成了方案和实施细则的撰写，已经启动了在宁夏、浙江和吉林的试点工作。

【有关技术指南的制定和修订】

1. 制定结核病相关临床路径。受国家卫计委疾控局委托，中国疾控中心结核病防治临床中心和中华医学会结核病学分会一起制订了《菌阴结核病诊疗临床路径》、《儿童结核病诊疗临床路径》2个临床路径。临床路径的实施将进一步完善结核病规范化诊疗体系，提高结核病防治服务质量。

2. 参与《结核病防治工作规范》的修订。为加强结核病防治工作，促进《全国结核病防治规划（2011—2015年）》的有效实施，国家卫生计生委疾控局组织相关专家对《结核病防治工作规范》进行修订，我中心及结核病预防控制中心共同承担了此项工作。目前《规范》还在进一步修订之中，此《规范》的修订出台对控制结核病起到强有力的促进作用。

3. 编写《中国结核病年鉴（2016年）》。由中华医学会结核病学分会组织，唐神结、李亮、高文、许绍发主编，的《中国结核病年鉴（2016年）》，经过一年多的酝酿筹备、资料搜集、文献整理、综合归纳、编辑审改，已于2017年出版发行。

4. 撰写专家共识。为提高业务人员对结核病病理诊断水平，由结核分会组织专家撰写了《结核病病理诊断专家共识》（已发表在《中华结核和呼吸杂志》2017年的第40卷第6期）、《结核病重症加强治疗病房建设与管理专家共识》和《脊柱结核病诊疗专家共识》均已完成初稿。该系列共识的完成必将对结核病的诊断、治疗、管理水平的提升起到很大推进作用。

【技术支持】 派专家参加国家结核病防治规划、“分级诊疗和综合防治服务模式试点项目”、中盖结核病防治项目等督导和现场技术指导和支持工作。受疾控局委托，多次派专家赴安徽、福建、湖南等省份对突发学校结核病疫情进行处置和现场督查。为全国各地各级结防机构举办的学术培训授课。

【承办2017年伊拉克预防结核病研修班】 2017年8月4—23日，临床中心承办了为期20天的2017年伊拉克预防结核病研修班，参训学员是15位来自伊拉克不同地区的结核病领域防治人员。研修班除邀请十余位国内高水平的专家讲座外，还组织学员参加了“一带一路”暨“健康丝绸之路”高级别研讨会、第27届中国国际医用仪器设备展览会暨技术交流会，并现场实地考察了首都医科大学附属北京胸科医院、陕西省结核病防治所、西安市胸科医院等国内结核病防治专业机构等。

【全国结核病远程咨询和培训平台】 全国结核病远程咨询和培训平台进一步扩展，2017年已覆盖了全国31个省、市、自治区（除海南省）的194家结核病诊疗和防治机构，充分利用远程咨询和培训平台开展远程会诊、培训和应急病案讨论等活动。2017年远程平台共组织会诊33次，参与会诊的专家54人次，会诊病例79例；组织培训25次，授课专家25名，培训内容涉及结核病诊断、鉴别诊断、治疗、介入、实验室诊断、预防宣传等方面，培训人员近8000人次。

【开展“金牌培训基地”建设】 金牌培训基地计划是临床中心、结核分会及医院联盟在北京协和药厂的支持下开始实施的，2016年首批建设基地包括北京胸科医院病理科、武汉市肺科医院结核病合并糖尿病方向、福州肺科医院介入方向、上海市肺科医院难治结核病的诊治、天津海河医院呼吸介入、湖南省胸科医院耐药结核病方向、成都市公共卫生临床医疗中心结核病合并艾滋病方向以及新疆胸科医院检验科。未来2～3年，基地将为全国结核病医院的建设培养优秀的人才，2017年的培训工作现已陆续完成。同时各基地开展拓展培训，辐射基地周边县市，充分发挥金牌培训基地的师资力量。

【举办“天晴学苑”青年医师培训班】 2017年4月19—21日，在云南昆明成功举办了“天晴学苑”第二期培训班。此次培训班以“科研及耐药结核病的诊疗”为专题，共有来自全国27家医院的43名临床医生参加了培训。此类培训为来自全国各地结核病防治领域青年医生提供了学习、沟通、交流的平台，提高了全国各级结核病临床及防治医生的对结核病诊断和鉴别诊断等的理论水平和临床诊治能力。

【举办联盟专家基层巡讲团】 联盟在2017年分别于昆明，梅州，柳州，青海，九江，开封举办培训班，培训班安排一天的课程，邀请全国临床，检验，影像，实验室等专家下基层培训，生源辐射周边基层地区，均次学员达到200多人，为基层结核病诊疗、防控人员提供学习机会，培训班模式受到各基层单位广泛支持。

【举办第三届国际结核病论坛暨中国结核病临床试验合作中心（CTCTC）国际研讨会】 9月20—23日，由首都医科大学附属北京胸科医院、中国疾病预防控制中心结核病防治临床中心、北京结核病诊疗技术创新联盟、全国结核病医院联盟、中国结核病临床试验合作中心、中华医学会结核病学分会、世界卫生组织结核病研究和培训合作中心共同主办，来自美国国立卫生研究院（NIH）、美国家庭健康国际（FHI）、英国医学研究委员会（MRC）哈佛大学、约翰霍普金斯大学、伦敦大学、华盛顿大学、昆士兰大学等世界各地的结核病基础及临床试验研究领域的重量级专家以及国内结核病定点医疗机构的300余名专家齐聚深圳，共同探讨全球结核病防治的最前沿技术及理念，同时也向世界讲述了中国结核病防治工作的成就，展示出结核病防治领域的中国视角。近年来，中国在结核病新进展、新技术、新手段的推广和使用等方面取得了长足进展，但相比国际，还稍有不足，因此，国际论坛为国内外结核病学科之间交流与联系搭建了一个重要平台，与会者能够充分利用平台资源，建立国际结核病防治技术沟通机制，加强在结核病临床研究领域的国际交流和合作，促进中国和国际结核病防治工作的共同发展。平台也成为中国结核病防治工作向世界展示的窗口。

【举办2017年全国结核病医院院长论坛】 10月27日，由中国疾病预防控制中心结核病防治临床中心、北京结核病诊疗技术创新联盟、全国结核病医院联盟、全国结核病临床试验合作中心、首都医科大学附属北京胸科医院共同主办的2017年全国结核病医院院长论坛在杭州成功举办，全国结核病医疗机构100多位医院一把手汇聚萧山，共商结核病医院“新时期”发展道路。“如何更完善的服务好全国结核病防治规划，提升全国结核病防治水平，与社会共同防治结核病”将成为全国结核病医院联盟新时期的重要任务。

论坛为期一天，各位医院院长及管理层面的专家从“结核病医院管理工作、医院改革与运营管理、新时期结核病防治新政策的解读”等方面进行了交流，分享了经验。全国结核病医院联盟将继续依托北京结核病诊疗技术创新联盟平台，继续在结核病治疗新药引入、人才培养、医院管理、医院帮扶等方面下足功夫，推行联盟影像云平台，互通资源，完善联盟数据库，更好地发挥全国结核病医院的防治力量，促进医院和企业间的合作，促进医疗机构和防治机构的合作，促进新技术新方法的推广应用，尽最大可能做到联盟成员一个都不能少、一个不能掉队，为全国结核病防治工作步入“新时期”奠定坚实的基础。

随着全国结核病医院联盟的不断壮大，全国已经有103家医院加入了医院联盟，53家医疗机构和30家企业加入了创新联盟，20家医院加入CTCTC。

【2017全国结核病学术会议】 2017年5月24—26日，在福建省厦门市召开中华医学会结核病学分会全国结核病学术大会，全国34个省市自治区571家单位的2100多名代表参会，涵盖了461家医院，85个疾控中心、研究所、结防所。本次大会的投稿量再创新高，大会共收到83家单位投稿，稿件535篇。本次大会内容精彩纷呈，包括1场会前培训、1场全体大会、1场青年论坛、1场护理论坛、12场不同专业领域专场报告、9个卫星会、3场专题交流会，内容涉及临床诊疗、基础研究、预防控制、临床试验、骨科、影像、护理等方方面面，共计187位专家，并邀请了美国、日本的专家做了报告。会议同时还首次引入直播模式，实时传递会场精彩内容，直播观看总人数1078人，直播观看总人次数3873次。

【全国结核病临床试验合作中心（CTCTC）能力建设】

1. 开展CTCTC首届青年医师临床科研培训项目。为提高我国结核病临床研究的能力，逐步建立与国际水平接轨的临床研究团队，根据CTCTC工作计划于2016年底启动“CTCTC青年医师临床科研培训项目”，项目周期为一年，经严格面试从CTCTC成员单位优选的7名青年医生成为首批学员，并于2016年12月底完成了第一阶段为期5周脱产培训。2017年7名学员开展了课题实施，撰写的论文全部入选结核病学分会2017学术年会，并在CTCTC专场进行了集中汇报与成果展示。同时，7名学员向全球肺部健康大会提交论文摘要，其中5名入选壁报交流或口头报告交流，CTCTC于2017年10月份组织和安排上述5名学员参加了在墨西哥瓜达拉哈拉举行的第48届全球肺部健康大会并进行科研展示。该项目目前进第四阶段，培训老师将指导各位学员完成各自科研成果英文论文撰写并投稿。

鉴于首届CTCTC青年医师培训项目取得的良好产出，并应众CTCTC成员单位领导呼吁，CTCTC于8—9月份启动并完成了第二届青年医师临床科研培训项目的申报和筛选工作，经严格面试从CTCTC成员单位优选的7名青年医生成为第二批学员，并于2017年11月底在北京胸科医院开启第一阶段为期5周高强度的集中脱产培训。

2. 开展结核病实验室骨干临床试验实验室管理规范（GCLP）培训。为了加强结核病实验室人员对临床试验中实验室标准操作及其管理规范的理解和掌握，提高实验室规范化管理能力、促进国内结核病临床研究水平的提升，CTCTC邀请了FHI360亚太总部的高级实验室专员 Suwanee Sungkawasee 对部分成员单位实验室骨干于 2017 年 9 月 22 日开展了 GCLP 培训。

培训内容涵盖了实验室在临床试验中的作用、GCLP 概念、实验室质量保证体系 ISO15189、实验室人员要求、设施设备管理、信息和文档记录与管理、标准化操作程序（SOP）、结果报告等各环节，并深入讲解临了临床试验中的异常情况、异常试验数值、应急事件处理流程等等，通过培训参训骨干对实验室规范管理体系有了完整和系统的了解，这将为今后实验室参与高质量临床试验打下良好基础。

3．开展 CTCTC 成员单位实验室现场评估和培训。2017 年 1 月 10—18 日 CTCTC 办公室和 FHI360 邀请美国阿肯色大学的结核实验室专家 Kathy Eisenach 教授来华对深圳市第三人民医院、长沙市中心医院和郑州市第六人民医院进行了现场考察和评估，并围绕结核病临床试验微生物学标准对实验室人员和结核临床科室人员开展了相关培训。

4．开展 2017 年临床数据管理培训。数据管理在临床试验及临床研究中的作用举足轻重，严格的数据管理能有效保证数据质量，从而保证研究质量，因此 CTCTC 将数据管理培训作为加强各成员单位能力建设的重点方向之一。为进一步提高结核病临床科研数据管理能力和水平，为今后临床试验及临床研究开展和质量保证夯实基础，2017 年 6 月 24—25 日，CTCTC 组织开展了 2017 年临床数据管理培训班，此次培训是 CTCTC 自 2015 年来连续第三年开展。

【全国结核病临床试验合作中心科研项目申请及开展】

1．参与十三五国家科技重大专项 2017 年度课题申报。为了更好地支持我国创新结核药物临床试验和国际新药临床试验，北京胸科医院依托 CTCTC，结合“十一五”“十二五”新药平台的相关工作基础，于 2017 年 2 月牵头科技部 2017 年度课题的申请，新项目将进一步加强平台建设，将 CTCTC 打造成符合国际规范、具备对创新结核药物评价能力的抗结核药物临床研究平台。2017 年 11 月 30 日课题成功获批，所获得的资源将用于支持抗结核新药的Ⅱa 期试验和 PK/PD 研究；推进成员单位伦理和实验室的国际认证；完善基于临床试验的生物样本库建设，探索生物标记物，以及加强国际交流与合作，培养专业化的人才队伍等重要工作。

2．为进一步提高耐药结核病的治疗成功率、降低其病死率和发病率提供技术支撑。北京胸科医院依托 CTCTC，在“十一五”“十二五”课题基础上，于 2017 年 2 月牵头科技部 2017 年度课题“耐药结核病治疗新方案和新技术的研究及评估”的申请，课题主要内容为对治疗成功的 MDR-TB 患者和免疫制剂辅助治疗涂阴肺结核患者进行随访，获得 MDR-TB 治疗新方案和涂阴肺结核短化方案的中远期疗效；同时扩大 MDR-TB 治疗新方案和免疫辅助治疗涂阴肺结核的研究队列，全面评估其安全性和有效性，并在全国进行推广应用；完成超弹性软管冷冻探针相关研究，构建支气管介入治疗新型冷冻系统。该课题已成功立项，由于经费调减原因，预计 2018 年第一季度正式获批。

3．申请并获批全球洲际结核病生物样本库 RePORT 项目。该项目由美国国立卫生研究院发起的。自 2016 年 8 月起，经 CTCTC 成员单位申请、专家组考核确定了 7 家单位依托现行的“十二五”重大专项课题“初治涂阳肺结核超短程化疗方案研究”患者研究队列，试点开展样本库建设工作。经过前期项目研究方案、实验室操作手册和 CRF 表的制定、研究方案培训、对样本库试点单位现场评估和指导等准备工作，达到了 Report 项目要求。CTCTC

于 2017 年 1 月与美国国立卫生研究院正式签署了谅解备忘录并正式启动了 RePORT-China 项目，成为全球继巴西、南非、印度、印度尼西亚后第五个加入该项目的国家，以 CTCTC 为基础的 RePORT-China 样本库平台正式成立。该项目旨在通过在高负担国家组建合作联盟，开展能力建设，并且按照统一标准收集数据和生物样本，为未来开展生物标记物及其他包括新药、新方案和疫苗研发及评估在内的科学研究打下坚实基础，提高高负担国家开展高质量临床研究的能力，以最终达到消灭结核。项目启动以来，长沙市中心医院和北京胸科医院已开展了 8 例患者纳入和样本收集工作。

4. 发起 2017 年科研项目基金申报活动。为了提高结核病医疗机构临床医生的科研能力，解决结核病诊疗和防治工作中实际存在的问题，促进国家“十三五”结核病防治规划各项措施的落实，CTCTC 与北京结核病诊疗技术创新联盟于 3 月 10 日共同启动了 CTCTC 科研项目基金申报活动，主要支持针对结核病临床和防治领域切实存在的问题所设计的实用性科研项目，项目周期为 1 年。截至 4 月 1 日申报结束，CTCTC 办公室共计收到项目申请意向书 52 份，通过形式审查及两轮专家评审，优选出 8 项科研课题予以资助。为了加强对科研课题的流程管理和科研经费的使用管理，CTCTC 于 8 月 31 日同 8 位课题负责人召开了远程课题进展报告会，定期跟踪和推进课题进展和科研经费的使用。

5. 牵头并组织开展新药贝达喹啉上市后研究。国家食品药品监督管理总局于 2016 年 11 月底批准了贝达喹啉在中国上市。为了确保该药的安全合理使用，并以此为契机探索并建立适合中国国情的抗结核新药引入和保护模式，中盖结核病项目三期支持开展“抗结核新药引入和保护机制”试点项目。CTCTC 从 2016 年 4 月至今开展了一系列项目启动前筹备工作：

（1）针对贝达喹啉引入事宜，CTCTC 从进口药品捐赠、免税、清关整个链条各环节开展了大量工作，预计 2017 年 12 月份贝达喹啉可正式用于各试点医院。

（2）针对项目试点医院的选择，CTCTC 组织开展了经由医院自主申报、专家函审、现场答辩、现场考核等流程，项目专家组最终确定参与该项目首批试点的 5 家医疗机构，第二批 10 家试点单位名单将在 2018 年初确定。

（3）针对项目实施细则，临床中心和 CTCTC 在 2017 年 4 月组织国家级结核病临床、防治、实验室等领域专家共同制定、撰写“新药引入保护和试点”项目实施细则，经过多次专家研讨和修订于 11 月上旬完成终稿。

（4）针对该项目开发并完成信息管理系统测试，即将投入项目使用。

临床中心于 2017 年 11 月 24 日组织召开了“抗结核新药引入和保护机制项目启动暨培训会”。项目首批 5 家试点医院（沈阳市胸科医院、长沙市中心医院、深圳市第三人民医院、郑州市第六人民医院、成都市公共卫生临床医疗中心），以及有望近期参加全球多中心 STREAM 第二阶段临床试验的 4 家医院（北京市胸科医院、上海市肺科医院、天津市海河医院和武汉市肺科医院）作为中国最先使用贝达喹啉的医院，派出了临床、实验室和药剂管理的精英团队，由各单位领导亲自带队，参加了此次启动和培训会，为项目的顺利实施打下基础。

6. 申请全球耐药结核病短程化疗方案临床试验项目。STREAM 研究是全球第一个针对耐多药结核病方案的临床试验，等同于贝达喹啉 III 期临床试验，也是该药品的上市后承诺研究。CTCTC 作为该研究项目在中国的领导合作方，与 FHI360 通力合作，积极与申办方 Union（国际防痨和肺部疾病联盟）和研究组织方 MRC（英国医学研究委员会）沟通协调，申报该项目在中国开展临床试验，并建立了针对该研究项目的组织机构，全力支持北京胸科医院、天津市海河医院，武汉市肺科医院和上海市肺科医院四个研究中心推进伦理审批工作，并与其他合作方一起应对包括药品进口、菌株出口等研究实施中可能面临的挑战，预计该项目2018年可获得批准，这将是中国在全球结核病领域首次加入全球性三期临床试验。

7. 全面支持十二五重大专项课题“初治涂阳肺结核病治疗新方案的研究”质控工作。CTCTC全面支持并参与了“十二五”国家科技重大专项课题—初治涂阳肺结核超短程化疗方案随机多中心临床研究的质量管理工作，包括研究注册、制定质量管理计划、督导和培训质控人员、现场督导反馈和数据管理等，力争与国际接轨。目前，课题组的质控团队在严格按照质量管理计划积极开展现场督导及质控工作。6月19日，CTCTC联合课题组成员共同在国际杂志《BMC Infectious Diseases》上发表了该项临床试验的研究方案。

【开展及参加国内外学术交流活动，提高CTCTC国内及国际影响力】

1. CTCTC开展抗结核药物研发和推广研讨会，与药物研发企业正式展开对话沟通。为梳理抗结核新药研发、推广和使用方面进展和现状，促进企业与CTCTC平台的交流和合作，CTCTC于6月20日邀请大冢制药、西安杨森、GSK、上海复星等从事抗结核新药研发的10余家企业开展了对话与沟通，此次会议以促合作、建机制为目的，旨在建立联盟、企业、医院、研发机构多方合作的多赢局面，加快抗结核新药研发，新方案的建立与推广。

2. CTCTC在洲际结核病前瞻性生物样本库第三届国际会议上汇报中国区项目进展。CTCTC派出RePORT—China项目代表张峣和高静韬在此次会议上分享了RePORT项目在中国的开展和推进情况。该项目旨在通过在高负担国家组建合作联盟，开展能力建设，并且按照统一标准收集数据和生物样本，为未来开展生物标记物及其他包括新药、新方案和疫苗研发及评估在内的科学研究打下坚实基础，提高高负担国家开展高质量临床研究的能力，以最终达到消灭结核。中国的7个项目点均已开展了项目纳入工作，其中2个项目点长沙市中心医院和北京胸科医院已开展了8例患者纳入和样本收集工作。与此同时，RePORT研究项目官方网站也已经开放，中国的主页正在建设中。

3. CTCTC在第48届世界肺部健康大会上成功组织了中国结核病临床试验专场交流。2017年10月12日，CTCTC在墨西哥瓜达拉哈拉举办第48届世界肺部健康大会上成功组织了中国结核病临床试验专场交流，这是继巴塞罗那、开普敦、利物浦之后CTCTC连续第四次举办中国专场，向世界传达中国结核病临床研究所做的努力，所取得的进步。美国结核病临床实验网络、美国家庭健康国际以及美国国立卫生研究院的专家也分别分享了各自开展的临床热点研究进展，以及对未来结核病研究的展望。与会国际专家对中国CTCTC所取得的进展以及未来在科研方面的潜力表示高度关注。

4. CTCTC派代表参加全球首届耐药结核病研讨会并介绍中国项目进展。随着“抗结核新药引入和保护”项目（NDIP项目）即将在中国启动，贝达喹啉作为近半个世纪以来第一个抗结核新药将在不久的将来应用于中国的耐药结核病患者。为了学习其他国家新药引入、使用和推广过程中取得的经验，CTCTC办公室作为NDIP项目的组织方，派出由高孟秋、刘宇红、逄宇和高静韬组成的团队，参加了10月30—31日在南非约翰内斯堡召开的“第一届耐药结核病研讨会”。

5. CTCTC组织召开新药德拉马尼上市后专家研讨会。为保证德拉马尼上市后用药规范性及安全性，充分发挥新药在耐药结核病治疗中的作用。2017年11月9日，CTCTC组织召开抗结核新药德拉马尼临床使用专家研讨会。来自北京胸科医院、中国疾控中心结核病预防控制中心、上海肺科医院、苏州五院、杭州市红会医院等十几家结核病诊疗和防治机构的二十余位专家以及浙江大冢制药有限公司的代表参加了本次会议。德拉马尼作为继贝达喹啉之后的又一抗结核新药其特性已经被临床专家所熟知，其问世为结核治疗提供了新的思路，这正是推进结核病新药研究的黄金时期，CTCTC 有责任作为新药推广的急先锋，建立药物研究的新机制。

【2017 年国家卫计委科技重大专项课题】

1. 国家卫计委“十二五”重大专项课题“耐药结核病治疗的研究”，开展结题后数据整理和文章撰写工作。

2. 国家卫计委“十三五”重大专项课题“耐药结核病治疗新方案和新技术的研究及评估”开展课题申报和预算调整申诉工作。

【2017 年中盖结核病项目工作进展】

1. 完成项目地区临床诊疗质控工作网络构建，以探索结核病定点医疗机构临床质量评估和质量控制机制。2017 年 11 月 4 日，临床中心在京举办了结核病临床诊疗质量控制和防治能力建设两个试点项目的启动暨培训会。来自三个中盖项目省份及其 9 个试点地市领导专家约 40 人参加会议。会上分别对两个试点项目的具体内容、实施步骤、要求进行了培训和讨论，并针对该项目中常规收集的临床诊疗质量核心指标和定期进行外部现场质控考核的指标进行了详细解读和培训，并就下步逐级开展质量控制和考核活动进行了安排。

组织专家召开了 5 次会议制定并下发《结核病定点医疗机构临床诊疗质量控制和考核试点项目实施细则》，指导各地试点项目实施。目前从国家级到地市、县区级的临床质控网络已完成构建，各地质控中心或质控小组将按照临床中心制定并下发的实施细则开展质控工作。

2. 项目地区利用基于远程培训平台和在线培训课程等互联网技术的新型培训模式开展结核病防治能力建设活动，以探索适宜在全国推广的结核病能力建设、专业人员培训的模式。撰写完成了《结核病防治能力建设新模式试点工作实施方案》和《结核病防治能力建设新模式试点项目实施细则》，并于 2017 年 7 月和 11 月下发至项目地区，指导各地试点项目的实施。2017 年 11 月 4 日，在京召开启动暨培训会。会上分别对两个试点项目的具体内容、实施步骤、要求进行了培训。

试点项目国家级、省级、地市级及县区级的远程中心四级网络搭建完成：国家级结核病远程医疗及咨询平台已完成软硬件升级，为三个项目省远程中心开通了管理账户。从国家级到省、地市、县区级的远程中心将按照临床中心制定并下发的实施细则分层级、有组织、有计划地定期开展培训、咨询和会诊等远程活动。2017 年 12 月 4 日，临床中心开展了中盖项目能力建设第一次远程活动，来自三个项目省、6 个地市试点及其下辖所有县区的领导专家约 50 人参加活动。

3. 建立抗结核新药的引入和保护机制，以探索在中国正确引入和合理使用抗结核新药的政策机制。经由各医院自主申报、专家函审、现场答辩、现场考核等流程，临床中心邀请盖茨基金会、杨森公司、结控中心及 FHI360 等专家召开新药引入和保护试点机构遴选研讨会，确定了首批进行试点的 5 家医院，包括成都市公共卫生临床医疗中心、沈阳市胸科医院、长沙市中心医院、郑州市第六人民医院和深圳市第三人民医院。制定并下发《抗结核新药引入和保护项目实施细则》并将于12月下发至项目单位。

贝达喹啉捐赠药品引入事宜：经过临床中心同合作伙伴中国初级卫生保健基金会及杨森公司的相互配合和努力，完成了该药全球捐赠项目的申请并获批、药品的免税和清关，并获得了药品检验绿色通道，预计12月中下旬贝达喹啉可正式用于各试点医院。

开发完成《新药引入和保护信息管理系统》：在11月完成了试点单位系统内部测试。该系统可实现从患者纳入、治疗至随访全程进行动态记录和跟踪，有助于责任医生直观掌握纳入项目的患者临床表现、实验室检查的动态趋势变化，便于及早发现和处理治疗中出现的不良事件或不良转归。同时该系统可实现对患者服药督导和随访提醒及管理，有助于提高和改善试点单位耐多药患者的治疗管理能力。

召开项目启动暨培训会：11月24—25日，临床中心在成都举办了抗结核新药引入和保护机制项目启动暨培训会，结核病防治临床中心李亮副主任、盖茨基金会北京办事处高级项目官员桓世彤、杨森全球结核病医学事务总监Chriaspin Kambill、美国家庭健康国际张峣主任，以及入选为该项目首批试点的5家医院和即将参加全球多中心STREAM二期临床试验的4家医院的院领导、临床主任、项目负责医生、实验室及药房负责人等约60人参加了此次启动和培训会。对首批5家试点医院开展了该项目管理培训和专业技术培训，各试点单位均在国家级培训结束后2周内完成了各医院内部项目参与人员的二次培训，确保将项目内容、流程和要求充分落实，并做好院内分工协调及组织筹备工作。

4. 探索在新型结核病防治服务体系下的抗结核药品集中招标采购模式。制定并完成了抗结核病药品集中招标采购方法和试点方案，将在北京市卫计委支持下启动试点，首批参与联合招标的单位包括首都医科大学附属北京胸科医院、河北省胸科医院、天津市海河医院、石家庄第五医院、唐山市第四医院和张家口市肺科医院，拟采购的品种包括异烟肼、利福平、吡嗪酰胺、乙胺丁醇、对氨基水杨酸钠、环丝氨酸、卷曲霉素、丙硫异烟胺。

抗结核药品联合采购实施申请报告已于10月正式上报给北京市卫计委，持续跟进北京市卫计委药械处相关负责人对京津冀三地药品联合采购工作的协调工作进展。

10月20日和11月8日，临床中心分别组织参与此次抗结核药品联合采购试点工作的6家试点医院相关负责人对沈阳红旗制药有限公司、北京中新药业股份有限公司进行现场调研，针对抗结核药品质量、供应保障和药品价格方面进行了深入交流。

5. 开发中国结核病患者关怀标准及其简易读本。以“国际结核病关怀标准（ISTC）”基本原则为基础，结合我国结核病防治服务体系的特点以及国家结核病防治规划的具体要求，制定了适合我国国情的《中国结核病关怀标准（CSTC）》，于2月份完成了初稿撰写，后经过专家多次讨论、修订和函审，目前已根据最新版《规范》进行了校正，待《规范》发布后完成最终版本。

【复治肺结核高剂量新方案验证和随访】 课题于2013年获批经费333.02万元，于2013年5月1日在全国25家结核病防治机构实施，截至2016年2月，共纳入病例808例，排除部分不合格病例，“十二五”期间共完成选例615例，试验组治疗成功率85.8%，对照组治疗成功率79.5%，治疗成功率提高了6.3%。此外“十一五”复治子课题完成随访397例。目前相关数据的详细分析工作正在进行中。

【国家科技重大专项“初治涂阳肺结核病化疗新方案的研究”课题】

1. 成立课题督导小组：为保证课题质量，成立由李亮院长和唐神结主任总负责，刘宇红主任、高孟秋主任、杜建主任、张峣主任全程管理的课题督导小组。课题质控人员对各合作单位进行不定期现场督导检查，在督导完成后撰写督导报告反馈至被督导单位，请被督导单位在限期内就其中的问题和不足进行整改，并将整改结果反馈给督导组。2017 年共督导 24 次，涉及 24 家合作单位，同时针对患者纳入速度较慢、科研经验缺乏、网上录入信息比较滞后的单位进行针对性的培训、督导和远程视频沟通。

2. 每月展开一次院内例会：为推进课题进展，保证课题质量，课题前期基本每月展开一次院内例会。会上督导成员汇报课题督导情况，讨论出现的问题，把握课题前进的大方向。2017 年度共召开 9 次院内例会。

3. 每月一次远程视频会议：为各合作单位开通了远程医疗系统。课题前期尽量保持每月一次远程视频会议，要求各合作单位主管院长、课题负责人、实验室人员及课题参与人员参会，会上总结课题进展和存在的不足，分享临床患者管理经验，讨论本课题实施过程出现的技术问题，并部署下一步工作。2017 年度共召开 7 次远程视频会议。

4. 建立病例信息数据库：由组长单位（首都医科大学附属北京胸科医院）出资开发课题病例纳入期间患者信息表的电子信息采集系统，建立病例信息数据库并设施多级数据审核机制，实现了患者信息数据的实时录入、审核、反馈，确保患者信息的完整性和真实性。每周督促审核人员，坚持每天和各合作单位的信息录入员沟通。

5. 调整经费预算：以课题经费预算书为根本，结合课题进展情况，对预算内的合作单位进行拨款。为保质、保量按时完成课题，组长单位（首都医科大学附属北京胸科医院）的课题核心组成员认真学习国家关于重大专项课题财务管理规定，讨论合作单位及经费预算调整的必要性和紧急性，积极准备各种必须材料，慎重向国家重大专项办公室提交申请需增加部分课题合作单位和调整经费预算的申请。

6. 利用结核医生、结核助手手机 APP，服务于医生和患者：为患者和医生的沟通构筑一座桥梁，方便治疗期间医患间随时交流。通过手机 APP 医生还可以督导患者按时服药，实现远程督导患者、管理患者的模式。

7. 建立了课题微信交流群，搭建课题交流平台：方便各单位之间相互交流。牵头单位的课题负责专家实时在线解决课题成员在课题实施过程的出现的疑问。

【实施“中华医学会结核病学分会—礼来耐药结核病 III 期项目”】

1. 对 2015—2016 年度人员培训效果进行电话评估。为了保证项目的合理实施，评估项目培训情况，按照项目组工作计划，于 2017 年 7 月 20—25 日对 2015—2016 年度全国各省市参加项目培训的学员进行了电话调查访问，评估培训效果，参训学员们都积极参与，评估顺利结束。

2. 宁夏回族自治区第四人民医院是“礼来耐药结核病Ⅲ期”项目中六个“全国示范合作中心”之一，受宁夏回族自治区第四人民医院委托，由中国疾病预防控制中心结核病防治临床中心 / 北京结核病诊疗技术创新联盟承办的宁夏全区结核病规范化诊疗培训班于 2017 年 8 月 7—12 日在首都医科大学北京胸科医院教学楼成功举办。培训涵盖结核病诊疗进展，肺结核病诊断及鉴别诊断，规范化诊疗十三五规划、结核病感染控制等多方面。内容丰富，师资雄厚；来自宁夏各地市结核病领域同仁们提供了良好的学习、沟通交流的平台，提高了规范化诊疗水平，达到良好的效果。

3. 各合作示范中心内部培训工作。在“中华医学会结核病学分会—礼来耐药结核病Ⅲ

期项目”的支持下，在六个省的省级结核病定点医院建立了“全国耐药结核病示范中心”，各中心积极开展面向全省及周边省份的临床、影像、实验室、防治及护理等方面的培训，使全国各地结核病定点医疗机构医务人员受益。

4. 制定了耐药结核病护理标准化培训教材。经过 2 次稿件校对，已将稿件交于出版社，预计将于今年年底正式出版。

5. 国际交流。2017 年 10 月 11—15 日，支持项目办 1 人赴墨西哥瓜达拉哈拉参加第 48 届国际肺部健康大会。

【中华医学会结核病学分会—礼来项目《结核病合并糖尿病诊疗指南》编写】 肺结核与糖尿病关系密切，两病合并在一起近年来呈显著上升趋势。二者并存，其临床表现与单纯糖尿病或单纯肺结核不同，诊断及治疗的难度更大，故结核病合并糖尿病已成为一个值得注意的重要问题。为此，中华医学会结核病学分会、中国疾病预防控制中心结核病防治临床中心通过礼来基金会申请开展了制定结核病合并糖尿病临床治疗指南项目，并在 4 家医疗机构进行评估。项目依托中华医学会结核病学分会及糖尿病学分会两分会雄厚的专家资源以及权威地位，制定出可操作性强的临床技术指南，为临床医生诊疗工作提供帮助。同时也将在在 WHO 以及 Union 的帮助下，将项目成果向国际推广。截至目前，大部分内容已撰写完成，有待进一步召开专家会讨论并对初稿进行修改审定。

（刘宇红）

鼠疫布氏菌病预防控制基地

【生物安全三级实验室建设项目进展】 生物安全三级实验室土建工程和装饰装修工程已经完工，土建、消防等已通过相关部门验收，环保、安监等验收工作正在积极办理中。对生物安全管理相关文件进行了多次修改和完善，现正准备进行认证认可的申报工作。菌库改造已完成图纸设计，拟近期争取资金进行改造。

【鼠疫防治】

1．疫情。2017 年全国（不包括台、港、澳）共计发生 1 起人间鼠疫疫情，发病 1 人，死亡 1 人。其中，12 月 12 日，甘肃省肃北县发生一起人间鼠疫疫情，发病 1 人，死亡 1 人。全国累计在云南、甘肃、西藏、青海、内蒙古、四川、新疆、河北 8 省（区）及新疆生产建设兵团的齐氏姬鼠—大绒鼠、黄胸鼠、喜马拉雅旱獭、长爪沙鼠、灰旱獭—长尾黄鼠、长尾旱獭、青海田鼠、大沙鼠 8 种疫源地的 43 个县发生动物鼠疫疫情，分离鼠疫菌 122 株（动物 91 株，媒介 31 株），血清学阳性材料 167 份，RIHA 阳性材料 28 份。另在浙江省义乌市、东阳市各检出 1 份血清学阳性材料。

2．疫情监测。完成了 2017 年度全国鼠疫监测资料的汇总和工作总结；结合督导检查和各监测点监测总结情况，按照考核方案的要求，对 42 个鼠疫国家级监测点进行了 2016 年度监测工作考核。协助中国疾病预防控制中心在昆明举办了“全国鼠疫监测会议”“全国鼠疫防治工作会议”，完成了起草会议材料、现场会务等工作。

3．疫情处理。10 月份，派出 2 名专家赴内蒙古化德县和河北康保疫情现场指导处置动物疫情。11 月，我国援马达加斯加医疗队和专家组报告，我国一名与疑似肺鼠疫病例的密切接触者由马国返回合肥市。国家卫生计生委卫生应急办公室紧急调派徐成主任赴安徽省指导协助开展该密切接触者相关调查处置工作。用 2 天的时间，完成对密接人员的调查和样本检测，排除了有继发感染鼠疫的可能性，并对后期该人员的健康隔离提出了专家意见。12 月，派专家深入到发生人间鼠疫疫情的甘肃省肃北县，指导当地疫情处理工作。

4．防治督导。由国家卫计委应急办公室组织，分别对四川、西藏、新疆、甘肃、内蒙古等省区鼠疫防治工作进行督导；对辽宁建平、福建南安、内蒙古四子王旗等国家级鼠疫监测点进行了督导检查。

5．网络直报。对全国鼠疫网络直报工作进行日常管理，及时掌握全国疫情信息。全年发布“全国鼠疫疫情监测月报”9 期。

6．血清学检验质量控制。对全国 42 个国家级鼠疫监测点开展了鼠疫血清学质控，结果全部合格；对全国 24 个省（区）级疾控中心开展了鼠疫血清学质控，结果全部合格。

7．“一带一路”项目工作。国家卫生计生委委托项目《内地与“一带一路”战略实施相关的重点地区和其他鼠疫疫源不明地区的鼠疫疫源性调查研究》年内完成 2 个阶段现场调查，目前已经完成项目总结工作。项目总结报告、《内地与“一带一路”战略实施相关的重点地区和其他鼠疫疫源不明地区的鼠疫疫源性调查方案》模板、《四川省攀枝花地区鼠疫自然疫源性调查报告》和《四川省攀枝花地区鼠疫风险评估报告》已经上报国家卫生计生委。

8．援外工作。自 8 月份马达加斯加鼠疫疫情爆发后，引起世界各国家的重视，国家卫生计生委、中国疾病预防控制中心指示鼠布基地对马达加斯加此次疫情进行风险评估。10月3日正值国庆假日，我单位及时建立“鼠布基地—马达加斯加鼠疫疫情讨论”微信群。10月7日组织召开研讨会议，从多方面收集整理关于马达加斯加鼠疫流行情况，并多次参加中国疾病预防控制中心组织召开的电话会议。10月8日完成“2017年马达加斯加鼠疫风险分析的报告”，并呈报中国疾病预防控制中心。

按照国家卫生计生委指示，我基地分别于10月27日和12月6日，派出2名专家参加中国疾控中心组织的专家组赴马达加斯加援助当地鼠疫防控工作。这是建国以来我国鼠疫防控体系第一次派出的援外专家组。为推进习近平总书记倡导的人类命运共同体方略实施，促进我国公共卫生援外工作发挥了重要作用。

【布氏菌病防治】

1. 全国疫情。2017年全国布病报告病例40 042例，发病率为2.90/10万，比2016年（49 314例）下降18.80%。病例分布在全国30个省（区、市）的2271个县（市、区）。发病数排在前5位的省份分别为内蒙古（7744例）、新疆（6146例）、黑龙江省（4376例）、山东省（3229例）、山西省（3162例）。

2. 监测工作。完成了2016年度全国布病监测资料的汇总和工作总结。结合督导检查和各监测点监测总结情况，按照考核方案的要求，对95个布病国家级监测点进行了2016年度监测工作考核。

3. 督导检查。3月，对内蒙古呼伦贝尔市、牙克石市及扎兰屯市的布病治疗情况进行了调研工作，调查了解当地对布病治疗采取的方法、效果，借以与我们对布病治疗方法进行疗效的比较。8月，开展重庆市三峡库区布病疫情调研工作。10月，对山西省国家级监测点进行督导检查和指导。

4. 指导疫区处理。指导海南省和吉林大学布病突发公共卫生事件处置。专家组开展了疫情研判和深入现场指导疫区现场处置、疫情调查、病例治疗工作，有效的控制了疫情的扩散和传播。

5. 文件起草。主持国家卫计委组织编写的《全国布鲁氏菌病监测工作指南》《布鲁氏菌病疫情处置工作指南》《布鲁氏菌病健康教育和健康促进工作指南》《布鲁氏菌病病例管理工作指南》，参与编写《布鲁氏菌病实验室检测工作指南》。

6. 承办了国家卫计委主办的《全国重点传染病防控研讨会》。作为组长单位组织了评价《布病诊断标准评价》的工作。

【参加会议】 派员分别参加了“国家卫生计生委专家会议”“鼠疫专业词典修订会议”“中国疾病预防控制中心信息中心项目会议”“中华预防医学会媒介生物控制委员会换届会议”“哈尔滨地铁建设卫生学评价会议”“布病防控工作研讨会”“人间布鲁氏菌病防控工作研讨会”“中央转移支付项目工作指南编写会”等会议。

【教育培训】 5月，接收了四川省甘孜州疾控中心2名鼠疫检验人员和3名布病检验人员的为期7天的进修学习。

10月26—27日和11月9—10日分别在太原市和乌鲁木齐市承办国家卫计委疾控局主办的“全国布病防控工作培训班”。来自全国31个省（市、自治区）和新疆生产建设兵团的140余名省（市、自治区）、地市、县（市、区）专业人员参加了此次培训。

12月19—22日在海南省举办了“2017年全国鼠疫信息技术培训班”。来自北京、甘肃、西藏等24省区和新疆生产建设兵团的省级网络直报管理员50余人参加了培训。

【科研管理】“鼠疫菌EV76株基因组BAC文库的构建及鉴定”课题，在吉林省白城市科技局立项，目前完成了文献的检索和整理，细菌的培养，完成并获得高纯度、完整性好的鼠疫菌EV76株全基因组。申报的“鼠疫耶尔森菌菌壳疫苗的研制”项目，在吉林省卫生计生委立项。科研课题《多重荧光定量PCR检测鼠疫菌方法建立与应用效果评价》申报了吉林省公共卫生科技奖。《中西医结合治疗急性脑梗死的临床效果研究》课题获得白城市科学技术进步二等奖。

【荣誉表彰】 从显斌常务副主任获“第八届国家卫生计生突出贡献中青年专家”荣誉称号。

王大力副主任获人力资源和社会保障部、国家卫生计生委授予的“全国卫生计生系统先进工作者”荣誉称号。

邵奎东副主任和地方病性氟、砷中毒研究室张海涛副主任获中国疾病预防控制中心地方病控制中心授予的“地方病防治研究优秀中青年专家”荣誉称号。

宋静宇副主任获“吉林省卫计委优秀党务工作者”荣誉称号。

邵奎东副主任获白城市“五一”劳动奖章。

（李猛）

儿少中心

【工作概况】 儿少/学校卫生中心2017年度共有教职工19人。其中，教授/研究员4人，副教授/副研究员7人，讲师1人，助理研究员1人，技术人员6人；博士12人，硕士1人；博士生导师2人、硕士生导师10人。

儿少/学校卫生中心承担北京大学教学工作。2017年在读研究生38名，包括硕士28人博士10人。共承担16门北京大学医学部本科生和研究生的理论教学，同时承担新生导师、本科生毕业生产实习、临床医学专业社区实践课、PBL教学等工作。开设课程包括《儿童少年卫生学》《成年期常见疾病的早期预防》《生活技能教育与心理健康促进》《儿童青少年营养与饮食行为》《青少年行为发展与健康》《青少年生活技能教育研究与实践》《学校卫生与健康促进》《青春期发育与健康》《高级儿少卫生》《儿童青少年伤害预防与干预》《艾滋病预防与控制》《高级营养研究设计》《公共卫生实施性研究》等。

儿少/学校卫生中心自成立以来一直承担全国性儿童青少年卫生与学校卫生相关的政策法规起草、科学研究、技术指导、业务咨询及专业技术人员培训等任务。主要研究方向为学龄儿童和青少年健康、生长发育及其影响因素；学校卫生管理和政策研究；学生常见病预防、学校艾滋病教育、学校健康教育与健康促进、学校卫生标准等。所在学科点为“儿少卫生与妇幼保健学”，为国家重点（培育）学科（2007年确定）和北京市重点学科（2008年确定）。

2017年继续承担全国学生体质健康监测中心、教育部预防艾滋病学校健康教育培训基地，以及国家卫生标准委员会学校卫生专业委员会秘书处工作，新增学生常见病及健康危险行为监测和学校教学和生活设施卫生管理监测工作。2017年度新中标项目19项，总经费614.6万元人民币，资助来源包括国家自然科学基金委、教育部、卫计委、联合国儿童基金会、企业资金等多种渠道。如国家自然科学基金委项目《不同青春发动时相青少年血压变化特点及其性激素对血压调节作用的研究》《大学生HIV感染者社交网络传播特征及大众意见领袖（POL）防控模式研究》《塑化剂暴露与儿童性别角色发展关联的前瞻性队列研究》《全球慢性病合作联盟（GACD）心理卫生需求应用开发研讨会》、国家卫生和计划生育委员会项目《2016年学生常见病及健康危险因素监测数据整理分析和质量控制》《2017年学生常见病及健康危险因素监测》《第六次国家卫生服务调查青少年模块设计和预调查项目》《国家卫生标准委员会学校卫生专业委员会2017年度学校卫生标准实施评估试点工作》、中国疾病预防控制中心项目《公共卫生标准研究制定—学校卫生》《中国法定传染病和突发公共卫生事件学生报告分析》、教育部项目《地方教育行政部门学校卫生管理人员培训》《农村学校水、环境卫生项目中期评估》《全国青少年健康知识网上有奖问答活动》《高校医院院长管理培训》，达能营养中心膳食营养研究与宣教基金项目《母乳中叶黄素/玉米黄素含量及其对婴幼儿视觉发育的影响研究》、国家体育总局项目《学生健身指导新技术包的整合与实证研究》、联合国儿童基金会项目《教育与儿童发展》，以及其他横向合作项目《光生物教学专业灯照明对视觉舒适度和疲劳度的影响》《学校健康促进政策性文件制定项目文献检索及综述》等。

2017年儿少/学校卫生中心共发表论文75篇，包括英文SCI期刊论文15篇，中文核心期刊论文 60 篇。出版专业著作 3 部。主办国际学术会议 1 次《中国—加拿大全球慢性病合作联盟精神健康合作研讨会》，主办国内学术会议及培训班 12 次，分别为《联合国儿基会学校卫生管理培训班》、《全国学校卫生管理培训班》《全国保健所所长研讨会》《乌鲁木齐市学校卫生管理工作及实践指导培训班》《教育部地方行政部门学校卫生管理人员培训班》《教育部高校校医院院长管理培训班》《2017 年全国学校卫生监督学术交流会》《中华预防医学会儿少卫生分会学术年会》《“一带一路”青少年全球健康联盟筹备会议暨中国儿童青少年健康与发展研讨会》等。

【开展不同青春发动时相青少年血压变化的大型队列研究】 该项目 2016 年 8 月正式获得国家自然科学基金批准，马军教授为项目负责人。2017 年完成了 5000 人的现场体检资料的收集，并进行了第一次随访研究。已经发表会议论文 1 篇，英文 SCI 论文 1 篇。该研究将为我国儿童青少年高血压的筛查提供循证依据。

【制订健康学校标准并开展试点工作】 受国家卫计委、教育部、联合国儿基会委托，儿少 / 学校卫生中心 2017 年起草制订了《健康学校建设规范》，并在各大部委及各省市广泛征求意见，将由卫计委联合多部门正式发布。健康学校标准的制订具有重要意义。健康学校是健康城市建设的子工程，健康城市规范中明确规定，30% 的学校达到健康学校标准才能申请健康城市。

【参与研制《普通高等学校健康教育指导纲要》】 为贯彻落实《“健康中国 2030”规划纲要》对学校健康教育提出的工作要求，加强高校健康教育，提高高校学生健康素养和体质健康水平，国家教育部于 2017 年 6 月正式颁布实施《普通高等学校健康教育指导纲要》。余小鸣教授作为主要研制者之一，主持了该政策研制的前期调研（调研涉及全国 22 个省市，近 100 所大学的高校教师、学生），并参与了政策文本的撰写和修改。该政策与《中小学健康教育指导纲要》的先后颁布表明我国已经构建形成了相互衔接的从义务教育到高等教育各教育阶段的学校健康教育体系。

【开展全球学校性教育政策的跨国际研究】 受联合国人口基金会（UNFPA）的委托，以及教育部体卫艺司的要求，余小鸣教授主持开展了“国际学校性教育政策的比较研究”。该研究共收集了来自美国、加拿大、英国、芬兰、澳大利亚、新西兰、泰国、菲律宾、肯尼亚等 9 个国家和 5 个国际组织的 34 份涉及学校性教育 / 健康教育相关政策，围绕政策构成的基本要素，对其目标、策略、内容领域、有效路径等多层次地、多角度地进行了全面地分析比较，并将完成的政策研究报告，呈交教育部相关部门，为进一步推进我国学校健康教育，包括性教育的政策发展及有效实施提供建议。

【创新发展高校学校健康教育优质教学资源】 为了向学生提供更为便捷的健康教育学习平台，扩大覆盖面，提升教育效果。余小鸣教授及其团队主编完成了“健康与成才——大学生健康教育”网络在线课程制作，该课程已经在“中国大学 MOOC 网”和“智慧职教平台”同步上线，有效地解决了部分高校大学生健康教育课程学时和师资不足的问题，切实满足学生对健康的多元化需求，对提高大学生健康教育教学质量和学生健康素养发挥了积极作用。另外，由教育部和卫生计生委联合策划开设“艾滋病、性与健康”MOOC 的课程，余小鸣教授、马迎华教授参与了课程的筹备、组织等工作，余小鸣教授并承担了“两性交往与生殖健康”一章专题的主讲，马迎华教授承担了“课程介绍”一章主讲。2016 年 9 月 1 日正式运行，艾滋病课程选课学校从 2017 年春季学期 100 所增加到秋季学期的 217 所，于 2017 年获得首批国家精品在线课程。

【完成学校健康政策检索和综述】 受中国健康教育中心委托，对1990年以来学校健康相关政策进行检索和综述，并完成综述报告。本次检索发现，自1990年1月始至2017年10月的27年间，国家级相关部委颁布学校健康政策150余条，从政策颁布的数量上看，传染病防控和学校公共卫生事件应急处理得到充分重视，发文最多。学校体育工作逐步得到重视和发展。从政策颁布的内容上看，学校健康教育政策随着时代变迁不断发展和完善。本次检索还比较了各省学校健康政策颁布数量，发现各省之间存在极大差异。

【2017年中国儿童青少年健康与发展研讨会在北京成功召开】 2017年7月19—20日，“一带一路”青少年全球健康联盟筹备会议暨中国儿童青少年健康与发展研讨会在北京隆重举行。研讨会由北京大学儿童青少年卫生研究所、中华预防医学会儿少卫生分会、中国健康促进与教育协会学校分会和中国优生优育协会儿童少年教育工作委员会主办，全国各大专院校、研究所、疾病预防控制中心、中小学卫生保健所210余名相关专家和学校卫生工作者参加会议。本次研讨会是一次儿童青少年健康的学术交流盛会，对贯彻习近平总书记关于重视青少年儿童健康的讲话精神、响应世界卫生组织和联合国儿童基金会等国际组织高度关注青少年健康的号召具有重要意义，对落实科技合作和人才交流、促进青少年全球健康合作起到了积极的推动作用。

【中华预防医学会第五届年会分会场暨2017年全国儿童青少年健康论坛】 2017年11月19日，由中华预防医学会儿少卫生分会主办，北京大学儿童青少年卫生研究所承办的2017年全国儿童青少年健康论坛在北京会议中心成功举办。全国各大专院校、研究所、疾病预防控制中心、中小学卫生保健所100余名相关专家和学校卫生工作者参加会议。本次论坛的召开，促进了儿少卫生学科的科学探索和工作交流，共同探讨了应对儿童青少年主要健康问题的策略和干预措施，为进一步提高学科创新能力和促进儿童青少年健康打下坚实基础。

【2017年全国学校卫生监督学术交流会在西安召开】 由中国卫生监督协会学校卫生专业委员会主办，北京大学儿童青少年卫生研究所承办的“2017年全国学校卫生监督学术交流会”，于2017年11月10—11日在西安成功召开，共有国家卫生计生委相关领导、中国监督协会领导、学校卫生委员会主任委员、常务委员、委员及候选委员等100余位代表参加了本次学术交流会。与会专家围绕学校卫生监督年度重点工作、学校饮用水校医院卫生监督等方面开展专题讲座，同时进行了各地区学校卫生监督工作模式专题报告，充分达到了学习交流的预期效果，为提高学校卫生监督的整体水平、提升基层学校卫生监督骨干的监管能力起到了极大的推动作用。会议受到了与会代表的一致好评，取得圆满成功。

【地方教育行政部门学校卫生管理人员培训班在北京圆满结束】 为贯彻落实习总书记在全国卫生与健康大会的讲话精神和《“健康中国2030”规划纲要》，确保国家对学校卫生改革发展要求落地、落实、落小，北京大学儿童青少年卫生研究所受教育部体卫艺司委托，按照《学校卫生人员培训规划2017—2020年》要求，于2017年11月19—24日举办了“地方教育行政部门学校卫生管理人员培训”，来自北京等25省的52名学校卫生管理人员参加了培训。教育部体卫艺司廖文科巡视员、教育部体卫艺司张芯处长，中国疾病预防控制中心梁晓峰主任、教育部基础教育司原司长郑增仪、中华预防医学会杨维中会长，国家食品药品监管总局张兰兰处长，北京大学儿少所所长马军教授、副所长马迎华教授，在培训班上为学员授课，内容包括学校传染病及突发公共卫生事件防控，慢性非传染性疾病挑战与防控、学校安全工作、食品安全与学校食堂安全管理、学校健康教育与健康促进等方面。培训期间，教育部体艺卫司徐司长、樊泽民副调研员、刘立京等召开了学校卫生与健康教育工作系列座谈会。与会人员一致认为，当前学校卫生与健康工作还存在发展不充分不均衡的问题，要倡导学校进一步增强责任感、加强科普与教育工作、完善并执行各项制度与工作规范、增强信息沟通意识，完善公共卫生事件信息报送机制。

【开展全国学生常见病及健康危险因素监测工作】 中国疾病预防控制中心儿少／学校卫生中心在卫计委疾控局环境卫生处领导下，在全国30省、自治区、直辖市和新疆建设兵团（西藏未参加）开展了“2017年学生常见病及健康危险因素监测工作”。本次监测覆盖全国91个城市212个区县1057所学校小学高年级、初中、高中和大学的253 430名学生。该监测对危害全国大中小学生主要健康问题，如视力低下、龋齿和肥胖等流行情况和特点、主要行为危险因素、学校卫生设施和教学环境卫生中存在的问题以及卫生部门和学校开展的学校卫生工作进行了调查。目前监测数据正处于整理和分析阶段。监测结果将有利于明确学生健康及学校卫生工作中的存在问题，对今后政策制定给予数据支持。

【参与撰写《2016年中国传染病监测报告》】 《2016年中国传染病监测报告》第六章全国学校传染病发病、死亡分析报告，由儿少／学校卫生中心星一副教授主要负责完成。根据《疾病监测信息报告管理系统》中人群类型为学生的传染病个案信息以及《突发公共卫生事件报告管理信息系统》中事件发生地为学校的事件信息撰写本报告。数据显示：2016年，在学生群体中（6～22岁）甲乙类传染病中报告发病数居前5位的病种依次为肺结核、猩红热、痢疾、乙肝、HIV/AIDS；报告死亡前5位传染病分别为HIV/AIDS、狂犬病、肺结核、乙脑、流脑。丙类传染病报告发病数居前5位病种依次为流行性腮腺炎、手足口病、流行性感冒、其他感染性腹泻病和急性出血性结膜炎。大学生报告发病率和死亡率最高。2016年全国共报告学校突发公共卫生事件853起，占全国突发事件报告总数的69.63%；其中乡小学和幼托机构报告事件及报告病例数最多，报告事件以传染病为主。因此，卫生部门应配合教育部门，加强卫生部门技术指导和监督功能，强化学校对传染病和突发公共卫生事件防控工作。

【参加第11届全球青少年健康大会】 2017年10月26—30日，马军教授与余小鸣教授赴印度新德里参加国际青少年健康协会第11届全球青少年健康大会。余小鸣教授作为该届国际青少年健康科学委员会委员，主持“SRH & School Intervention”平行会议，并作“Injury Features and Relevant Individual Factors among Adolescents in China”报告交流分享。

【参加全国健康促进工作大会】 2017年4月12—13日，由国家卫生计生委在山东济宁召开“全国健康促进工作大会暨2017年健康中国行宣传活动启动会”，会议设有全体会议和“学校健康促进”“健康科普”“全民健身”“健康传播”“媒体传播”5个平行会议。余小鸣教授作为特邀嘉宾主持“学校健康促进平行会议”，并作主旨报告：“学校卫生与健康促进”。

【参加第13届全国学生运动会科学论文报告会】 由教育部、国家体育总局、共青团中央共同主办的第13届全国学生运动会科学报告会2017年9月在杭州召开，余小鸣教授作为大会科学委员会委员，参加该届科学报告会论文的评选和论文报告会，并主持“第四分会场—体育与健康教育”主题平行会议。

【第三届高校校医院院长培训班成功在京举办】 为贯彻落实中共中央、国务院《“健康中国2030”规划纲要》，加强高等学校校医院管理工作及其质量，不断满足高校广大师生日益增长的卫生保健需求，受教育部体卫艺司委托，北京大学儿童青少年卫生研究所于2017年11月25—29日在北京大学医学部举办了“2017年高校校医院院长管理培训班”。来自全国24个省市的51名高校校医院负责人参加了这次培训。原教育部体卫艺司的廖文科巡视员，张芯处长，国家卫生计生委基层卫生司刘利群副巡视员，中国疾病预防与控制中心结核病防治患者关怀部主任周林研究员，中国疾病预防控制中心流行病学首席专家吴尊友研究员，北京大学儿童青少年卫生研究所余小鸣教授，高等教育出版社高职事业部基础分社曹京华社长等，围绕“健康中国2030与学校卫生的相关要求”“高校健康教育指导纲要解读”“提升基层医疗卫生服务能力，落实分级诊疗制度”“结核病流行特征与防治策略”“青年学生艾滋病流行形势与防治重点及挑战”“学校健康教育理论与实践”“信息技术与大学生健康教育的深度融合”等主题为培训人员提供了相关的专业培训。培训班期间，教育部体育卫生处樊泽民副处长特别召开了高校校医院院长座谈会，围绕更好地推动高校的卫生和健康工作征求意见。参加培训的学员纷纷表示培训班提供了一个很好的学习机会，更好地认识和理解了国家的相关政策和形势，拓展了思路，开阔了视野，切实有助于未来更好地提升高校医疗卫生和健康促进工作。

【参加“ACCPH（澳大利亚—中国公共健康中心）Research Forum”】 陈晶琦教授参加澳大利亚—中国公共健康中心研究论坛，并作大会发言，题目是：儿童情感忽视体验与健康危险行为之间关联研究。

【中国—加拿大全球慢性病合作联盟精神健康合作研讨会召开】 2017年2月21—22日，由国家自然科学基金委员会和加拿大卫生研究院主办，北京大学儿童青少年卫生研究所/中国疾病预防控制中心学校卫生中心承办的中国—加拿大全球慢性病合作联盟精神健康合作研讨会在北京人卫酒店召开。会议邀请中加两国精神健康领域的有关专家，对双方共同关心的精神健康议题开展有关合作研究范围确定和关键议题的讨论。国内著名医院和重点大学的专家学者29名、加拿大卫生研究院和著名大学的专家等23名参加了会议。研讨会不仅为未来中加精神健康领域合作提供了重要的对话平台，更奠定了双方科学研究合作的基调和话语体系。

【建立生长发育队列生物样本库智能管理系统和生长发育评价实验室】 2017年儿少/学校卫生中心在北京大学双一流建设经费支持下，实验室增加配备了生长发育评价的记住侧弯检测项目、运动心肺功能检测系统，完善了实验室分子生物学实验平台，能够从遗传和表观遗传学对儿童发育相关疾病的发生机制进行探讨，同时也建设了生物样本库智能管理系统，为学科研究创造了实验室条件。

【学校卫生标准委员会工作取得新进展】 2017年国家卫生标准委员会学校卫生专业委员会秘书处协助国家卫生计划生育委员会卫生监督中心，组织召开“第七届学校卫生标准专业委员会第四次会议”，对7项新制定标准进行审查，全部合格并报批，分别是《学校健康管理技术规范》《学校及托幼机构饮水设施卫生规范》《学校卫生专业名称术语》《铅笔涂层中部分可溶性元素最大限量》《7～18岁儿童青少年腰围界值》《7～18岁儿童青少年身高发育等级界值》《7～17岁儿童青少年血压评价标准》。

【2017年全国学生体质与健康监测工作顺利开展】 利用全国学生体质健康监测网络每2—3年开展一次学生体质健康及其影响因素监测是国家学生体质健康调研与监测制度

的重要组成部分，2016 年监测是自 2002 年以来的第 5 次监测工作。本次监测共有 28 个监测站参与，覆盖全国 17 个省、自治区、直辖市，226 所学校，对 7～18 岁共 14 万多名学生的身体形态、生理机能、身体素质、健康状况等 4 个方面的 18 项指标进行了调研检测。同时，为了解学生参加体育锻炼情况和学校体育基础设施情况，对参与检测的四年级以上学生以及 8500 多名体育教师开展了问卷调查。2017 年主要是对 2016 年监测数据进行整理和分析。

【高校艾滋病防控试点工作集中调研在南京举行】 2016 年 12 月至 2017 年 1 月，国家国家卫生计生委疾控局、教育部体育卫生与技术教育司牵头完成了对第一批 46 所试点高校的中期督导工作。为了总结试点经验和不足，促进各省及高校之间的交流，推进高校防艾试点工作的顺利开展及进一步扩大，2017 年 3 月 29—30 日，由国家卫生计生委疾控局、教育部体育卫生与艺术教育司联合主办的“高校艾滋病防控试点工作集中调研”在南京举行，北京大学儿童青少年卫生研究所 / 中国疾病预防控制中心儿少 / 学校卫生中心受邀作为两部委试点工作的总协调单位，为中期督导方案、报告撰写和本次集中调研设计提供全面的技术支持。国家卫生计生委及教育部相关人员、省市卫生部门及教育部门相关人员及国家高校艾滋病防控专家组专家、第一批和第二批试点的 94 所高校代表近 150 人参加了本次集中调研。马迎华教授在会上对试点工作目标、主要工作内容、督导调研开展情况进行介绍。将高校艾滋病试点目前的主要产出及特色总结为“高、广、新、多、巧”等五方面。并提出了下一步的工作建议，包括夯实工作机制基础、进一步拓展普及性教育工作、进一步加强学生重点人群干预工作、强化各省专家组在高校艾滋病防控工作试点的指导作用。

【学校基础设施环境卫生安全监管体系调研工作数据收集完成】 为了加强学校基础设施环境卫生安全监控，在教育部体育卫生与艺术教育司的支持下，学校基础设施环境卫生监管体系建设的专项研究工作于 2016 年 10 月启动，2017 年完成了数据收集工作。本研究一方面通过收集和查阅文献，梳理国内外学校基础设施环境卫生相关的法律法规、部门文件和规范以及卫生标准体系，另一方面采用定性研究方法，于 2016 年 10 月至 2017 年 6 月期间，对北京、佳木斯、郑州、厦门、广州、重庆、乌鲁木齐 7 个城市共 32 所中小学校的相关人员（包括主管基础设施建设的校长、后勤人员、校医、不同年级的班主任等）进行访谈，同时还对当地教育行政部门的相关工作人员进行了访谈，以了解学校基础设施建设各环节的管理流程、面临的主要问题和困难。目前访谈数据正在整理分析中。

【多种形式开展学校健康教育活动，提升学校健康教育能力】 2017—6 月，受教育部体卫艺司委托，由北京大学儿童青少年卫生研究所、中国健康促进与教育协会学校分会在内蒙古鄂尔多斯与中国教育学会体育卫生分会共同组织开展“第二届全国中小学生优秀健康教育课教学观摩展示活动”。学校分会常务副主任委员余小鸣教授、常务委员马迎华教授等主持展示活动，并作课程专家点评。同年 7 月，北京大学儿童青少年卫生研究所、中国健康促进与教育协会学校分会再次组织开展了“全国青少年健康知识网络大赛”，内容涉及“合理饮食与营养、食品安全、远离烟草、运动与健康、良好个人卫生、爱眼护眼、传染病（结核病）预防”等 7 个主题。大赛历时 5 个月，学生参加踊跃。网络浏览率 292 194 次，独立 IP 68 540 人次。并对参与答题“闯关成功”的学生和学校评比个人优秀奖和组织奖。最终个人获奖涉及 29 个省市的 200 余所学校，3351 名中小学生。活动受到了学校、学生以及家长的普遍欢迎和好评。

（朱广荣、马军）

精卫中心

【全国严重精神障碍管理治疗工作】 作为国家精神卫生项目办公室，2017年继续承担中央补助地方严重精神障碍管理治疗项目（以下简称项目）工作，负责项目预算、执行、培训、技术指导、调研督导、总结及相关工作。2017年中央财政下拨项目经费4.72亿元。截至2017年12月31日，项目工作已覆盖全国331个地市的2813个区县，登记并录入国家严重精神障碍信息系统患者580.6万余人，已纳入社区随访服务530.6万余人，在册患者管理率91.4%，服药率70.8%。

【全国精神卫生综合管理试点工作】 继续承担国家卫生计生委、中央综治办、公安部、民政部、人力资源社会保障部、中国残联6部门联合启动的全国精神卫生综合管理试点工作（以下简称试点工作）的常规管理，编写试点工作考评方案。撰写试点工作进展报告和下一步工作任务，并于2017年1月9—11日组织召开试点工作专家研讨会，讨论提炼试点工作的操作性经验等。2月27日协调组织召开试点工作视频会议，继续推动监护人补贴等政策深入落实，指导各地做好2017年试点工作。5月15—17日举办试点工作经验交流现场培训班，共282人参加。12月27日召开专家研讨会，讨论借鉴精神卫生综合管理试点经验，做好社会心理服务体系建设试点工作等，共53人参加。承担全国40个试点和部分地区的集中督导组织工作，2017年组织并参与全国督导45次，参与督导的领导及专家240人次。

【全国严重精神障碍信息系统管理】 继续承担系统日常管理、培训、数据核对和质量控制、定期编写月报等。截至2017年12月底已累计完成73期月报，每期月报均结合全国精神卫生工作进展，在内容和形式上不断创新。系统经过一年多的安全防护加固，于2017年9月通过公安部信息安全测评，安全保护等级为第三级。为10个省（市）省级平台建设提供技术支持和指导，通过接口QQ群及时交流，时刻关注系统对接情况，保障数据上传的及时性和准确性。2017年，协助云南、辽宁、天津3省（市）省级平台上线。

【对外合作与交流促进】 2017年出国出境学习交流9人次，如赴伦敦国王学院，深入了解英国精神卫生服务体系变迁历史和服务现况；赴美国哈佛大学学习人类学研究方法及社区精神卫生服务；参加第32届国际阿尔茨海默症协会国际大会，北大—墨尔本大学第四届精神医学研究联合论坛等。接待国外来访学者和专家16人，包括挪威医学会2人、法国宜世学院4人、世界卫生组织1人、香港理工大学研究团9人。

【精神卫生专业队伍能力建设】 2017年组织举办各类培训/会议17场，培训2048人次。邀请来自挪威医学会、法国宜世学院、香港理工大学多名知名专家担任讲员。内容主要包括精神卫生法与伦理、平衡康复、精神运动康复、综合心理和社区技能培训等。

【心理危机干预】 2017年举办心理危机干预大队长培训班，使用心理危机干预操作流程和工具包为各地培训心理危机干预工作人员73名，帮助各地建立突发事件后的心理危机干预队伍。在北京大学医学部开设心理危机干预研究生课程，为医学及相关专业学生介绍心理危机干预工作基本原则及工作内容。

【开展援助培训工作】 2017年受国家卫生计生委疾控局委托，重点帮扶西部，开展援助内蒙古、新疆、贵州和青海精神卫生防治工作培训。现场培训精神卫生工作人员905人，在线（微信平台）6 万余人，旨在提高西部地区做好精神卫生工作的能力，培训采用现场授课、案例讨论、小组分享、集中答疑等多种形式开展，学员互动积极，反响热烈，广受好评。

【精神卫生宣传】 协助宣传 4 月 7 日世界卫生日和 10 月 10 日世界精神卫生日，收集展示宣传全国活动情况。出品精神卫生 MV《同伴》，并于 2017 年 9 月 30 日正式推出，并获得了第五届中国国际微电影展“金桂花奖”十佳音乐微电影。MV 由精神康复者作词作曲，参演者包括全国精神卫生宣传大使央视主持人田薇，社区严重障碍同伴支持项目发起人精卫中心马宁副主任，精神科医生、残联工作者、社区精防医生、精神康复者等。《同伴》下发各省，同步推广，同时结合世界精神卫生日进行了广泛宣传，通过传唱《同伴》呼吁全社会共同参与和支持精神障碍患者康复。

（吴霞民、马宁、马弘、陆林）

老年保健中心

【科研课题与研发】 2017年老年保健中心新获科研课题与研发项目13项，总经费968.66万元。包括：中华骨髓库项目，中国造血干细胞捐献者资料库质量控制，蔡剑平，280万元；国家科技重大专项课题，“重大疾病新药临床评价技术平台建设”子课题，邹丽辉，80万元；国家科技重大专项课题，“重大疾病新药临床评价技术平台建设”子课题：基因多态性致个体化用药的实验平台建设。周晓阳，80万元；国家自然基金面上项目，“转录共调节因子Ddx17在心肌肥厚中的调控作用及机制的研究”，沈涛，55万元；国家自然基金面上项目，“蛋白磷酸酶4经RAC1/MLK3/JNK信号通路调节肝细胞脂性凋亡参与NASH进程的机制研究”，黄秀清，53万元；国家自然科学基金青年科学基金，“反义lncRNA-AS-nnmt-plzf调控NNMT和PLZF基因转录介导肝脏甘油三酯代谢紊乱的机制研究”，郭君，20万元；北京市自然科学基金面上项目，“lncRNA-1700123012Rik参与TNF-α诱导肝胰岛素抵抗的研究”，窦琳，20万元；北京市自然科学基金面上项目，“基于液相色谱串联质谱技术的酒精摄入生物学标志物磷脂酰乙醇类物质的测定及应用研究”，王思明；“都乐宁盐酸二甲双胍临床价值评估”，孙亮，15万元；国家科技支撑计划课题，“老年慢性肾脏病进展风险与防治的临床研究”，孙亮，10万元；北京医院博士启动基金，“精摄入生物学标志物磷脂酰乙醇的监测及应用研究”，王思明，5万元；北京医院博士启动基金，“研究多酚类化合物通过改善氧化应激反应减轻非酒精性脂肪肝疾病肝损伤的机制”，牟洪娜，5万元；北京医院博士启动基金，“糖尿病患者二甲双胍不耐受与肠道菌群的关系”，周起，5万元；国家食品药品监督总局课题，“特殊食品验证评价技术机构功能验证工作规范试点实施研究分析”，林雅军，4.9万元。

【科研论文与成果】 2017年度老年保健中心发表科研论文69篇，其中SCI 50篇（影响因子＞5：10篇；影响因子＞10：1篇），国内核心期刊19篇。2017年老年保健中心获得科研成果2项，包括：microRNAs在肝脏胰岛素抵抗发生中的作用的机制研究，北京医院科研成果奖二等奖；人血清维生素D状态与动脉粥样硬化危险因素的关系研究，北京医院科研成果奖三等奖。授权国家发明专利12项。撰写“《国民营养计划》老年人群营养改善行动”，并与之配套的项目研究报告，该计划于2017年通过国务院新闻办发布，并于近期开始实施。

【教学与人才培养】 在北京医院2017年教学中排名第二位；培养研究生45名，其中博士生16名，硕士生29名。

【学术会议与学术交流】 举办会议2次，包括：中国工程院院士活动2017医学前沿论坛暨抗衰老与老年医学前沿技术研究大会；老研所学术交流会。进行了大量的学术交流，包括：邀请外宾4人次到老年中心进行学术交流及报告；在国际会议发言5人次；全国学术会议大会发言22人次；在外单位应邀讲学3人次。

（蔡剑平、崔菊）

第五部分　人事人物

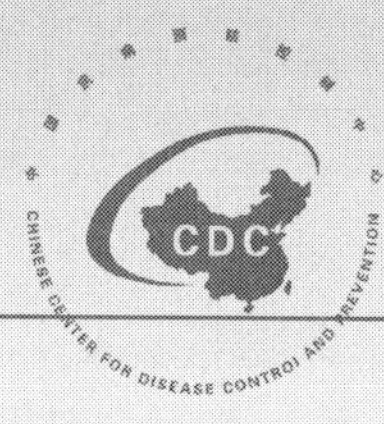

中心领导

主　　任: 王　宇(2017年6月6日免职)　高　福
党委书记: 梁东明(2017年2月4日免职)　李新华
副 主 任: 刘剑君　梁晓峰　冯子健
党委副书记、纪委书记: 王　健

机关处室负责人

中心办公室	主　任: 席晶晶	
人力资源处		副处长: 郭　岩
规划财务处	处　长: 张　雁	副处长: 刘丽芳　胡文上
国际合作处	处　长: 王晓琪	副处长: 胡　虹
科技处	处　长: 何广学	
实验室管理处	处　长: 赵赤鸿	副处长: 魏　强　卢选成
设备条件处	处　长: 王茂武	副处长: 陈　晨
教育培训处/研究生院	处长/副院长: 罗会明	副处长: 戴　政　施国庆
基建处		副处长: 蒋晋生　陈园生
后勤运营管理中心	主　任: 谭吉宾	副主任: 杜　娟　王海东　谷　鑫　陈同年
审计处	处　长: 袁灵华	副处长: 王　颖
学术出版编辑部	主　任: 谭　枫	副主任: 张　群
保卫处	处　长: 陈　峰	副处长: 邹　斌
党委办公室	主　任: 路　凯	副主任: 项　春
纪检监察办公室	主　任: 刘海龙	
群众工作处	处　长: 李新焕	
离退休人员管理处	处　长: 田占平	副处长: 王晓锋
卫生标准处		副处长: 雷苏文
全球公共卫生中心	主　任: 董小平	

网络和信息安全办公室　　副主任：傅　罡
政策研究与健康传播中心　　副主任：郭浩岩
公共卫生监测与信息服务中心　主　任：马家奇　　副主任：苏雪梅　戚晓鹏
卫生应急中心　主　任：李　群　　副主任：倪大新　张彦平　马会来
传染病预防控制处　　副处长：李中杰
公共卫生管理处　　副处长：刘东山
慢性病防治与社区卫生处　　副处长：马吉祥
免疫规划中心　　副主任：尹遵栋　肖奇友
结核病预防控制中心　主　任：王黎霞　　副主任：陈明亭　赵雁林
流行病学办公室　主　任：么鸿雁　　副主任：殷大鹏
12320全国公共卫生公益电话管理中心
主　任：崔　颖
控烟办公室　主　任：姜　垣

直属单位领导

传染病预防控制所

党委书记：卢金星

副所长：张建中 阚 飙 万康林

党委副书记、纪委书记：白雪平

病毒病预防控制所

党委书记：武桂珍

副所长：许文波 王世文

寄生虫病预防控制所

所长：周晓农

党委书记：陈晓红

副所长：许学年 肖 宁 李石柱

副所长、纪委书记：曹建平

性病艾滋病预防控制中心

主 任：韩孟杰

副主任：刘中夫 汪 宁

党委副书记兼纪委书记：葛利荣

慢性非传染性疾病预防控制中心

副主任（主持工作）：吴 静

党总支书记兼副主任：李志新

副主任：周脉耕

营养与健康所

所 长：丁钢强

党委书记：刘开泰

副所长：赵文华 张 兵

副所长、纪委书记：赖建强

环境与健康相关产品安全所

所 长：施小明

党委书记：王 林

副所长：徐东群 姚孝元

纪委书记：孟宪平

职业卫生与中毒控制所

党委书记：倪 方

副所长：孙 新

副所长、纪委书记：孙承业

辐射防护与核安全医学所

党委书记：曹进华

副所长、纪委书记：孙全富

副所长：丁库克 刘青杰

农村改水技术指导中心

主任、党总支书记：陶 勇

副主任：张 荣 孙伯寅

妇幼保健中心

主 任：张 彤

党委副书记：张学清

副主任：金曦

副主任、纪委书记：樊延军

挂靠单位领导

地方病控制中心

主任兼党委副书记：孙殿军

副主任：申红梅

性病控制中心

主　任：顾　恒

副主任：陈祥生

麻风病控制中心

主　任：顾　恒

副主任：陈祥生

结核病防治临床中心

主　任：许绍发

副主任：李　亮　张宗德　陈效友

鼠疫布氏菌病预防控制基地

主　任：丛显斌

党委书记：周万军

副主任：王大力　宋静宇　邵奎东

儿少/学校卫生中心

主　任：马　军

副主任：马迎华

精神卫生中心

主　任：陆　林

副主任：马　弘　马　宁

老年保健中心

主　任：蔡剑平

副主任：董　军

全国政协委员

王　宇（中国疾控中心）
董小平（中国疾控中心病毒病所）
邵一鸣（中国疾控中心艾防中心）

院　士

侯云德（中国疾控中心病毒病所）
曾　毅（中国疾控中心病毒病所）
洪　涛（中国疾控中心病毒病所）
徐建国（中国疾控中心传染病所）
高　福（中国疾控中心）

第六部分　大事记

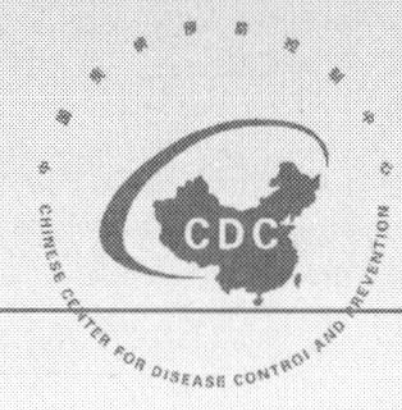

一　月

5日，病毒病所在新址举行2016年度科技学术年会暨卫生部医学病毒和病毒病重点实验室学术年会。

13日，教育处举办CFETP第十四期学员毕业典礼，21名第十四期学员和4名既往延期学员完成培训毕业。

19日，中心民主生活会在京召开。

24日，中国疾控中心突发急性传染病防控技术合作中心在广东省疾控中心正式挂牌成立。

1月，流病办赴海南三亚完成冬季气候流动人口健康状况和敏感疾病及其影响因素的调查。

1月，世界卫生组织（WHO）职业卫生合作中心项目办公室正式成立，挂靠职业卫生所科技业务处。

1月，传染病所为第一完成单位的气候驱动登革热研究的论文在美国科学院院报（PNAS）上面发表。本研究建立了对登革热的风险评估模型。

二　月

13—14日，寄生虫病所在北京召开中澳巴新三方疟疾试点合作项目第三次技术专家会议和项目工作组年度会议。

16日，国家卫生计生委、上海市人民政府在京召开2017—2018年委市合作会议。寄生虫病所“国家热带病研究中心”项目被列为2017—2018年委市合作项目。

21日，2017年中国疾控中心党的工作会在京召开。

27日，2017年中国疾控中心工作会议在京召开。

2月，流行病办完成中心第一届环境与职业流行病学高级研修班招生工作。

三　月

2月28日—3月1日，改水中心在北京召开整乡环境卫生全覆盖试点项目示范设施建设标准与设计培训班。

10日，妇幼中心组织研发的公益性行业专项任务单元三关于建设覆盖人类辅助生殖技术全技术类别、全周期服务的人类辅助生殖技术质量监测信息系统CASS1.0顺利通过终期验收的专家评审。

15日，改水中心在湖北宜昌召开农村供水设施消毒效果及其可行性研究项目启动会。

17日，中国、柬埔寨、老挝等14个亚太国家和地区的科学家签署共识文件，成立“亚太地区热带病药物与诊断创新联盟”。

18日，2017年全国艾滋病性病丙肝防治工作会议在贵州召开。

21—22日，2017年全国营养工作会议在京召开。

23日，2017年世界防治结核病日主题宣传活动在天津市宝坻区第一中学举行。世界卫生组织结核病/艾滋病防治亲善大使彭丽媛出席活动。2017年3月24日第22个世界防治结核病日的宣传主题是“社会共同努力，消除结核危害”。

23日，中国疾控中心第一届职工代表大会第四次全体会议在京召开。

28日，国家卫生计生委副主任王国强出席在南纬路办公区召开的中心处级以上干部会议，宣布因到达退休年龄免去梁东明中心党委书记、副主任职务，以及委党组任命李新华为中心党委书记、副主任的决定。

3月，人资处组织召开人才工程建设项目启动会议，首次面向全中心全面系统地介绍该项目有关情况，标志着该项目的正式启动。

3月，离退处开展“畅谈十八大以来变化、展望十九大胜利召开”及“建言十九大”活动，累计组织座谈会、报告会、讲党课和知识答题等47次，征文和书画作品50幅，约1400人次参与。

9日，慢病中心联合7家权威机构共同发布《科学健走 腾冲宣言》。

四　月

12—18日，传染病所在贵阳组织全国病媒生物监测工作会议及病媒生物监测与控制技术培训班。

13日，2017年全国结核病防治工作会议在京召开。

13日，环境所在北京广西大厦组织召开首次“环境健康宣教与防护工作研讨会议”。

15日，病毒病所倡议、组织完成了卫计委“国家安全教育日—走进生物安全实验室”活动。来自中国疾病预防控制中心研究生院、中国医学科学院、中国科学院、协和医科大学和部分职工家属等200余人先后来到病毒病所参观学习。

15日，实验室处举办“生物安全　共同的责任”为主题一系列活动。中国疾控中心、中国医学科学院、中国科学院大学、北京大学的研究生及中小学生共计200余人参加了开放日活动。

18—19日，全国省级结核病参比实验室工作会议在江苏省南京市召开。

25日，中国疾控中心传染病实验室检测技术合作中心（广西）在广西壮族自治区疾控中心揭牌成立。

26日，中国疾控中心在河南省送检的1例急性弛缓性麻痹病例标本中检测到Ⅲ型脊灰疫苗衍生病毒。5 月 4 日，免疫中心派专家赴河南参与现场调查指导，判定传播风险，提出后续应对处置技术措施建议。

28 日，“三减三健　迈向健康”全民健康生活方式行动第二阶段启动仪式在北京举行。

4 月，国家卫生计生委、国家体育总局、中华全国总工会、共青团中央、全国妇联等五部门联合发布《全民健康生活方式行动（2017—2025 年）方案》，标志着全民健康生活方式行动在“日行一万步，吃动两平衡，健康一辈子”的健康一二一基础上，开启“三减三健”、适量运动、控烟限酒和心理健康等四项专项行动，凸显健康生活方式四大基石的重要作用。

4 月，为探索适宜的财政保障机制和各级财政事权，政策研究与健康传播中心与国家卫生计生委卫生发展研究中心合作开展疾控中心财政保障研究，目前已经完成专家研讨及部分现场调查。

五　月

3 日，传染病所在四川省成都市组织召开国家致病菌识别网工作部署会。

4 日，卫生应急中心在云南省昆明市召开 2017 年全国鼠疫监测工作会议。

5 日，辐射安全所在浙江桐乡召开食品和饮用水放射化学分析技术及质量控制研讨会。

8 日，营养所在北京组织召开 2017 年中国 0～17 岁儿童与乳母营养健康监测工作启动会。

16 日，中心召开“两学一做”常态化制度化的工作部署会。

17 日，艾防中心在重庆市召开艾滋病综合防治示范区控制性传播综合防控试点工作启动会，正式启动并部署控制经性途径传播试点创新工作。

15—18 日，辐射安全所在陕西省西安市举办放射诊疗设备质量控制检测培训班。

15—20 日，病毒病所联合德国海因里希 · 佩特研究所在北京承办第 1 届中德病毒学会议——抗击传染病的先进策略研讨会。

18—20 日，疾控分会在贵州省遵义市召开 2017 年常务理事扩大会。

18 日，保卫处组织机关处室安全员到昌平双龙山消防培训基地进行消防培训，提升单位消防安全应急能力。

23 日，控烟办发布“无烟家庭”系列宣传工具包并向全国推广。

24 日，职业卫生所获得一项实用新型专利：实验动物用饮水瓶，专利号：ZL 2016 2 1084802.6 证书号第 6165109 号。

26 日，慢病中心与中国心血管健康联盟联合发布全球首个国家级心血管疾病防控综合指数体系《中国心血管健康指数（2017）》。该指数以量化打分的形式直观展现各省心血管疾病防控综合能力，为相关决策提供科学基线数据和依据。

24—27 日，免疫中心在广西北海举办 2017 年全国流脑、百日咳等细菌性疫苗可预防疾病监测工作研讨会。

27 日，改水中心在武汉市举行农村饮用水水质卫生监测技术培训班。

31 日，控烟办发布《国际烟草控制政策评估项目（ITC 中国第一轮至第五轮研究发现）》报告。

5 月，中国疾控中心派专家组赴圭亚那支持当地寨卡等热带病疫情防控工作。

5 月，病毒病所建立的优化猴痘病毒分子检测与血清学分析技术，在塞拉利昂确诊一例新发猴痘感染，并获得部分序列，确定其为近年西非流行株，为中国与西非猴痘病毒防控提供科学参考与技术支撑，是后埃博拉时代我国援外实验室取得的又一项合作成果。

六　月

1日，中国疾控中心与吉林大学公共卫生学院共建教学实践基地揭牌仪式在环境所潘家园工作区举行。

2日，国家重点研发计划“大气污染成因与控制技术研究”重点专项“我国大气污染的急性健康风险研究”项目现场调查工作启动会在北京召开。

6日，传染病所徐建国院士、刘起勇研究员等倡导的“世界害虫日”在北京召开发布大会，确定每年6月6日为“世界害虫日”，世界各国将根据各国国情以不同的主题和形式开展病媒防控公益活动。

6—7日，营养所举办健康中国行—2017年全国营养科普演讲大赛。

5—9日，流病办在江苏苏州举办居民健康状况评价指标与方法暨第十一期流行病学应用与实践系列专项培训。

12—16日，辐射安全所在广西南宁举办放射性核素检测与风险评估培训班。

21—23日，辐射安全所在陕西省延安市举办放射工作人员个人剂量监测与健康管理培训班。

20日，妇幼中心组织、组建的中国性病艾滋病防治协会预防母婴传播与女性关爱学组在北京承办第一届学术会议。

21—22日，妇幼中心在北京举办农村地区宫颈癌监测试点项目第二周期启动会暨项目管理培训班。

23日，教育处召开第五届学位评定委员会第三次会议。

27日，委“两优一先”表彰会举办。中心共有10个先进基层党组织、10个优秀党务干部和28个优秀共产党员受到表彰。

26日，2017年全国疾控中心主任工作会议在京召开。

26—30日，卫生应急中心在广西北海举办全国疾控机构突发水污染事件卫生应急技术培训班。

26—30日，结控中心在吉林省长春市举办耐多药结核病规划管理培训班。

28—29日，全国结核病统计监测年会在河南省安阳市召开。

19—30日，中国疾控中心邀请世界卫生组织总部、西太区、驻华代表处，美国CDC专家，开展常规免疫接种率监测联合评估工作。联合评估组对江苏省苏州市的吴中区、张家港市进行了现场调研和评估，认为我国的实际接种率和免疫规划工作管理水平较高，并建议继续实施接种率月报告制度，探讨按年龄队列接种率报告工作，试点开展第三方接种率调查和基于入托入学接种证查验的接种率评估。

29日，党办召开廉政宣传教育月启动会。

6月，中心召开养老保险专项工作领导小组扩大会议，对中心养老保险专项工作进行动员部署，全面启动社保登记材料准备和信息采集等工作。

七　月

3日，中心举办2017届研究生毕业典礼暨学位授予仪式。

4—5日，病毒病所BSL-3实验室接受CNAS的第4次监督评审，并通过评审。

5日，传染病处在北京组织召开全国登革热防控工作视频会议。

5—6日，科技处在北京举行全国疾控系统科研诚信与医学伦理培训。

6—7日，环境所为西藏地区举办突发环境卫生事件应急处置技术培训班。

11—12日，环境所在广西南宁召开2017年国家级继续医学教育项目——公共场所监测技术培训班。

12—13日，免疫中心在贵州省贵阳市举办2017年全国AEFI监测工作培训班。

19日，中央编办批复同意寄生虫病所加挂“国家热带病研究中心”牌子。

19日，妇幼中心在北京举办婴幼儿过敏性疾病纵向研究启动暨培训会。

26日，中国疾病预防控制信息系统启用基于安全套接字层的超文本传输协议，进一步加强系统数据传输安全。

27—28日，全国疾控系统慢性病防控与营养工作年会在新疆乌鲁木齐市召开。

7月，传染病处持续开展全国重点传染病和病媒生物监测工作，基于39种法定传染病疫情监测年度数据和全国1700余个监测点开展主动监测的年度数据综合分析，《2016年中国传染病监测报告》编发至各省。

7月，由传染病所刘起勇研究员作为首席科学家的国家重大科学研究计划（973）“气候变化对人类健康的影响与适应机制研究”项目正式通过科技部结题和财务验收，该项目是中国疾控中心成立以来首次牵头承担的973项目。

八　月

1日，国家卫生计生委副主任王国强、金小桃出席在南纬路办公区召开的中心处级以上干部会议，宣布因达到任职年龄界限免去王宇中心主任、党委常委职务，以及委党组任命高福为中心主任、党委常委的决定。

1—2日，科技处在山西省太原市召开全国疾控中心科研管理与学术交流大会。

7日，国家卫生计生委正式指定中国疾病预防控制中心病原微生物菌（毒）种保藏中心为国家级人间传染的病原微生物菌（毒）种保藏中心，并颁发证书。

9日，九寨沟发生7.0级地震后，中心派专家加入国家卫生计生委卫生应急专家组，赴九寨沟地震灾区开展救灾防病工作。

15—17日，妇幼中心在四川成都举办全国省级妇幼保健机构妇幼健康教育工作会暨妇幼健康教育管理培训班。

17日，中心主办，家卫生计生委疾控局、宣传司和中华预防医学会支持的第六届中国健康生活方式大会在北京召开。

18—21日，中心派出由免疫规划中心、病毒病预防控制所、北京地坛医院、现场流行病学培训项目的专家组成的调查组，赴甘肃省平凉市，与省、市、县各级卫生专业技术人员组成联合工作组，开展乙脑疫情的调查和控制工作。

23 日，传染病处在北京组织召开全国炭疽防控工作视频会议。

28 日，中心印发《中国疾病预防控制中心研究生管理规定（2017）》。

27—30 日，传染病处在四川组织召开重点地区的炭疽疫情防控应急培训班。

8 月，中心启动金砖国家领导人厦门会晤期间传染病和突发公共卫生事件风险评估日会商，做好会晤期间卫生保障工作。

8 月，慢病中心完成开发中国慢性病及其危险因素监测数据展示平台。该平台可从不同维度查询监测数据，并提供可视化展示，为我国和各省慢病防控工作提供了数据支撑，加强了数据的有效利用。

九　月

8 月 25 日—9 月 3 日，中心和青海省疾控中心在青海省刚察县开展卫生应急联合演练。

3—6 日，中心在西藏举办中国疾控中心相关信息系统技术培训班。

4—6 日，环境所在杭州市举办全国生活饮用水卫生监测技术国家级继续医学教育培训班。

5 日，中心印发《中国疾病预防控制中心博士后管理工作规定实施细则（2017）》。

6—9 日，卫生应急中心在贵阳举办全国食品安全事故现场流行病学调查培训班。

8—10 日，营养所与北京卫视养生堂栏目合作，打造最强营养团，播出“不要把食物妖魔化”“老年人膳食指南”“中国人该怎么吃”三期节目，普及科学营养知识。

12—14 日，中国疾控中心 2017 年援疆工作会议在新疆乌鲁木齐召开。

13—14 日，中心在北京召开中国与亚太地区新发传染病研讨会。

15 日，职业卫生所在河南省郑州市举办全国突发中毒事件卫生应急基本情况调查工作部署会，开展“全国突发中毒事件卫生应急基本情况”正式调查。

20—22 日，教育处在河南郑州举办 CFETP 第十二届年会。

21 日，传染病所在山东济南举办“第五届中荷传染病症状监测：评估与应对暴发与潜在威胁”研讨会。

9 月 28 日，传染病处在北京组织召开中国消除狂犬病研讨会。

27—29 日，辐射安全所在安徽省合肥市组织召开全国放射卫生技术工作会议。

十　月

10—12 日，传染病所、传染病预防控制国家重点实验室在北京举办第八届巴尔通体国际会议（ICBEP8）。

10—18 日，艾防中心组织召开中国与非洲及东南亚国家艾滋病防治合作技术交流及培训班。

10 月，中国疾控中心陆续选派 3 批 15 人次专家组赴马达加斯加支持当地鼠疫疫情防控工作。

10 月，改水中心分别在河南、湖北、陕西、甘肃开展饮用水监测工作督导，并撰写专题调研报告。

十一月

1日，中心全面启用内部即时通讯系统（E-link），进一步加强内部信息传输安全管理。

10月31日—11月2日，妇幼中心承办的青少年健康与发展项目2017年推进暨培训会在北京举行。

3日，国家食品药品监督管理总局公布，国家药品专项抽验首次发现两批次效价指标不合格的百白破疫苗。中心积极应对，收集不合格疫苗流向、封存召回和接种情况，在网站公布相关知识问答。开展疫苗接种者血清抗体水平专题调查，组织印发《百白破疫苗补种技术方案》，开展补种专家论证，积极推动疫苗补种。

13日，卫生发展研究中心、妇幼中心和陆军总医院八一儿童医院共同在北京市举办危重孕产妇与新生儿救治体系建设评估项目启动会。

13—14日，艾防中心在北京承办艾滋病防治国际研讨会。

15日，受国家卫生计生委应急办委托，职业卫生所承担的全国卫生应急技能竞赛突发中毒事件处置单元竞赛活动决赛在北京会议中心举行。

15—16日，包虫病与人兽共患绦囊虫病控制国际学术会议在成都召开。全球13个国家的包虫病等人兽共患病专家签署《成都宣言》，建立“一带一路”包虫病和绦囊虫病控制和消除网络。

16日，传染病处在北京组织召开狂犬病疫苗供应与需求评估研讨会。

13—17日，疾控分会第三次会员代表大会在湖北宜昌举行。

16—19日，免疫中心在云南省昆明市召开2017年全国免疫规划工作暨预防接种异常反应补偿保险工作推进会。

18日，首批两个集装箱机房在中国疾控中心昌平园区吊装完成，中国疾控中心正式启动基于一体化集装箱机房的云数据中心建设。

21日，全国妇幼保健工作座谈会在江西南昌召开。

21—22日，全国疾控系统消毒工作会议暨全国医院消毒与感染控制监测项目十年工作总结会在北京召开。

22—23日，2017年全国疾控机构教育培训暨公共卫生医师规范化培训工作会议在南京召开。

24日，中心启动援马达加斯加鼠疫防控二级响应。

27—28日，全国预防艾滋病、梅毒和乙肝母婴传播工作推进会在北京召开。

29日，职业卫生所在广东省东莞市召开2017年全国职业病防治技术工作会。

30日，卫生应急中心在广东省广州市组织召开2017年全国疾控机构卫生应急工作会议。

30日，在第三十个世界艾滋病日前夕，国务院副总理、国务院防治艾滋病工作委员会主任刘延东考察艾滋病防治工作并在国家卫生应急指挥中心通过远程视频听取中国疾控中心关于艾滋病信息系统建设情况汇报。

1月、11月，免疫中心分别在湖北省武汉市、海南省海口市组织召开国家免疫规划疫苗采购供应研讨会议。

8—11月，中心开展山东登革热疫情防控工作。

11 月，中心承担的 2016—2017 年中国—世界卫生组织双年度合作项目课题“乙肝表面抗原阳性母亲所生儿童免疫后血清学监测项目”顺利通过验收评估，并被双年度项目办评为 6 个优秀合作项目之一。

11 月，中心举办处级干部学习党的十九大培训班，近 90 名处级干部参加了培训。

11 月，病毒病所开展的纳米孔测序研究基于纳米孔技术的针对肠道病毒全基因组的测序方法在国内外首次报道，同时也是国内首次应用纳米孔测序仪的学术报道。

十二月

7 日，艾滋病和病毒性肝炎等重大传染病防治专项课题“中国慢性病毒性肝炎流行现状研究”获得正式批复。

7 日，环境所在大连市召开 2017 年全国疾控系统环境健康工作会议。

12—14 日，免疫中心在京举办国家免疫规划循证决策高级研讨会。

15 日，改水中心在湖北宜昌开展农村供水设施消毒效果及其可行性研究的培训。

27—28 日，中国疾控中心 2017 年援藏工作会议在京召开。

8 月、12 月，病毒病所分别完成“寨卡病毒一步法核酸检测试剂盒”和“寨卡病毒核酸检测试剂盒”临床试验并获得医疗器械证书；寨卡 / 登革 / 基孔肯雅病毒三重核酸检测试剂完成试剂装配和评价。

11—12 月，免疫中心在江苏省、山东省、河南省、新疆维吾尔自治区选取部分地市，开展中学生补种麻疹风疹联合疫苗可行性调查。

12 月，中心发布《关于进一步做好岗位设置和聘任工作的指导意见》，重申和明确了中心开展岗位设置和聘任工作的基本要求和重要原则，建立调解委员会、采用“双公示”等办法等措施保证岗位聘任顺利实施。

12 月，艾防中心牵头成立凉山州艾滋病防治与健康扶贫工作站。

2017 年，慢病处组织开展 2015 年中国成人慢性病与营养监测数据清理和分析工作，完成各省数据反馈和核心结果报告初稿。

2017 年，中心组织环境所及辐射安全所开展自查并接受督查，摸底科研设备情况，落实科研社会开放共享工作。组织开展 2016 年度科技基础资源调查工作。

2017 年，中国疾控中心分别与匈牙利国家公共卫生研究所、巴西奥斯瓦尔多•克鲁兹基金会，以及美国弗雷德•哈钦森癌症研究中心、华盛顿大学签署合作备忘录，拓展了中心在中美、中国—中东欧和与金砖国家不同合作机制下的伙伴关系。

2017 年，中心推荐，美国盖茨基金会钱秉中博士荣获 2017 年中国政府“友谊奖”，以表彰他在华工作 16 年为中国公共卫生事业，特别是结核病防控策略的实施和发展，推动中国疾控领域的国际合作做出的贡献。

2017 年，寄生虫病所推动四川省石渠县包虫病防治综合试点工作，参与四川省石渠县包虫病防治综合试点中期评估。

2017 年，慢病中心完成第四批国家慢性病综合防控示范区建设和第一批示范区复审工作。

2017 年，慢病中心先后与国家信息中心呼叫中心、电子商务发展研究院等机构成立中国慢病大数据应用发展联盟；与中国通信研究院信息标准所成立慢性病信息技术委员会；与中国科学院重庆绿色智能研究院成立慢性病创新服务研究中心；在湖北宜昌建立慢病中心首个慢性病大数据研究基地，推进慢性病与信息技术的深度融合。

截至 2017 年 12 月 31 日，全国启动全民健康生活方式行动的县（区）数达到 2547 个，占全国县（区）总数的 83.90%。全国完成各类健康支持性环境建设（健康社区、健康单位、健康食堂、健康餐厅 / 酒店、健康学校、健康步道、健康加油站 / 健康小屋、健康一条街、健康主题公园等）累计 49 562 个。行动第一阶段期间，全国利用全民健康生活方式行动日、高血压日、糖尿病日开展系列宣传活动和健康讲座次数共计 131 894 次，媒体报道 40 260 次。全民健康生活方式行动不断深入学校和社区，全国有 2447 所学校开展了快乐 10 分钟活动，全国培训健康生活方式指导员共 39.9 万名。

2017 年录取研究生 164 人，其中博士生 50 人，学术型硕士 62 人，全日制公共卫生硕士 31 人，非全日制公共卫生硕士 21 人。毕业 146 人。

2017 年 CFETP 两年制学员 33 人，西部地区 FETP 学员 41 人。毕业分别为 25 人、36 人。

第七部分　附录

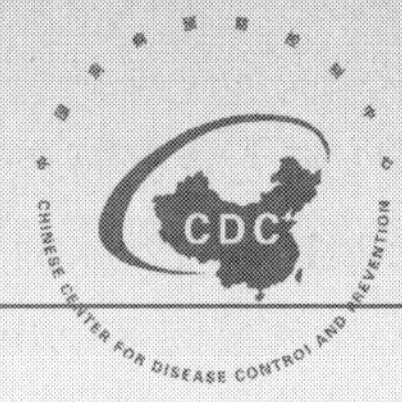

科研成果获奖

国家最高科学技术奖

侯云德

中华医学科技奖三等奖

1. 应对输入脊髓灰质炎野病毒关键技术体系的研究及其应用
——中国疾病预防控制中心
罗会明、杨维中、王华庆、余文周、张　勇、王　宇、冯玉明、严冬梅
2. 预防艾滋病、梅毒和乙肝母婴传播关键技术与整合策略研究
——中国疾病预防控制中心妇幼保健中心
王爱玲、金　曦、张　彤、王临虹、尹跃平、王潇滟、王　前、乔亚萍
3. 中国结核病信息融合分析技术及应用研究
——中国疾病预防控制中心
王黎霞、成诗明、张　慧、陈　伟、夏愔愔、黄　飞、杜　昕、成　君

中华预防医学会科学技术奖二等奖

1. 中国新生儿乙肝疫苗预防接种关键技术的研究和应用
——中国疾病预防控制中心
梁晓峰、崔富强、杨维中、王　宇、王富珍、张国民、郑　徽、缪　宁、孙校金、尹遵栋
2. 中国烟草流行监测体系的建立及应用
——中国疾病预防控制中心
姜　垣、杨　焱、肖　琳、冯国泽、梁晓峰、南　奕、王继江、王立立、刘秀荣、周　刚

中华预防医学会科学技术奖三等奖

1. 中国疫苗上市后不良反应监测体系的建立和应用研究
——中国疾病预防控制中心
王华庆、刘大卫、李克莉、杨维中、武文娣、李　黎、许涤沙、梁晓峰

2. 应对输入脊髓灰质炎野病毒关键技术体系的研究及其应用
——中国疾病预防控制中心病毒病预防控制所
许文波、罗会明、杨维中、温　宁、武桂珍、王　宇、王新旗、汪海波
3. 新型多重 PCR 检测技术平台的建立及其应用
——中国疾病预防控制中心病毒病预防控制所
马学军、毛乃颖、王　佶、张　益、崔爱利、张　勇、申辛欣、王　雷
4. 基于功能基因组的重要寄生虫病防治基础科研支撑平台及应用
——中国疾病预防控制中心寄生虫病预防控制所
胡　薇、李园园、樊春海、陈军虎、张皓冰、徐　斌、张　堧、于复东
5. 快速特异检测两型包虫病试纸条方法的研制和应用
——中国疾病预防控制中心寄生虫病预防控制所
汪俊云、高春花、杨玥涛、石　锋、朱慧慧
6. 预包装食品营养标签和技术支撑体系建立及推广应用
——中国疾病预防控制中心营养与健康所
杨月欣、韩军花、王　竹、何　梅、李　东、陆　颖、门建华、王国栋

北京市科学技术奖三等奖

1. 预防艾滋病、梅毒和乙肝母婴传播关键技术与整合策略研究
——中国疾病预防控制中心妇幼保健中心
王爱玲、金　曦、张　彤、王临虹、王潇滟、姚　均
2. 新型多重 PCR 检测技术平台的建立及其应用
——中国疾病预防控制中心病毒病预防控制所
马学军、王　佶、毛乃颖、申辛欣、张　益、王　雷

华夏医学科技奖一等奖

食物营养和健康效应评价关键技术及其推广应用
——中国疾病预防控制中心营养与健康所
杨月欣、王　竹、韩军花、向雪松、何　梅、李利明、陆　颖、潘洪志、朱　婧、徐维盛、杨晶明、张雪松、王国栋、门建华、沈　湘

华夏医学科技奖二等奖

中国结核病信息融合分析技术与流行规律的研究
——中国疾病预防控制中心
王黎霞、成诗明、张　慧、陈　伟、夏愔愔、黄　飞、杜　昕、成　君、李　涛、徐彩红

华夏医学科技奖三等奖

1. 青蒿素类抗疟药对恶性疟疗效的监测研究与遏制抗性对策
——中国疾病预防控制中心寄生虫病预防控制所
汤林华、杨恒林、黄　芳、刘　慧、李　美、李春富、周水森、夏志贵

2. 应对输入脊髓灰质炎野病毒关键技术体系的研究及其应用
　——中国疾病预防控制中心病毒病预防控制所
　　张　勇、温　宁、崔富强、王东艳、王世文、王　宇、郝利新、张国民
3. 快速特异检测两型包虫病试纸条方法的研制和应用
　——中国疾病预防控制中心寄生虫病预防控制所
　　汪俊云、石　锋、高春花、杨玥涛、朱慧慧
4. “全民健康生活方式行动”的技术研究与应用推广
　——中国疾病预防控制中心
　　吴　静、梁晓峰、王静雷、张晓畅、赵文华、李　园、翟　屹、殷召雪

获奖成果摘要

国家最高科学技术奖

侯云德

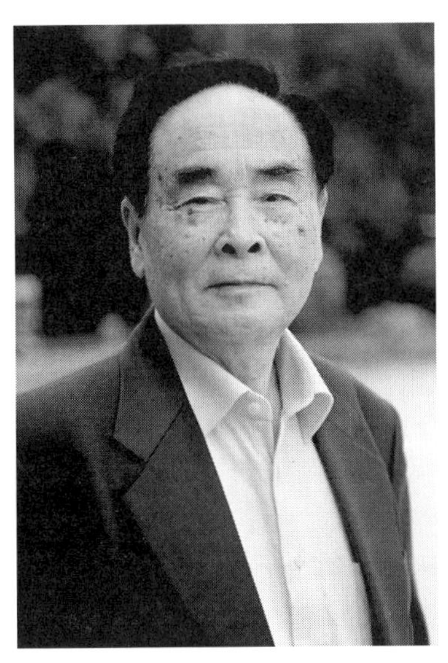

侯云德，男，1929 年 7 月出生，江苏常州人，1955 年毕业于同济大学医学院七年制，1962 年被原苏联医学科学院破格授予医学博士学位。1962 年回国后，历任中国预防医学科学院病毒学研究所所长、中国工程院医药卫生学部主任、副院长等职务。现任国家“艾滋病和病毒性肝炎等重大传染病防治”科技重大专项技术总师。1994 年当选中国工程院院士。

侯云德院士是我国生物医学领域杰出的战略科学家和科技工作者，我国分子病毒学、现代医药生物技术产业和现代传染病防控技术体系的主要奠基人。

他在分子病毒学研究和基因工程药物研发方面取得了巨大成就。20 世纪 80 年代初他率先利用分子生物学理论和方法，完成了当时我国最大基因组——痘苗病毒天坛株的全基因组测序；构建了一系列新型原核表达载体和病毒基因治疗载体；发现了丙型肝炎病毒核心蛋白抗原表位及其致癌性分子机制等，奠定了我国分子病毒学的研究基础。他率先研发出国际独创、我国首个基因工程药物（国家Ⅰ类新药）——重组人干扰素 α1b，实现了我国基因工程药物从无到有的“零”突破，随后又在短短数年间相继研制出 1 个国家Ⅰ类和 6 个国家Ⅱ类基因工程新药。作为项目第一完成人，获 1993 年国家科技进步奖一等奖。侯云德所研制的基因工程药物不仅已应用于上千万患者的临床治疗，而且成功替代国际进口产品并产生数十亿人民币的经济效益。他主导完成的基因工程药物产业化对我国改革开放早期的科技成果产业化发展具有重要意义。在侯云德连任三届国家“863 计划”生物技术领域专家委员会首席科学家的十年间（1987—1996 年），我国以基因工程药物发展为重点的医药生物技术的研发和产业化取得了飞速发展。

他在中国现代传染病防控技术体系建设上做出了卓越贡献。他带领“艾滋病和病毒性肝炎等重大传染病防治”科技重大专项专家组，顶层设计了我国2008—2020年应对重大突发疫情和降低“三病两率”的总体规划。他特别强调我国新发突发传染病应对能力的提升，布局建立了多部门、多领域、覆盖全国的传染病检测平台和监测网络，将我国新发突发传染病防控技术和能力提升到国际先进水平，使我国成功应对了近十年来国内外发生的多次重大传染病疫情。他还主导了2009年我国H1N1流感大流行的防控应对和科技攻关，取得8项世界第一的研究成果，使我国开创了人类历史上首次对流感大流行成功干预的先例。作为项目第一完成人，获2014年国家科技进步奖一等奖。

侯云德院士从事科研工作60年，科研成果根植于祖国大地和人民健康事业，为我国现代医药生物技术产业和现代传染病防控技术体系的奠基和发展作出了历史性贡献。

中华医学科技奖

三等奖

应对输入脊髓灰质炎野病毒关键技术体系的研究及其应用

中国疾病预防控制中心、中国疾病预防控制中心病毒病预防控制所、新疆维吾尔自治区疾病预防控制中心、新疆生产建设兵团疾病预防控制中心、山东省疾病预防控制中心

罗会明、杨维中、王华庆、余文周、张　勇、王　宇、冯玉明、严冬梅

2000年世界卫生组织（World Health Organization，WHO）宣布中国消灭了脊髓灰质炎（脊灰）。然而2010年，16个已消灭脊灰的国家发现WPV（Wild poliovirus，WPV）输入引起脊灰病例，并在塔吉克斯坦等多个国家重新建立了WPV的流行；我国与巴基斯坦、阿富汗、印度和塔吉克斯坦等WPV流行国家有接壤，伴随我国与这些国家经贸往来的增加和国际恐怖主义活动的增强，我国面临WPV输入风险剧增。本研究围绕我国WPV输入风险，迅速建立了应对输入WPV系列关键技术体系，为全国各省市迅速发现WPV输入，快速阻断其传播，维持我国无脊灰状态提供了重要的科学技术保障。

1. 研究成果

（1）在全球首次建立了从临床标本或环境标本中快速检测和鉴定WPV的实验室检测技术，可同时扩增Ⅰ、Ⅱ和Ⅲ型脊灰病毒（包括WPV，脊灰疫苗衍生病毒和脊灰疫苗株）的通用兼并引物。并在全国31个脊灰网络实验室中推广应用，使WPV的检测时限从WHO要求的35天缩短到24小时。

（2）优化环境监测技术，在我国首次建立了覆盖9个有代表性省份的外环境监测、预测和预警技术体系，为早期鉴别或判断WPV是否已经从环境中消失提供了关键科学依据，并实现了对我国脊灰疫情的预测预警。

（3）建立了全球规模最大和国际领先的实时AFP网络报告系统，覆盖了全国将近7万多家医疗机构，病例报告时间由原来的1个月缩短到12个小时内。

（4）创建了我国特有的WPV输入传播风险评估工具。该工具建立人群免疫、AFP监测质量和输入风险等3个一级指标、14项二级指标，综合判定输入传播风险水平。

（5）研制了WPV输入疫情一系列应急处置技术指南，包括应急预案和技术方案；确定了不同疫情级别的响应原则和疫情处置措施。

（6）首次阐明我国研制的减毒活疫苗（OPV）和Sabin株灭活疫苗（sIPV）免疫后血清对新疆输入WPV具有交叉保护效果，为使用国产OPV阻断输入性脊灰野病毒传播提供了重要科学依据并加速了国产sIPV的上市。

2. 推广应用。本研究建立的应对输入WPV关键技术体系达到了国际先进水平，为迅速鉴定新疆Ⅰ型WPV及其来源、阐明WPV的地域和年龄组分布、为在新疆采取差异化的补充免疫策略、在45天内迅速阻断输入WPV的传播和挽救群众生命提供了关键的科学技术支撑。被WHO称为“应对输入性WPV疫情的国际典范”。本成果的推广应用，使全国具备了及时发现WPV病例的能力。2011年至2015年4月，本研究在全国8000余所医院监测到25 279例AFP病例，共采集和检测了50 063份便标本，对我国防控输入性WPV，保护我

国人民生命健康具有重大的社会效益。本研究发表与申报成果相关的论文42篇，SCI论文11篇，影响因子96.432，一篇发表在新英格兰医学杂志被引用36次。

预防艾滋病、梅毒和乙肝母婴传播关键技术与整合策略研究

中国疾病预防控制中心妇幼保健中心、中国疾病预防控制中心性病艾滋病预防控制中心、中国医学科学院皮肤病研究所、云南省妇幼保健院

王爱玲、金　曦、张　彤、王临虹、尹跃平、王潇滟、王　前、乔亚萍

母婴传播是儿童感染艾滋病、梅毒和乙肝的主要途径；科学地开展预防艾滋病、梅毒和乙肝母婴传播（以下简称预防母婴传播），对提高我国妇女儿童健康水平，实现联合国可持续发展目标具有重要意义。在前期艾滋病母婴传播预防策略综合研究基础上，本研究以减少儿童因母婴传播感染艾滋病、梅毒和乙肝为目的，运用了描述性、分析性与实验性流行病学研究方法，在关键技术与整合策略领域取得一系列成果。

1. 首次实现了在全国范围内，动态监测我国孕产妇及所生儿童艾滋病、梅毒和乙肝感染的流行病学特征及干预服务信息。

2. 创建了适宜应我国国情的预防母婴传播关键技术，包括孕产妇艾滋病、梅毒和乙肝整合检测；艾滋病、梅毒感染孕产妇孕期治疗；孕妇临产时应急检测及处理；梅毒暴露儿童预防性治疗及随访检测等，使儿童感染艾滋病、梅毒和乙肝水平持续下降。

3. 建立了适宜我国国情的预防母婴传播整合策略，包括孕产妇艾滋病、梅毒和乙肝整合检测的策略、预防母婴传播服务与常规妇幼保健服务相结合的策略，以及与传染病综合防治工作整合的策略，尤其在儿童艾滋病早期诊断网络和暴露儿童随访模式建立领域处于国际领先水平，促进了孕产妇及所生儿童的早检测、早发现、早干预，促进了关键技术的推广应用。

4. 创新开展一系列科学研究，扩展预防母婴传播关键技术内涵，提高感染妇女及所生儿童生存质量。

2010—2015年间，预防艾滋病、梅毒和乙肝母婴传播关键技术与整合策略的研究成果在全国的应用覆盖面逐步扩大，从2010年的1156个县，到2014年1638个县，直到2015年全国所有县区应用此项技术。覆盖到全国每一家妇幼保健机构及相关的医疗助产机构，通过关键技术与整合策略的实施，5年内避免约5600余名儿童艾滋病感染、约15 600名儿童梅毒感染。

预防艾滋病、梅毒和乙肝母婴传播整合策略与关键技术研究的实施，所带来的直接社会效益，就是让越来越多的儿童避免因母婴传播而造成艾滋病、梅毒和乙肝感染，这不仅对艾滋病与性传播疾病综合防治的工作做出了积极的贡献，更是促进了我国妇女儿童健康水平的不断提高，对于联合国前年发展目标以及可持续发展目标的实现起到了非常重要的作用。预防艾滋病、梅毒和乙肝母婴传播关键技术与整合策略的研究成果得到国际社会的一致认可，为其他国家提供了可借鉴、可实践的模板。研究所取得的阶段性成果，也作为全球的典型案例，写入了2012年的全球艾滋病防治进展报告，由国际组织作为最佳实践案例向其他国家推广。

中国结核病信息融合分析技术及应用研究

中国疾病预防控制中心

王黎霞、成诗明、张　慧、陈　伟、夏愔愔、黄　飞、杜　昕、成　君

结核病是中国面临的重大公共卫生问题。掌握结核病疫情现状和流行变化规律，是制定和评价防控措施的基础，如何科学地分析结核病疫情特征及变化趋势，预测不同干预策略下中国结核病疫情变化规律都是中国结核病防控工作中亟待解决的关键问题。通过开展中国结核病信息融合分析技术与结核病流行规律研究，掌握中国结核病疫情的流行特征及变化趋势，预测中国结核病疫情的流行变化规律并评价不同防控策略措施的实施效果。

1. 在中国首次建立了以个案为基础的网络电子化结核病管理信息系统。基于传染病学、流行病学和地理信息系统等多学科理论与方法，应用网络信息技术，构建了基于互联网以个案信息为基础的结核病实时报告系统，并与传染病网络直报系统有机融合，实现实时信息交换。该系统已在全国31个省（自治区、直辖市）的334个地（市）和2850个县（区）级结核病防治机构应用。在全面采集信息、全程管理结核病患者和跨区域信息管理方面处于全球领先水平。被世界卫生组织（WHO）作为范例向全球推荐。

2. 开展了全国代表性的结核病流行病学抽样调查。采用多阶段分层整群抽样方法，于2000年和2010年分别在全国开展了36.5万和25.3万人群的结核病流行病学抽样调查。获得了2个时间节点的结核病患病率及流行特征，科学评价了中国结核病患病率的变化趋势及《2001—2010年全国结核病防治规划》的实施效果。该调查获得WHO的充分肯定，其组织实施、调查流程和质量控制的经验，已被WHO作为其他国家学习的典范。

3. 首次利用多种来源数据系统地分析和掌握了中国结核病的流行规律和影响因素。利用大数据融合分析技术，对结核病发病、患病、死亡的数据进行了多维度分析，掌握了中国结核病流行特征、变化趋势及影响因素，明确了中国结核病防治的优先领域和关键技术，为制定《全国结核病防治规划（2011—2015年）》和《“十三五”全国结核病防治规划》提供了科学依据。

4. 综合运用多种数学模型科学预测了中国结核病疫情发展态势和防控效果。利用各种监测系统的核心参数，采用空间地理学、传播动力学等分析方法构建多种预测模型，对中国未来20年结核病发病、患病和死亡的发展变化趋势及不同控制策略的预期效果进行了科学预测，为中国制定结核病防控的中长期目标与干预策略提供决策依据。

5. 依托项目成果制定的结核病防控策略取得了较好的社会效益。“十二五”期间，依托该项目制定的结核病防治规划的实施，发现并治疗管理了427万肺结核患者，治愈了近395万例肺结核患者，消除了传染性并恢复了劳动力。据估算共挽回了7514亿元的社会经济损失，为社会发展做出了巨大的贡献。

6. 项目成果受到国际同行的高度赞赏。WHO在2011年《Global Tuberculosis Control》中特别提到“中国在既往20年结核病疫情测算中使用的方法和结果，为许多其他国家提供了范例”。

7. 项目结果和成果得到了广泛传播和推广。项目的研究结果和成果多次在国内外学术会议上进行交流；出版了6本专著；在Lancet（2篇）等国内外核心期刊杂志上发表论文15篇，SCI影响因子最高44分，总分为118分，被引用次数达575次。

中华预防医学会科学技术奖

二等奖

中国新生儿乙肝疫苗预防接种关键技术的研究和应用

中国疾病预防控制中心

梁晓峰、崔富强、杨维中、王 宇、王富珍、张国民、郑 徽、缪 宁、孙校金、尹遵栋

我国是乙型肝炎（乙肝）病毒感染率水平较高的国家之一，其造成的疾病负担位居各类传染病首位。1992 年以来，我国政府制定并实施了新生儿接种乙肝疫苗的乙肝综合防治策略，但受经济发展状况、公众知识水平及预防接种模式等因素的限制，新生儿乙肝疫苗接种率，尤其是出生后首针乙肝疫苗的 24 小时内及时接种率处于较低水平，严重影响了我国乙肝防控工作的进程。本研究团队基于对新生儿乙肝疫苗接种影响因素的深入调查研究，密切结合我国卫生工作发展实际，不断探索我国新生儿乙肝疫苗预防接种关键技术，为全面提高我国新生儿乙肝疫苗接种率，完善乙肝疫苗免疫策略提供强大技术支撑。

1. 研究成果

（1）通过开展大样本人群研究，证实 10μg 乙肝疫苗免疫效果优于 5μg 乙肝疫苗，且在新生儿应用具有更高的成本效益比，为更新我国新生儿乙肝疫苗免疫策略奠定科学基础，推动 10μg 乙肝疫苗被纳入国家免疫规划。

（2）创新预防接种部门和妇幼部门合作模式，通过提高住院分娩率、乙肝疫苗进产科和“谁接生，谁接种”等关键技术创新，显著提高了新生儿乙肝疫苗首针及时接种率及保护效果。

（3）建立妇幼部门和预防接种单位新生儿三针乙肝疫苗免疫接种的三联单等运转模式，保证乙肝疫苗首针接种与第二、三针接种的顺畅衔接，有效提高了乙肝疫苗全程接种率。

2. 创新筹资渠道，有效推动我国中、西部贫困地区新生儿乙肝疫苗接种，快速消除了儿童预防接种的地区差异，实现了免疫服务均等化和公平性。

3. 首次在乙肝疫苗预防接种中引入安全注射理念，在预防接种中推广普及自毁型注射器的使用，全面提高我国疫苗预防接种安全性。

本研究为我国新生儿乙肝疫苗接种策略提供了有力的科学技术支撑，将我国新生儿乙肝疫苗接种率从不足 40% 提高到 95% 以上，使 1～4 岁儿童乙肝病毒表面抗原流行率由 1992 年的 9.67% 下降到 2014 年的 0.32%，使 2000 多万新生儿免受乙肝病毒慢性感染。同时，通过本研究的探索和应用，安全注射理念在预防接种工作中得到体现，全面提高了我国预防接种服务质量和安全性。本研究关键技术直接应用于我国公共卫生实践，我国小年龄人群乙肝病毒慢性感染率显著下降。从远期效果看，将显著降低我国人群乙肝相关肝硬化及肝癌的发病和死亡，社会效益和经济效益巨大。我国乙肝预防接种工作得到了世界卫生组织、全球疫苗免疫联盟等国际组织的高度赞誉，成为全球乙肝防控的典范。

中国烟草流行监测体系的建立及应用

中国疾病预防控制中心，北京市疾病预防控制中心，河南省疾病预防控制中心
姜 垣、杨 焱、肖 琳、冯国泽、梁晓峰、南 奕、王继江、王立立、刘秀荣、周 刚

2006年1月世界卫生组织《烟草控制框架公约》(简称《公约》)在中国生效，开展烟草流行监测是履行《公约》的要求。中国烟草流行监测体系的建立旨在评估我国履约进展，为控烟和慢病防控政策制定及修订提供依据。该监测体系是由定期开展的成人烟草调查、青少年烟草调查、国际烟草控制政策评估调查、城市烟草调查、无烟环境监测及其他烟草相关监测构建。历时十年，横断面调查方法与纵向队列研究方法互补，现场调查与实验室技术相结合，覆盖了城市和农村、青少年和成人，参加调查人数达23万人。全面描述了中国人群烟草流行水平，评估了各项控烟政策的执行效果，为全国及城市水平控烟工作提供了翔实可靠的数据支撑。该监测体系具有以下特点：

1. 围绕《公约》核心指标，搭建了中国烟草流行监测体系。各子项目的总体方案(抽样方法、问卷设计、数据收集、数据分析等)经过国内外专家多轮论证，达到国际先进水平。

2. 使用先进的现场调查和实验室检测技术，如掌上电脑现场采集和管理数据、绘图列表方法定位被调查家庭、空气尼古丁浓度实验室检测及现场快速PM2.5测定。

3. 监测结果具有权威性，被国务院控烟履约协调机制认可，作为国家对外报告的基础数据；被世界卫生组织、美国疾控中心及Lancet等权威期刊多篇论文引用。

4. 查新结果显示，监测体系首次全面评估了中国控烟履约现状，确立了我国人群烟草流行监测规范；监测结果填补了全国和省级青少年烟草流行、城市水平烟草流行数据空白。

监测结果揭示了我国控烟履约工作的薄弱环节，明确了重点干预领域，推动了多项控烟政策的出台和实施。监测结果被国务院制定《公共场所控制吸烟条例》和全国人大修订《广告法》作为立法依据，为制定和评估《“健康中国2030”规划纲要》、中国慢性病防治工作规划、国家控烟规划提供基础数据。城市烟草流行监测的结果被多个城市健康白皮书引用，推动了城市水平的控烟立法和执法工作，18个城市制定了达到或接近《公约》要求的地方性控烟法规，1.4亿人受到无烟法律的保护。

项目共出版6本专著，发表88篇论文(英文37篇，中文51篇)，发布6份中国年度控烟报告。项目的开展在全国建立了一支稳定的控烟监测队伍，共培养研究生26名，发展的现场调查技术及实验室检测方法已被广泛使用。

三等奖

中国疫苗上市后不良反应监测体系的建立和应用研究

中国疾病预防控制中心
王华庆、刘大卫、李克莉、杨维中、武文娣、李 黎、许涤沙、梁晓峰

本项目旨在逐步建立和完善中国疫苗上市后不良反应监测体系，在全国范围内开展疑似预防接种异常反应(AEFI)监测和评价，确保我国疫苗使用安全。本项目涉及流行病学、疫苗学、药物警戒、传染病学和临床医学。主要内容包括AEFI监测技术规范制订、信息管理系统开发、质量管理系统建立、监测信息的利用和相关技术研究等。

本项目填补了我国疫苗上市后安全性监测与评价的空白。一是建立了国内唯一、国际领先的疫苗上市后安全性监测体系，该体系以优异成绩获得了WHO的评估认证。二是

AEFI 监测技术规范处于国际领先水平，监测方案参照国际标准制订，但监测指标和内容比国际标准更严格、更全面。三是 AEFI 信息管理系统处于国际领先水平，系统功能齐全，可实时网络直报，数据多部门实时共享，已成为我国疫苗上市后安全性评估和突发事件应对不可或缺的技术平台。四是 AEFI 监测质量管理系统参照 ISO9001 质量管理标准制订和实施，处于国际水平。五是专业队伍建设处于国际水平，AEFI 的报告、调查、因果关联评估、数据分析等均由受过专门培训的专业人员完成。六是监测体系的应用处于国际领先水平，监测敏感性、及时性、完整性以及数据质量优于其他国家的监测系统，采用药物警戒与流行病学研究相结合的方法更全面分析疫苗的安全性，监测数据还用于突发事件应对、疫苗免疫策略的制订和调整、预防接种异常反应补偿等多个领域。

本项目取得了非常高的应用价值。一是提升了我国疫苗上市后不良反应监测体系的能力；二是阐明了我国上市疫苗的 AEFI 发生特点和规律，证实了我国疫苗上市后的总体安全性良好；三是为疫苗突发事件及时、准确、科学处置提供了重要证据。四是为我国疫苗从安全性角度更新换代的研究指明了方向；五是促进了全国各级 AEFI 监测队伍和专家队伍建设；六是提升了我国疫苗安全性监测评价的国际影响力，促进了国产疫苗的 WHO 预认证、全球认可和全球使用。此项目的实施，保障了公众使用疫苗安全和正当权益及社会稳定，促进了预防接种的可持续发展，为疫苗针对传染病的防控发挥了重要作用。

本项目成果得到了广泛的推广应用。全国各级疾控机构、药品不良反应监测机构、疫苗生产企业、医疗机构、接种单位已全面使用全国 AEFI 监测系统开展常规监测和分析评价。不良反应监测体系已在群体性预防接种活动、重大 AEFI 事件处置、国家免疫规划策略的制订和完善、预防接种异常反应调查诊断、补偿或救助等方面广泛应用。所有疫苗生产企业利用本体系提供的信息，评价和改进疫苗质量，申请 WHO 产品预认证。

应对输入脊髓灰质炎野病毒关键技术体系的研究及其应用

中国疾病预防控制中心病毒病预防控制所，中国疾病预防控制中心，新疆维吾尔自治区疾病预防控制中心，中国医学科学院病原生物学研究所，北京市疾病预防控制中心等

许文波、罗会明、杨维中、温　宁、武桂珍、王　宇、王新旗、汪海波

2000 年世界卫生组织（World Health Organization，WHO）宣布中国消灭了脊髓灰质炎（脊灰）。然而 2010 年，16 个已消灭脊灰的国家发现 WPV（Wild poliovirus，WPV）输入引起脊灰病例，并在塔吉克斯坦等多个国家重新建立了 WPV 的流行；我国与巴基斯坦、阿富汗、印度和塔吉克斯坦等 WPV 流行国家有接壤，伴随我国与这些国家经贸往来的增加和国际恐怖主义活动的增强，我国面临 WPV 输入风险剧增。本研究围绕我国 WPV 输入风险，迅速建立了应对输入 WPV 系列关键技术体系，为全国各省市迅速发现 WPV 输入，快速阻断其传播，维持我国无脊灰状态提供了重要的科学技术保障。

1. 研究成果

（1）在全球首次建立了从临床标本或环境标本中快速检测和鉴定 WPV 的实验室检测技术，可同时扩增Ⅰ、Ⅱ和Ⅲ型脊灰病毒（包括 WPV，脊灰疫苗衍生病毒和脊灰疫苗株）的通用兼并引物。并在全国 31 个脊灰网络实验室中推广应用，使 WPV 的检测时限从 WHO 要求的 35 天缩短到 24 小时。

（2）优化环境监测技术，在我国首次建立了覆盖 9 个有代表性省份的外环境监测、预测

和预警技术体系，为早期鉴别或判断 WPV 是否已经从环境中消失提供了关键科学依据，并实现了对我国脊灰疫情的预测预警。

(3) 建立了全球规模最大和国际领先的实时 AFP 网络报告系统，覆盖了全国将近 7 万多家医疗机构，病例报告时间由原来的 1 个月缩短到 12 个小时内。

(4) 创建了我国特有的 WPV 输入传播风险评估工具。该工具建立人群免疫、AFP 监测质量和输入风险等 3 个一级指标、14 项二级指标，综合判定输入传播风险水平。

(5) 研制了 WPV 输入疫情一系列应急处置技术指南，包括应急预案和技术方案；确定了不同疫情级别的响应原则和疫情处置措施。

(6) 首次阐明我国研制的减毒活疫苗（OPV）和 Sabin 株灭活疫苗（sIPV）免疫后血清对新疆输入 WPV 具有交叉保护效果，为使用国产 OPV 阻断输入性脊灰野病毒传播提供了重要科学依据并加速了国产 sIPV 的上市。

2. 推广应用。本研究建立的应对输入 WPV 关键技术体系达到了国际先进水平，为迅速鉴定新疆 I 型 WPV 及其来源、阐明 WPV 的地域和年龄组分布、为在新疆采取差异化的补充免疫策略、在 45 天内迅速阻断输入 WPV 的传播和挽救群众生命提供了关键的科学技术支撑。被 WHO 称为“应对输入性 WPV 疫情的国际典范”。本成果的推广应用，使全国具备了及时发现 WPV 病例的能力。2011—2015 年 4 月，本研究在全国 8000 余所医院监测到 25 279 例 AFP 病例，共采集和检测了 50 063 份便标本，对我国防控输入性 WPV，保护我国人民生命健康具有重大的社会效益。本研究发表与申报成果相关的论文 42 篇，SCI 论文 11 篇，影响因子 96.432，一篇发表在新英格兰医学杂志被引用 36 次。

新型多重 PCR 检测技术平台的建立及其应用

中国疾病预防控制中心病毒病预防控制所，北京卓诚惠生生物科技股份有限公司，陕西省疾病预防控制中心，湖南省疾病预防控制中心，甘肃省疾病预防控制中心

马学军、毛乃颖、王 佶、张 益、崔爱利、张 勇、申辛欣、王 雷

本项目围绕我国重要传染病发热呼吸道、腹泻、发热伴出疹和脑炎脑膜炎症候群的主要病原体监测及病原谱构成分析和突发疫情病原快速应急筛查中所面临的技术问题，为满足我国省、市不同层次疾控机构对多病原快速检测和筛查技术的迫切需求，建立了具有我国自主知识产权的新型多重 PCR 技术平台。

1. 本技术平台整合了温度转换扩增（temperature switch PCR，TSP）、全自动毛细管电泳仪检测和 PathoMPSTM 软件系统智能分析，达到 PCR 结果自动判断。

2. 研制了 11 个针对不同病原的多重 PCR 检测试剂盒，检测病原覆盖发热呼吸道症候群 16 种病毒、腹泻症候群 6 种病毒和 7 种细菌、5 种大肠埃希氏菌、14 种食源性致病菌、23 种肺炎链球菌血清分型、4 种副溶血性弧菌毒力基因、6 种大肠埃希氏菌 O157∶H7 相关基因、4 种志贺氏菌分型、5 种小肠结肠炎耶尔森氏菌毒力相关基因、5 种致病弯曲菌分型和 6 种大肠埃希氏菌 O104∶H4 相关基因等。

3. 开发了 9 个针对不同靶标的多重 PCR 检测方法，检测内容包括常见的 15 种肠道病毒、8 种脑炎相关虫媒病毒、4 个结核杆菌利福平耐药位点、7 种氨基糖苷类抗生素耐药基因、6 种转基因成分、6 个女性乳腺癌和宫颈癌相关 SNP、11 种 HPV 分型、6 种人冠状病毒分型和 8 种流感病毒分型等。

4. 呼吸道和腹泻症候群检测试剂盒推广应用于15个省疾控中心，对阐明这些省份发热呼吸道或腹泻症候群病原构成本底及其动态变化提供了重要科学手段。腹泻症候群检测试剂盒应用到非洲苏丹，获得苏丹腹泻症候群病原谱构成的本底数据；16种呼吸道病毒多重检测试剂盒被国际知名的Qiagen公司收录为应用成果，并评价该方法是对常规病毒诊断的重大贡献。

5. 9个不同组合的细菌类多重PCR检测试剂盒广泛应用于全国疾控系统、食品安全和出入境检验检疫等领域，为致病菌准确分型和毒力基因分析提供了可靠的工具，为快速处置提供了有效的依据。

本技术平台是首次将温度转换扩增原理引入多重检测，进行整合性创新，其创新性在于国内外首次采用嵌合引物引导和通用引物主导的温度转换扩增的策略，采用全自动毛细管电泳仪作为终端检测设备提高检测通量；采用自主研发的软件系统智能自动分析结果，提高判读准确性；具高灵敏度、高特异性和高通量的特点。与国外同类技术相比，具有更快速和成本低的优势。2012至2015年项目执行期间，本技术平台相关产品在全国的总销售额约1085万元，取得了较好的社会效益和经济效益。发表相关文章33篇，其中SCI文章13篇，他引总次数197，获得发明专利4项，获得软件著作权1项。

基于功能基因组的重要寄生虫病防治基础科研支撑平台及应用

中国疾病预防控制中心寄生虫病预防控制所，上海生物信息技术研究中心，中国科学院上海应用物理研究所，上海人类基因组研究中心

胡　薇、李园园、樊春海、陈军虎、张皓冰、徐　斌、张　颋、于复东

寄生虫病在我国仍然是一个古老而重要的公共卫生问题，现阶段由于诊断和治疗等技术的落后，严重阻碍了防治工作的进展。因此迫切需要发展一个新型的现代化高通量科研支撑平台，推动我国寄生虫病防治关键技术的革新。本项目针对上述问题进行了如下的开创性研究：

1. 设计并建立了我国首个重要寄生虫开放式多组学综合数据库。该数据库包含22个重要寄生虫的基因组数据库，24个转录组数据库，7个蛋白质组数据库和7个重要功能基因二级数据库。数据库为寄生虫病的基础研究及其向实用性的防治技术转化奠定了基础。

2. 建立了寄生虫生物信息学的分析系统。针对寄生虫病研究的关键科学问题开发了相关的数据分析算法、软件和分析模块，建立了具有各类寄生虫蛋白序列分析、基因序列分析、系统进化分析等多种功能的个性化生物信息分析系统，推进了对寄生虫组学数据的深入挖掘和有效应用。

3. 创建了基于组学的重要寄生虫病诊断抗原高通量筛选和初步评价体系。发展和建立了生物信息学预测、免疫学筛库、免疫蛋白质组学、无细胞表达体系等高通量筛选和制备技术平台，获得了针对疟原虫、血吸虫、棘球绦虫等重要寄生虫的有效诊断抗原靶点，并制备了多种基于重组新抗原的新型寄生虫病诊断试剂盒，为我国重要寄生虫病诊断技术的突破和创新提供了有力支撑。

4. 应用和推广了研发的新型诊断试剂。间日疟原虫抗体ELISA检测试剂盒于2013年开始已用于全国消除疟疾监测点46 400人份的人群抗体水平监测；日本血吸虫病快速诊断试剂盒在2014年全国血吸虫病监测点人群筛查免疫诊断试剂推优测评中获得综合排名第

3，引起国内外同行的关注；包虫病快速诊断试剂盒于2015—2016年在甘孜州国家包虫病防控工作站开展应用。

5. 创建了基于组学技术的抗寄生虫药物靶点预测与小分子化合物的筛选体系。建立了一套“基因组—药靶预测—结构建模或解析—小分子化合物虚拟筛选—杀虫活性验证”的药靶发掘／活性化合物筛选体系，完成了对日本血吸虫等寄生虫药物靶点的预测，筛选获得了若干具有体外杀虫活性的化合物，开辟了抗寄生虫药物研发的新途径。

6. 本项目共发表代表性SCI论文24篇，总影响因子90.237，他引312；获得授权发明专利7项，申请发明专利13项；推广应用中的产品3个。

综上，本项目开创了我国基于组学技术开展寄生虫病防治研究的先河，突破和优化了一系列关键技术和操作规范，研究成果提升了我国在本领域的国际影响力，为寄生虫病防治关键技术研究提供了新思路、新策略，也为跨学科、跨领域合作研究提供了成功借鉴。

快速特异检测两型包虫病试纸条方法的研制和应用

中国疾病预防控制中心寄生虫病预防控制所
汪俊云、高春花、杨玥涛、石　锋、朱慧慧

包虫病是我国乃至全球重大传染病，严重威胁人们生命和健康，是目前我国疾病负担最严重的寄生虫病。对此病的诊断目前极大依赖影像学方法，由于存在分辨率的局限此法不能进行早期诊断而影响药物疗效；以酶联免疫吸附试验（ELISA）为主的免疫检测方法不仅检测的特异性存在局限，且需采血分离血清，受试者依从性差。两种方法对检测人员和设备要求高，从而不适合现场应用和大规模病例筛查。目前国家正在实施中央转移支付包虫病防治项目，研发敏感、特异、快速、简便区分诊断囊型和泡型包虫病、并适于现场大规模病例筛查的诊断产品是当务之急。

项目通过创新棘球蚴囊液（HCF）抗原纯化方法和EM18抗原重组表达方法以提高其检测效能，比较几种抗原的检测效能，选取2种检测效能高的抗原（能区分检测囊型和泡型包虫病）及先进免疫检测技术进行包虫病诊断产品的研发。项目取得了以下成果：

1. 建立了HCF抗原新的纯化方法，显著提高了该纯化抗原检测包虫病的特异性。

2. 设计了一组新的引物以克隆表达截短的EM18抗原基因，从而显著提高了该重组抗原诊断泡型包虫病的特异性。

3. 应用纯化HCF和重组截短EM18抗原及免疫层析技术成功研制出了胶体金免疫层析试纸条，研制产品一次检测可区分诊断囊型和泡型包虫病。

4. 通过在试纸条样品垫中应用滤血膜，使研制产品可应用全血样本进行检测，省略了分离血清过程，使检测更简便，且可现场即时检测，从而提高了检测人员和受试者的依从性。研制产品实验室检测囊型和泡型包虫病的敏感性分别为90.97%和98.04%，特异性分别为95.71%和100%；临床试验检测囊型和泡型包虫病的敏感性分别为93.31%和96.04%，特异性为98.49%，优于国内外同类产品。因此，研制产品具有敏感、特异、简便、快速、现场即时检测等特点，且一次检测即能区分诊断囊型和泡型包虫病，适合于基层包虫病诊断及大规模病例筛查，处于国际领先水平。

通过本项目研究发表论文6篇（其中SCI论文一篇）；获得授权专利一项，产品技术和专利已实现了转让，并取得产品注册证和生产许可证，实现了工业化生产。产品已在多个包虫病流行区进行了较大规模应用，累计应用超过10万人份。由于产品具有快速、简便等特点，大规模应用不仅节省大量人力物力，而且能早发现早治疗病人，提高了疗效，减少了医疗费负担，从而促进了包虫病防治工作，产生了显著社会和经济效益。基于本项目研究建立的产品研发平台，已成功研发了诊断黑热病和钩虫病胶体金免疫层析试纸条，获得授权专利2项。

预包装食品营养标签和技术支撑体系建立及推广应用

中国疾病预防控制中心营养与健康所，国家食品安全风险评估中心，北京市营养源研究所
杨月欣、韩军花、王　竹、何　梅、李　东、陆　颖、门建华、王国栋

本项目属于公共营养和技术推广应用领域研究，适用于各个食品领域推广应用。

项目组围绕着我国食品营养标签法规建设和共性技术研究，历时15年，就食品营养支撑共性技术、以及关键技术的标准化、法规建设和应用推广及效果评估等方面，开展了大量系统研究工作。推动了我国食品营养的革命，创造了我国标签法规的“营养”从无到有、从自愿到强制的科学立法进程和实施推广，填补了我国预防医学和营养学领域的重大实践和空白。

项目的主要内容共5个方面：一是开展了食品营养成分的检测和监测共性技术研究，创建和集成了食品营养成分检测方法30余个，其中新建检测标准18个。二是开展了面向工业应用的检测方法和数据表达的标准化，研究建立了营养成分化学结构与科学表达的标准换算方法、建立了适用于中国营养标签标示的33个营养素参考值（NRV）。为国家法规标准的实施打下良好基础。三是建立了面向监管机构的可操作的技术措施和判断标准。研究确定执法判断的标示值误差范围、“0”阈值和声称要求条件和界限值等监督体系判定标准共200余项。并在全国食品监督体系应用，为各级监管部门科学规范执法，提供了保障。四是持续15年的时间推动了国家营养标签标准实施，2002年—2007年发布了《食品营养标签管理规范》，企业自愿5年执行期；于2011年发布了《食品安全国家标准　预包装食品营养标签通则》，全国强制执行。确定了“1+4”的核心营养素标示、33个营养素声称、标签格式等关键技术要求近100项。填补了我国食品营养强制性标准的空白。五建立了技术服务和推广平台，出版了《NL标准实施指南》《分析方法手册》以及标准问答、标准数据库等法规解读实施技术性文件3套，启动《中国营养标签宣传教育行动计划》，开展了《预包装食品营养标签监测研究》课题，开展了《预包装食品营养标签效果评估》。促进了我国营养标签法规的实施稳步前进，为健康中国建设打下良好基础。

项目主要特点是开创性的建立了食品营养共性技术和技术集成；持续推动和创造了我国食品领域的重大营养革命；开发了通用技术服务的APP手机软件和预包装食品营养信息监测数据库；解决了监督监管中的关键技术和解决方案；并通过大量的培训、动漫、科普节目等方式开展宣教，使得营养标签标准顺利实施，获得了巨大的社会效益和经济效益。项目执行期间共主持和发布法规标准18项、出版书籍4册、软件著作权2套、培养博士、硕士8名，发表文章约30余篇。

北京市科学技术奖

三等奖

预防艾滋病、梅毒和乙肝母婴传播关键技术与整合策略研究

中国疾病预防控制中心妇幼保健中心，中国疾病预防控制中心性病艾滋病预防控制中心，中国医学科学院皮肤病研究所，北京妇幼保健院，云南省妇幼保健院，首都医科大学附属北京佑安医院

王爱玲、金　曦、张　彤、王临虹、王潇滟、姚　均

母婴传播是儿童感染艾滋病、梅毒和乙肝的主要途径，科学地开展预防艾滋病、梅毒和乙肝母婴传播（以下简称预防母婴传播），对提高我国妇女儿童健康水平，实现联合国可持续发展目标具有重要意义。在前期艾滋病母婴传播预防策略综合研究基础上，本研究以减少儿童因母婴传播感染艾滋病、梅毒和乙肝为目的，运用了描述性、分析性与实验性流行病学研究方法，在关键技术与整合策略领域取得一系列成果。

1. 首次实现在全国范围内，动态监测我国孕产妇及所生儿童艾滋病、梅毒和乙肝感染的流行病学特征及干预服务信息。在国际上首次建立“预防艾滋病、梅毒和乙肝母婴传播管理信息系统”。该系统覆盖全国所有区县，利用大数据进行了孕产妇及所生儿童的疫情评估及流行病学分析，填补了我国相关领域研究空白。

2. 首次创建了适宜应我国国情的预防母婴传播关键技术，使儿童感染艾滋病、梅毒和乙肝水平持续下降。循证应用国际先进的研究结果，开展一系列应用研究，制定了并推广应用了适合我国国情预防母婴传播关键技术，包括孕产妇艾滋病、梅毒和乙肝整合检测；艾滋病、梅毒感染孕产妇孕期治疗；孕妇临产时应急检测及处理；梅毒暴露儿童预防性治疗及随访检测等。5 年内避免约 5600 余名儿童艾滋病感染、约 15 600 名儿童梅毒感染；

3. 建立了适宜我国国情的预防母婴传播服务网络，提出了整合策略，促进了关键技术的推广应用。通过科学研究，建立了孕产妇艾滋病、梅毒和乙肝整合检测的策略、预防母婴传播服务与常规妇幼保健服务相结合的策略，以及与传染病综合防治工作整合的策略，尤其在儿童艾滋病早期诊断网络和暴露儿童随访模式建立领域处于国际领先水平，促进了孕产妇及所生儿童的早检测、早发现、早干预。

4. 扩展预防母婴传播关键技术内涵，提高感染妇女及所生儿童生存质量。利用建立的关键技术与整合服务，创新开展一系列科学研究，了解了艾滋病感染孕产妇及所生儿童贫血现状；掌握了高流行地区艾滋病感染育龄生殖健康相关状况；明确艾滋病感染孕产妇及所生儿童的耐药基因分布及亚型；揭示 5 岁以下艾滋病暴露儿童的生存状况；评估了梅毒感染孕产妇妊娠结局及所生儿童健康状况。研究结果填补了国际预防母婴传播领域的空白，为开展精准的医疗服务提供科学依据。

5. 应用推广情况。推动国家出台《预防艾滋病、梅毒和乙肝母婴传播工作实施方案》。发表国内外论文 70 余篇，其中 SCI 收录 13 篇，出版《预防艾滋病母婴传播技术指导手册（第 3 版）》等 7 部专著。

新型多重PCR检测技术平台的建立及其应用

中国疾病预防控制中心病毒病预防控制所，北京卓诚惠生生物科技有限公司，陕西省疾病预防控制中心，湖南省疾病预防控制中心，甘肃省疾病预防控制中心

马学军、王　信、毛乃颖、申辛欣、张　益、王　雷

本项目围绕我国重要传染病发热呼吸道、腹泻、发热伴出疹和脑炎脑膜炎症候群的主要病原体监测及病原谱构成分析和突发疫情病原快速应急筛查中所面临的技术问题，为满足我国省、市不同层次疾控机构对多病原快速检测和筛查技术的迫切需求，建立了具有我国自主知识产权的新型多重PCR技术平台。

1．本技术平台整合了温度转换扩增（temperature switch PCR，TSP）、全自动毛细管电泳仪检测和PathoMPSTM软件系统智能分析，达到PCR结果自动判断。

2．研制了11个针对不同病原的多重PCR检测试剂盒，检测病原覆盖发热呼吸道症候群16种病毒、腹泻症候群6种病毒和7种细菌、5种大肠埃希菌、14种食源性致病菌、23种肺炎链球菌血清分型、4种副溶血性弧菌毒力基因、6种大肠埃希菌O157∶H7相关基因、4种志贺菌分型、5种小肠结肠炎耶尔森菌毒力相关基因、5种致病弯曲菌分型和6种大肠埃希氏菌O104∶H4相关基因等。

3．开发了9个针对不同靶标的多重PCR检测方法，检测内容包括常见的15种肠道病毒、8种脑炎相关虫媒病毒、4个结核杆菌利福平耐药位点、7种氨基糖苷类抗生素耐药基因、6种转基因成分、6个女性乳腺癌和宫颈癌相关SNP、11种HPV分型、6种人冠状病毒分型和8种流感病毒分型等。

4．呼吸道和腹泻症候群检测试剂盒推广应用于15个省疾控中心，对阐明这些省份发热呼吸道或腹泻症候群病原构成本底及其动态变化提供了重要科学手段。腹泻症候群检测试剂盒应用到非洲苏丹，获得苏丹腹泻症候群病原谱构成的本底数据；16种呼吸道病毒多重检测试剂盒被国际知名的Qiagen公司收录为应用成果，并评价该方法是对常规病毒诊断的重大贡献。

5．9个不同组合的细菌类多重PCR检测试剂盒广泛应用于全国疾控系统、食品安全和出入境检验检疫等领域，为致病菌准确分型和毒力基因分析提供了可靠的工具，为快速处置提供了有效的依据。

本技术平台是首次将温度转换扩增原理引入多重检测，进行整合性创新，其创新性在于国内外首次采用嵌合引物引导和通用引物主导的温度转换扩增的策略，采用全自动毛细管电泳仪作为终端检测设备提高检测通量；采用自主研发的软件系统智能自动分析结果，提高判读准确性；具高灵敏度、高特异性和高通量的特点。与国外同类技术相比，具有更快速和成本低的优势。2012至2015年项目执行期间，本技术平台相关产品在全国的总销售额约1085万元，取得了较好的社会效益和经济效益。发表相关文章33篇，其中SCI文章13篇，他引总次数197，获得发明专利4项，获得软件著作权1项。

华夏医学科技奖

一等奖

食物营养和健康效应评价关键技术及其推广应用

中国疾病预防控制中心营养与健康所、国家食品安全风险评估中心、北京市营养源研究所、北京四海华辰科技有限公司、哈尔滨医科大学

杨月欣、王　竹、韩军花、向雪松、何　梅、李利明、陆　颖、潘洪志、朱　婧、徐维盛、杨晶明、张雪松、王国栋、门建华、沈　湘

食物营养是解决人类生存、营养和健康的基础及关键，在当前慢性病防控和健康中国的推进中，更加成为全民健康、强化供给侧改革的重要内容。

项目组紧密围绕我国食物营养研究薄弱环节和应用技术面临的瓶颈问题，在科技部、国家自然科学基金、中国营养学会基金、达能营养教育基金等项目支持下，历经15年开展了大量系统研究工作，并获得了一系列创新性成果。不但阐明食物、营养特征及其与人体健康内在联系，研发成果更是在多个方面转化推广，解决了百姓保健、病人膳食管理和社会发展中科学技术问题，推动了国家决策的科学化，技术体系国际领先，是具有新颖性和实用价值的应用技术成果；对学科发展和人类保健发展都产生了重大影响。

1. 通过综合应用稳定同位素示踪技术以及人群研究等，系统性创新开展和建立了食物代谢能、富碳水化物食物消化特征及其升血糖效应评估，乳制品与乳糖酶缺乏发生率评估。

2. 通过研究营养素参数、脂肪酸转换系数，不同形式维生素的利用率转化等基础性研究，建立了食物成分科学标准化表达。

3. 探索性建立了食物植物源成分检测技术以及营养健康效应综合评价关键技术，慢病相关核心成分的评价技术，为我国慢性病防治提出新的途径。

4. 通过色谱和化学技术，建立了20项余食物营养参数检测方法，与19个省实验室联合，首次创建了食物成分监测网络系统和直报系统，完成21类近5000种食物百余项指标20万条包括描述信息、数据信息、图片信息的数据集成。

5. 进一步针对不同的功能性原料，完成了978种保健食品原料基本成分及健康相关成分测评。

6. 300种食物反式脂肪、700种食物嘌呤含量，300多种糖成分以及上千种食物钠含量评估。

7. 利用试食实验获得250种食物血糖生成指数，为慢病膳食指导提供了有力的支持，填补了国内多项空白，并为推进食物营养与健康效益信息化建设提供有力支持。

以上基础研究，开创了食物成分检测技术20余项，关键评价技术5项，获批国标及行业标准10余项；建立了我国第一个专用于食品营养评价的《食品营养素参考值》(NRV)，制定了第一部国家食品安全强制标准《预包装食品营养标签通则》，成为国家营养强制性标准的里程碑。建立国内唯一权威性食物成分、功能成分及功能评价数据库源3个；成果高效转化为公共卫生政策和健康市场服务产品，获得专利5项，软件著作权2项，包括利用食物数据系统结合电子衡器、体能测评技术，原创性研制的智能食物分析仪、数码营养称；适用

于个体营养评估的分析系统、孕妇营养定量分析系统等应用产品。目前已广泛用于营养保健行业和临床，成为有效的营养评价工具，并产生了良好的经济效益。本项目研究发表论文100余篇，培养研究生20余名。

二等奖

中国结核病信息融合分析技术与流行规律的研究

中国疾病预防控制中心

王黎霞、成诗明、张 慧、陈 伟、夏愔愔、黄 飞、杜 昕、成 君、李 涛、徐彩红

通过开展结合大数据采集、分析、利用为一体的中国结核病信息融合分析技术与结核病流行规律研究，掌握了中国结核病发病、患病和死亡的流行特征及变化趋势，预测了中国结核病疫情的流行变化规律并系统评价了不同防控策略措施的实施效果。

1. 在中国首次建立了以个案为基础的网络电子化结核病管理信息系统。基于传染病学、流行病学和地理信息系统等多学科理论与方法，应用网络信息技术，构建了基于互联网以个案信息为基础的结核病实时报告系统，并与传染病网络直报系统有机融合，实现实时信息双向交换。该系统能够实时监控结核病患者发现、治疗管理和转归结果，全面评价结核病防治规划的实施效果。

该系统已在全国31个省（自治区、直辖市）的334个地（市）和2850个县（区）级结核病防治机构应用。在全面采集信息、全程管理结核病患者和跨区域信息管理方面处于全球领先水平。被世界卫生组织（WHO）作为范例向全球推荐。

2. 开展了具有全国代表性的结核病流行病学抽样调查。采用多阶段分层整群抽样方法，于2000年和2010年分别在全国开展了36.5万和25.3万人群的结核病流行病学抽样调查。获得了2个时间节点的结核病患病率及流行特征，科学评价了中国结核病患病率的变化趋势及《2001—2010年全国结核病防治规划》的实施效果。

中国开展的全国结核病流行病抽样调查获得WHO的充分肯定，其组织实施、调查流程和质量控制的经验，已被WHO编写《Tuberculosis prevalence surveys：a handbook》采用，作为其他国家学习的典范。

3. 首次利用多种来源数据系统地分析和掌握了中国结核病的流行规律和影响因素。利用大数据融合分析技术，对结核病发病、患病、死亡的数据进行了多维度分析，掌握了中国结核病流行特征、变化趋势及影响因素，明确了中国结核病防治的优先领域和关键技术，为制定《全国结核病防治规划（2011—2015年）》和《“十三五”全国结核病防治规划》提供了科学依据。

4. 综合运用多种数学模型科学预测了中国结核病疫情发展态势和防控效果。利用各种监测系统提供的核心参数，采用空间地理学、传播动力学等分析方法构建多种预测模型，对中国未来20年结核病发病、患病和死亡的发展变化趋势及不同控制策略的预期效果进行了科学预测，为中国制定结核病防控的中长期目标与干预策略提供决策依据。

5. 依托项目成果制定的结核病防控策略取得了较好的社会效益。“十二五”期间，依托该项目制定的结核病防治规划的实施，发现并治疗管理了427万肺结核患者，治愈了近395万例肺结核患者，消除了传染性并恢复了劳动力。据估算共挽回了7514亿元的社会经济损失，为社会发展做出了巨大的贡献。

6. 项目成果受到国际同行的高度赞赏。WHO 在 2011 年《Global Tuberculosis Control》中特别提到“中国在既往 20 年结核病疫情测算中使用的方法和结果，为许多其他国家提供了范例”。

7. 项目结果和成果得到了广泛传播和推广。项目的研究结果和成果多次在国际和国内学术会议上进行交流；出版了 6 本专著；在 Lancet（2 篇）等国内外核心期刊杂志上发表论文多篇。

三等奖

青蒿素类抗疟药对恶性疟疗效的监测研究与遏制抗性对策

中国疾病预防控制中心寄生虫病预防控制所、云南省寄生虫病防治所

汤林华、杨恒林、黄　芳、刘　慧、李　美、李春富、周水森、夏志贵

疟疾是危害人类健康的三大公共卫生问题之一。21 世纪初，疟疾在全球 100 多个国家流行，每年 3 亿～4 亿人患病，死亡人数约 150 万～200 万。20 世纪 60 年代，发现恶性疟原虫对当时的主要治疗药物氯喹产生了抗性，80 年代抗氯喹恶性疟迅速扩散至全球。疟原虫抗性成为全球抗疟工作的三大技术难题之一。我国 1988 年开始采用屠呦呦为代表的中国科学家研发青蒿素类药物（单方）替代氯喹治疗恶性疟。为保护青蒿素类药物，防止抗性产生和扩散，我国于 2007 年始采用青蒿素复方（ACTs）作为治疗恶性疟的一线药物。自 1997 年以来，项目组开展了延缓恶性疟原虫对青蒿素类药物抗性的研究；ACTs 对恶性疟疗效临床观察评价和青蒿素抗性基因检测分析等研究，同时研究探索了遏制青蒿素抗药性扩散的相关对策。主要研究成果包括：

1. 在全球首次研发出抗青蒿素恶性疟原虫株的培育方法并获得抗性株，创建了恶性疟原虫对青蒿素敏感性体外微量测定方法；发现抗青蒿素恶性疟原虫株对青蒿类药物、咯萘啶、诺氟沙新有交叉抗性，对氯喹、本芴醇、萘酚喹、甲氟喹和奎宁无交叉抗性；并证实青蒿素类药物分别与氯喹、哌喹、本芴醇、萘酚喹、甲氟喹和奎宁等联用有增效和延缓抗性作用。

2. 研究发现双氢青蒿素哌喹片治疗恶性疟疗效仍然显著，该药可作为我国治疗恶性疟的一线药物继续使用，而湄公河流域其他国家双氢青蒿素哌喹片治疗恶性疟的疗效呈明显下降趋势。迄今未发现我国原发的青蒿素抗药性病例；追踪调查发现的两例输入性青蒿素抗药性病例感染地在缅甸密支那的韦茅地区，感染者为我国外出劳务人员。

3. 首次证实中缅边境恶性疟原虫 K13 基因突变位点与其他地区不同，主要位点是 F446I，且该突变位点与青蒿素清除体内恶性疟原虫时间延长相关。该研究发现的 K13-F446I 位点成为我国监测恶性疟原虫对青蒿素抗性的主要监测靶点，为全国抗性监测提供了重要的分子信息。

4. 首次提出了以实施“线索追踪，清点拔源”为原则的遏制青蒿素抗性扩散的对策，包括在重点地区持续开展疗效评价和抗性监测；重点关注跨境流动人员和输入性疟疾病例；采取“全程足量规范使用青蒿素类药物”策略。上述对策对遏制我国青蒿素抗性的发生产生了明显成效。

上述成果分别被《抗疟药物使用规范》、《疟疾控制和消除标准》、《消除疟疾技术方案》、《全国消除疟疾工作方案（2016—2020 年）》等采纳，并在全国实施。同时被 WHO 遏制疟疾项目技术文件采纳，并在其他疟疾流行国家推广。该研究共发表论文 30 余篇，其中 SCI 文

章9篇，获得国家发明专利2项。中国科学院上海科技查新咨询中心查新结果显示该研究具有明显创新性。社会效益极其显著，对湄公河流域国家遏制青蒿素抗药性有重要推动作用，对我国消除疟疾进程有重大影响。中国CDC组织专家鉴定此项成果已达到国际先进、国内领先水平。

应对输入脊髓灰质炎野病毒关键技术体系的研究及其应用

中国疾病预防控制中心病毒病预防控制所、中国疾病预防控制中心、新疆维吾尔自治区疾病预防控制中心、新疆生产建设兵团疾病预防控制中心、中国医学科学院病原生物学研究所
张　勇、温　宁、崔富强、王东艳、王世文、王　宇、郝利新、张国民

2000年世界卫生组织（World Health Organization，WHO）西太平洋地区包含中国在内的37个国家宣布消灭了脊髓灰质炎（脊灰）。然而2010年，16个已消灭脊灰的国家由于脊灰野病毒（Wild poliovirus，WPV）的输入重新出现了脊灰病例，并在塔吉克斯坦等多个国家重新建立了WPV的流行；我国与巴基斯坦、阿富汗、印度和塔吉克斯坦等WPV流行国家有接壤，伴随我国与这些国家经贸往来的增加和国际恐怖主义活动的增强，我国面临WPV输入风险剧增。本研究围绕我国WPV输入风险，迅速建立了应对输入WPV系列关键技术体系，为全国各省市迅速发现WPV输入，快速阻断其传播，维持我国无脊灰状态提供了重要的科学技术保障。

1．研究成果

（1）在全球首次建立了从临床标本或环境标本中快速检测和鉴定WPV的实验室检测技术，可同时扩增Ⅰ、Ⅱ和Ⅲ型脊灰病毒（包括WPV，脊灰疫苗衍生病毒和脊灰疫苗株）的通用兼并引物。并在全国31个脊灰网络实验室中推广应用，使WPV的检测时限从WHO要求的35天缩短到24小时。

（2）通过优化环境监测技术，在我国首次建立了覆盖9个有代表性省份的外环境监测、预测和预警技术体系，为早期鉴别或判断WPV是否已经从环境中消失提供了关键科学依据，并实现了对我国脊灰疫情的预测预警。

（3）建立了全球规模最大和国际领先的实时AFP网络报告系统，覆盖了全国将近7万多家医疗机构，病例报告时间由原来的1个月缩短到12个小时内。

（4）创建了我国特有的WPV输入传播风险评估工具。该工具建立人群免疫、AFP监测质量和输入风险等3个一级指标、14项二级指标，综合判定输入传播风险水平。

（5）研制了WPV输入疫情一系列应急处置技术指南，包括应急预案和技术方案；确定了不同疫情级别的响应原则和疫情处置措施。

（6）首次阐明我国研制的减毒活疫苗（OPV）和Sabin株灭活疫苗（sIPV）免疫后血清对新疆输入脊灰野病毒具有交叉保护效果，为使用国产OPV阻断输入性野病毒传播提供了重要科学依据并加速了国产sIPV的上市。

2．推广应用。本研究建立的应对输入WPV关键技术体系达到了国际先进水平，为迅速鉴定新疆Ⅰ型WPV及其来源、阐明WPV的地域和年龄组分布、为在新疆采取差异化的补充免疫策略、在45天内迅速阻断输入WPV的传播和挽救群众生命提供了关键的科学技术支撑。被WHO称为“应对输入性脊灰野病毒疫情的国际典范”。本成果的推广应用，使全国具备了及时发现WPV病例的能力，对我国防控输入性WPV，保护我国人民生命健康

具有重大的社会效益。本研究发表与申报成果相关的论文15篇，SCI论文9篇，影响因子共计90.052。其中一篇发表在新英格兰医学杂志，引用次数36次。

快速特异检测两型包虫病试纸条方法的研制和应用

中国疾病预防控制中心寄生虫病预防控制所
汪俊云、石　锋、高春花、杨玥涛、朱慧慧

包虫病是我国乃至全球重大传染病，严重威胁人们生命和健康，是目前我国疾病负担最严重的寄生虫病。对此病的诊断目前极大依赖影像学方法，由于存在分辨率的局限此法不能进行早期诊断而影响药物疗效；以酶联免疫吸附试验（ELISA）为主的免疫检测方法不仅检测的特异性存在局限，且需采血分离血清，受试者依从性差。两种方法对检测人员和设备要求高，从而不适合现场应用和大规模病例筛查。目前国家正在实施中央转移支付包虫病防治项目，研发敏感、特异、快速、简便区分诊断囊型和泡型包虫病、并适于现场大规模病例筛查的诊断产品是当务之急。

项目通过创新棘球蚴囊液（HCF）抗原纯化方法和EM18抗原重组表达方法以提高其检测效能，比较几种抗原的检测效能，选取2种检测效能高的抗原（能区分检测囊型和泡型包虫病）及先进免疫检测技术进行包虫病诊断产品的研发。项目取得了以下成果：

1. 建立了HCF抗原新的纯化方法，显著提高了该纯化抗原检测包虫病的特异性。

2. 设计了一组新的引物以克隆表达截短的EM18抗原基因，从而显著提高了该重组抗原诊断泡型包虫病的特异性。

3. 应用纯化HCF和重组截短EM18抗原及免疫层析技术成功研制出了胶体金免疫层析试纸条，研制产品一次检测可区分诊断囊型和泡型包虫病。

4. 通过在试纸条样品垫中应用滤血膜，使研制产品可应用全血样本进行检测，省略了分离血清过程，使检测更简便，且可现场即时检测，从而提高了检测人员和受试者的依从性。研制产品实验室检测囊型和泡型包虫病的敏感性分别为90.97%和98.04%，特异性分别为95.71%和100%；临床试验检测囊型和泡型包虫病的敏感性分别为93.31%和96.04%，特异性为98.49%，优于国内外同类产品。因此，研制产品具有敏感、特异、简便、快速、现场即时检测等特点，且一次检测即能区分诊断囊型和泡型包虫病，适合于基层包虫病诊断及大规模病例筛查，处于国际领先水平。

通过本项目研究发表论文6篇（其中SCI论文一篇）；获得授权专利一项，产品技术和专利已实现了转让，并取得产品注册证和生产许可证，实现了工业化生产。产品已在多个包虫病流行区进行了较大规模应用，累计应用超过10万人份。由于产品具有快速、简便等特点，大规模应用不仅节省大量人力物力，而且能早发现早治疗病人，提高了疗效，减少了医疗费负担，从而促进了包虫病防治工作，产生了显著社会和经济效益。基于本项目研究建立的产品研发平台，已成功研发了诊断黑热病和钩虫病胶体金免疫层析试纸条，获得授权专利2项。

“全民健康生活方式行动”的技术研究与应用推广

中国疾病预防控制中心
吴　静、梁晓峰、王静雷、张晓畅、赵文华、李　园、翟　屹、殷召雪

本项目是在全国针对全人群开展的慢性病防控项目。在慢性病及其危险因素呈快速上

升趋势，传统健康干预模式成效不显著的背景下，该项目针对慢性病危险因素的改变和个人健康生活方式的养成，探索在中国进行慢性病防控的有效途径。

主要研究内容包括：

1. 制定中国特色慢性病防控及健康促进的策略措施。
2. 研发更新健康相关行为干预模式。
3. 制定慢性病防控项目的推进方式。
4. 建立健康支持性环境的建设标准。
5. 研发健康核心信息、适宜技术和工具。
6. 制定针对重点人群和场所的专项方案。
7. 动员社会力量，发展健康生活方式指导员干预措施。项目产出的策略、技术、指南和工具填补了健康促进和慢病防控领域的学术及政策应用的空白，达到国际先进水平。

项目首次提出了中国特色的健康促进六大策略，得到政府和社会广泛认可，并创新改变了人类健康相关行为模式，将传统“知信行”模式转变为“知行信”模式。此外，设立领导小组、专家指导委员会以及国家到地方的四级项目办公室，由国家制定方案，各地因地制宜，通过信息平台推进和考核评估，开创了慢病防控项目的新型推进方式。

截至目前，项目在全国 82%（2547 个）的县区开展，覆盖近 12 亿人口。各地开展的健康生活方式现场活动达 116 576 次，媒体报道 36 129 次。全国共建成健康社区、健康单位、健康食堂、健康小屋、健康步道等九类健康支持性环境 47 877 个，培养健康生活方式指导员 367 463 个。首次推出“千步当量”概念，填补了量化每日运动的学术空白。研发了一套核心信息，包括《健康生活方式核心信息》、《跟我学——吃动两平衡》等，已被全国各地相关部门和活动参考。研制出的控油壶、限盐勺、BMI 尺等工具被很多地方政府纳入为民办实事中。针对重点人群和场所研发了“快乐十分钟”、“无烟单位”、“健康口腔幸福家庭”等专项方案，全国已有 2419 个学校开展“快乐 10 分钟”活动，创建“无烟单位”35 424 个。

2012 年项目中期效果评估结果显示，项目开展地区居民健康支持工具使用率和健康行为采用率显著提高。同时，该项目也产生了巨大的社会效益，被纳入多个政府文件。《中国慢性病防治工作规划（2012—2015 年）》、《关于进一步加强新时期爱国卫生工作的意见》、《国家卫生城市标准》等都强调要开展全民健康生活方式行动。2016 年国务院发布的《健康中国 2030》更是将“推进全民健康生活方式行动，强化家庭和高危个体健康生活方式指导与干预”作为实现健康中国的国家战略。

项目由国家卫生计生委疾控局、全国爱卫办和中国疾控中心共同发起，中国疾控中心为项目主要实施单位，卫生计生委给予了长期大力支持。该项目已成为覆盖范围最广、群众参与程度最高的慢性病防控项目，对我国居民健康习惯的养成产生了深远影响。

个 人 获 奖

奖励名称	所在单位	姓名	授奖单位	授奖时间
国家最高科学技术奖	病毒病所	侯云德	国务院	2017.12
国家卫生计生突出贡献中青年专家	中国疾控中心	王华庆	国家卫生计生委	2017.11.01
国家卫生计生突出贡献中青年专家	中国疾控中心病毒病所	许文波	国家卫生计生委	2017.11.01
国家卫生计生突出贡献中青年专家	中国疾控中心寄生虫病所	曹建平	国家卫生计生委	2017.11.01
“百千万人才工程”国家级人选	中国疾控中心病毒病所	王大燕	人社部	2017.11.01
“百千万人才工程”国家级人选	中国疾控中心慢病中心	周脉耕	人社部	2017.11.01
“万人计划”青年拔尖人才	中国疾控中心病毒病所	刘　军	中组部	2017.12.01
国家卫生计生委直属机关优秀党务工作者	传染病所	卢金星	国家卫生计生委直属机关党委	2017.6.16
国家卫生计生委直属机关优秀党务工作者	病毒病所	武桂珍	国家卫生计生委直属机关党委	2017.6.16
国家卫生计生委直属机关优秀党务工作者	艾防中心	李培龙	国家卫生计生委直属机关党委	2017.6.16
国家卫生计生委直属机关优秀党务工作者	营养健康所	赵　萍	国家卫生计生委直属机关党委	2017.6.16
国家卫生计生委直属机关优秀党务工作者	职业卫生所	孙承业	国家卫生计生委直属机关党委	2017.6.16
国家卫生计生委直属机关优秀党务工作者	辐射安全所	寇子春	国家卫生计生委直属机关党委	2017.6.16
国家卫生计生委直属机关优秀党务工作者	妇幼中心	姚　屹	国家卫生计生委直属机关党委	2017.6.16
国家卫生计生委直属机关优秀党务工作者	中国疾控中心	张　雁	国家卫生计生委直属机关党委	2017.6.16
国家卫生计生委直属机关优秀党务工作者	中国疾控中心	王茂武	国家卫生计生委直属机关党委	2017.6.16
国家卫生计生委直属机关优秀党务工作者	中国疾控中心	王　健	国家卫生计生委直属机关党委	2017.6.16
国家卫生计生委直属机关优秀共产党员	传染病所	夏连续	国家卫生计生委直属机关党委	2017.6.16
国家卫生计生委直属机关优秀共产党员	传染病所	姜　海	国家卫生计生委直属机关党委	2017.6.16

续表

奖励名称	所在单位	姓名	授奖单位	授奖时间
国家卫生计生委直属机关优秀共产党员	传染病所	李振军	国家卫生计生委直属机关党委	2017.6.16
国家卫生计生委直属机关优秀共产党员	病毒病所	刘　军	国家卫生计生委直属机关党委	2017.6.16
国家卫生计生委直属机关优秀共产党员	病毒病所	宋敬东	国家卫生计生委直属机关党委	2017.6.16
国家卫生计生委直属机关优秀共产党员	病毒病所	张　勇	国家卫生计生委直属机关党委	2017.6.16
国家卫生计生委直属机关优秀共产党员	艾防中心	吕　繁	国家卫生计生委直属机关党委	2017.6.16
国家卫生计生委直属机关优秀共产党员	艾防中心	廖玲洁	国家卫生计生委直属机关党委	2017.6.16
国家卫生计生委直属机关优秀共产党员	慢病中心	王丽敏	国家卫生计生委直属机关党委	2017.6.16
国家卫生计生委直属机关优秀共产党员	营养健康所	刘开泰	国家卫生计生委直属机关党委	2017.6.16
国家卫生计生委直属机关优秀共产党员	营养健康所	张继国	国家卫生计生委直属机关党委	2017.6.16
国家卫生计生委直属机关优秀共产党员	营养健康所	史芳敏	国家卫生计生委直属机关党委	2017.6.16
国家卫生计生委直属机关优秀共产党员	环境所	施小明	国家卫生计生委直属机关党委	2017.6.16
国家卫生计生委直属机关优秀共产党员	环境所	姚孝元	国家卫生计生委直属机关党委	2017.6.16
国家卫生计生委直属机关优秀共产党员	环境所	李信和	国家卫生计生委直属机关党委	2017.6.16
国家卫生计生委直属机关优秀共产党员	职业卫生所	李　涛	国家卫生计生委直属机关党委	2017.6.16
国家卫生计生委直属机关优秀共产党员	职业卫生所	肖经纬	国家卫生计生委直属机关党委	2017.6.16
国家卫生计生委直属机关优秀共产党员	辐射安全所	杨昌跃	国家卫生计生委直属机关党委	2017.6.16
国家卫生计生委直属机关优秀共产党员	辐射安全所	王　岩	国家卫生计生委直属机关党委	2017.6.16
国家卫生计生委直属机关优秀共产党员	辐射安全所	李　阔	国家卫生计生委直属机关党委	2017.6.16
国家卫生计生委直属机关优秀共产党员	改水中心	姚　伟	国家卫生计生委直属机关党委	2017.6.16
国家卫生计生委直属机关优秀共产党员	妇幼中心	潘晓平	国家卫生计生委直属机关党委	2017.6.16

续表

奖励名称	所在单位	姓名	授奖单位	授奖时间
国家卫生计生委直属机关优秀共产党员	中国疾控中心	马　超	国家卫生计生委直属机关党委	2017.6.16
国家卫生计生委直属机关优秀共产党员	中国疾控中心	廖凯举	国家卫生计生委直属机关党委	2017.6.16
国家卫生计生委直属机关优秀共产党员	中国疾控中心	李中杰	国家卫生计生委直属机关党委	2017.6.16
国家卫生计生委直属机关优秀共产党员	中国疾控中心	刘剑君	国家卫生计生委直属机关党委	2017.6.16
国家卫生计生委直属机关优秀共产党员	中国疾控中心	陈　峰	国家卫生计生委直属机关党委	2017.6.16
国家卫生计生委直属机关优秀共产党员	中国疾控中心	王海东	国家卫生计生委直属机关党委	2017.6.16
2016—2017流行季H7N9防控工作先进个人	应急中心	李　群、倪大新、任瑞琦、王亚丽	国家卫生计生委	2017.8.23
2016—2017流行季H7N9防控工作先进个人	政研中心	郭浩岩	国家卫生计生委	2017.8.23
全国卫生应急技能竞赛特殊贡献奖	应急中心	李　群、倪大新、张彦平、王　琦、许　真、向妮娟、涂文校、周　蕾、王　锐、姚建义、李　冰、王超男、王亚丽	国家卫生计生委、中华全国总工会	2017.11
全国卫生应急技能竞赛特殊贡献奖	职业卫生所	孙承业、周　静、张宏顺、马沛滨、袁　媛、郎　楠	国家卫生计生委、中华全国总工会	2017.11
全国卫生应急技能竞赛特殊贡献奖	病毒病所	武桂珍、王世文、陈　操	国家卫生计生委、中华全国总工会	2017.11
国家科学技术进步特等奖	应急中心	李　群、向妮娟	国务院	2017.12.6

集体获奖

奖励名称	获奖单位	评奖单位	授奖时间
全国巾帼文明岗	慢病社区处	全国妇联	2017.4
青年团员先锋岗(队)	辐射安全所团总支	国家卫生计生委	2017.8
国家卫生计生委直属机关先进基层党组织	传染病所党委	国家卫生计生委直属机关党委	2017.6.16
国家卫生计生委直属机关先进基层党组织	病毒病所第八党支部	国家卫生计生委直属机关党委	2017.6.16
国家卫生计生委直属机关先进基层党组织	慢病中心党总支	国家卫生计生委直属机关党委	2017.6.16
国家卫生计生委直属机关先进基层党组织	营养健康所党委	国家卫生计生委直属机关党委	2017.6.16
国家卫生计生委直属机关先进基层党组织	环境所党委	国家卫生计生委直属机关党委	2017.6.16
国家卫生计生委直属机关先进基层党组织	职业卫生所第一党支部	国家卫生计生委直属机关党委	2017.6.16
国家卫生计生委直属机关先进基层党组织	辐射安全所第五党支部	国家卫生计生委直属机关党委	2017.6.16
国家卫生计生委直属机关先进基层党组织	改水中心第二党支部	国家卫生计生委直属机关党委	2017.6.16
国家卫生计生委直属机关先进基层党组织	妇幼中心党委	国家卫生计生委直属机关党委	2017.6.16
国家卫生计生委直属机关先进基层党组织	中国疾控中心党委	国家卫生计生委直属机关党委	2017.6.16
全国卫生应急技能竞赛特殊贡献奖	中国疾控中心	国家卫生计生委、中华全国总工会	2017.11
全国卫生应急技能竞赛特殊贡献奖	职业卫生所	国家卫生计生委、中华全国总工会	2017.11
全国卫生应急技能竞赛特殊贡献奖	病毒病所	国家卫生计生委、中华全国总工会	2017.11
国家科学技术进步特等奖	病毒病所	国务院	2017.12
2017 中国百强报刊	《生物医学与环境科学》编辑部	国家新闻出版广电总局	2018.3
国家卫生计生委 2016 年度部门决算工作考核评比二等奖	中国疾病预防控制中心	国家卫生计生委财务司	2017.11

续表

奖励名称	获奖单位	评奖单位	授奖时间
2016年度全国卫生计生财务年报编制工作先进单位三等奖	中国疾病预防控制中心	国家卫生计生委财务司	2017.8
国家卫生计生委直属机关工会2016年度工会经费上解工作先进单位	中国疾病预防控制中心	国家卫生计生委直属机关工会	2017.5
2014—2016年度全国内部审计先进集体荣誉称号	中国疾控中心审计处	中国内部审计协会	2017.10.20
国家卫生计生委2016年度部门决算工作考核评比二等奖	寄生虫病所、慢病中心、辐射安全所、妇幼中心	国家卫生计生委财务司	2017.11
2016—2017流行季H7N9防控工作先进单位	应急中心、病毒病所	国家卫生计生委	2017.8